常见传染病中医证治荟萃

李鑫辉　刘富林　◎主编

中国中医药出版社
·北　京·

图书在版编目(CIP)数据

常见传染病中医证治荟萃／李鑫辉，刘富林主编．—北京：中国中医药出版社，2016.9

ISBN 978-7-5132-3644-7

Ⅰ.①常… Ⅱ.①李… ②刘… Ⅲ.①传染病-中医治疗法 Ⅳ.①R242

中国版本图书馆 CIP 数据核字（2016）第 225511 号

中国中医药出版社出版
北京市朝阳区北三环东路 28 号易亨大厦 16 层
邮政编码 100013
传真 010 64405750
三河市宏达印刷有限公司印刷
各地新华书店经销
*
开本 880×1230 1/32 印张 14 字数 289 千字
2016 年 9 月第 1 版 2016 年 9 月第 1 次印刷
书 号 ISBN 978-7-5132-3644-7
*
定价 45.00 元
网址 www.cptcm.com

如有印装质量问题请与本社出版部调换

社长热线 010 64405720
购书热线 010 64065415 010 64065413
微信服务号 zgzyycbs
书店网址 csln.net/qksd/
官方微博 http://e.weibo.com/cptcm
淘宝天猫网址 http://zgzyycbs.tmall.com

《常见传染病中医证治荟萃》编委会

主　编　李鑫辉　刘富林

副主编　郜文辉　黄安华　肖碧跃　何宜荣

编　委　（以姓氏笔画为序）

尹　勇　邓　娜　刘　娟　苏丽清

苏联军　杜建芳　李彩云　杨艳红

陈　聪　夏旭婷　郭春秀　梁　媛

谢雪姣

内容提要

人类与传染病的斗争经历了漫长的岁月，中医学在不同历史时期抗击热性病和传染病的过程中，积累了宝贵的经验，形成了自己的体系，在现代重大传染病防治中发挥了重要作用。

本书除介绍中医防治传染病的历史源流、方法与原则外，选取了临床常见及多发传染病进行阐述，尤其是临床举要、医案精选、简方治疗及其他疗法部分，临床实用性强，对临床防治传染病具有重要指导意义。

本书是一部中医防治传染病的临床专著，不仅适合广大中医医疗工作者临床、教学、科研使用，也适合基层社区医疗工作者参考应用。

前　言

传染病伴随着人类的发展并严重威胁人类的健康。1991年，霍乱袭扰拉丁美洲，一年内造成40万病例，其中有4000人死亡。最近一次霍乱疫情发生在2008年的非洲津巴布韦，超过9.6万人感染，其中死亡人数超过4200。此外，脑膜炎、埃博拉出血热及登革热等都对人类的生命和健康造成了严重威胁。近年来，我国先后经历了传染性非典型肺炎、人感染致病性禽流感、手足口病、中东呼吸综合征等一系列新型传染病的袭扰。传染性疾病一般具有暴发性、传播速度快、波及范围广等特征，有些传染病致死率极高或难以根治，已经成为人类健康的主要杀手，一旦暴发，会给人类带来严重影响。因此，传染病目前已成为世界公众密切关注的焦点问题。

随着现代医疗科技水平的不断提高，人类防治传染病的能力在不断增强。但是随着人类疾病谱的不断变化，新的病种相继出现，病毒变异、菌株耐药、免疫紊乱等新问题日益突出，人类医学正面临着新的挑战。人类与传染病的斗争经历了漫长的岁月，中医学在不同历史时期抗击热性病和传染病的过程中，积累了宝贵的经验，形成了自己的体系，在现代重大传染病防治中发挥了重要作用。实践表明，中医药不仅可用于古代传染病的防治，而且对于现代传染病的防治也有理论指导和实际应用价值。

为了充分利用现有的中医药资源，发挥中医学整体观念和辨证治论理念，挖掘中医药特色和优势，加强民族医药、民间疗法防治传染病的重要作用，本书选择常见及多发传染病进行中医证治整理。

全书共五章，第一章绪论介绍传染病中医防治的历史源流、方法与原则；第二章到第五章，选取常见的传染病，每种病分概述、中医病因病机、中医辨证论治、临床举要、医案精选、简方治疗及其他疗法，以及预防措施等项目进行阐述，尤其是临床举要、医案精选、简方治疗及其他疗法部分，临床实用性强，对临床防治传染病具有重要指导意义。

本书是一部中医防治传染病的临床专著，不仅适合广大中医医疗工作者临床、教学、科研使用，也适合基层社区医疗工作者参考应用。

李鑫辉

2016年6月

目　录

第一章　绪　论

第一节　传染病概述

传染病，即传染性疾病，是由病原体引起的，能在人与人、动物与动物或人与动物之间相互传染的疾病。它是多种疾病的总称。传染病在人群中发生流行的过程，即病原体从感染者排出，经过一定的传播途径，侵入易感者机体而形成新的感染，并不断发生、发展的过程。

传染病一直伴随着人类的发展，严重威胁着人类健康，直到20世纪中叶依然相当严重。第二次世界大战结束后，随着人类社会的全面进步，预防医学、临床医学、基础医学及药学等均取得了迅猛发展，对传染病的预防与控制起到了积极作用。特别是20世纪50年代，抗生素和磺胺类药物及高效杀虫剂的陆续使用，使长期威胁人类生命健康的许多急慢性传染病在一定程度上得到了有效控制。全球传染病死亡人数占总死亡人数的比例也由19世纪的50%～60%下降到10%以下，人类的死因顺位也发生了由以传染病为主转向以心脑血管病、肿瘤及意外伤害等为主的重大变化。但是近30年，随着许多新传染病病原的出现及原有传染病在全球范围内逐渐复活，传染病重新成为极大的公共卫生问题。

一、新发传染病对人类的威胁

近20年，新发现的30余种传染病中，艾滋病、埃博拉病毒病、军团病、莱姆病、急性出血性结膜炎和严重急性呼吸综合征等，不仅对人类健康造成了极大威胁，同时给社会和经济也带来了严重损失。艾滋病正在全球范围迅速蔓延，对人类的冲击较大。近30年来，我国性病发病率一直呈上升趋势。20世纪80年代以来，在我国已基本灭绝的淋病、梅毒等性病又死灰复燃，患者数逐年上升，发病地区不断扩大，年增长率达到16.24%。如今性病已经成为我国一个突出的社会问题。病毒性肝炎是我国发病率和死亡率居前列的病种，甲、乙、丙、丁、戊5种类型肝炎病例在我国都存在。全世界有3亿多人是乙肝病毒（HBV）携带者，我国HBV慢性携带者1.2亿，占全球的1/3，严重威胁着我国人民的健康。麻疹、白喉、新生儿破伤风等属于计划免疫控制的传染病。但近年来亦有暴发的报道，如北京市、河北省报道的麻疹暴发主要集中在幼儿园和学校。

二、传染病的类型

《中华人民共和国传染病防治法》（简称《传染病防治法》）规定的传染病分为甲类、乙类和丙类，共 3 类39种。甲类传染病 2 种，包括鼠疫、霍乱。报告时间：城镇于6小时内，农村于12小时内。乙类传染病26种，包括传染性非典型肺炎、艾滋病、病毒性肝炎、脊髓灰质炎、人感染致病性禽流感、甲型H1N1流感、麻疹、流行性出血热、狂犬病、流行性乙型脑炎、登革热、炭疽、细菌性和阿米巴性痢疾、肺结核、伤寒和副伤寒、流行性脑脊髓膜炎、百日咳、白喉、新生儿破伤风、猩红热、布鲁菌病、淋病、钩端螺旋体病、血吸虫病、疟疾。报告时间：城镇于12小时内，农村于24小时内。对乙类传染病中传染性非典型肺炎、炭疽中的肺炭疽和人感染高致病性禽流感、甲型H1N1流感，采取本办法所称甲类传染病的预防、控制措施。报告时间：城镇于6小时内，农村于12小时内。丙类传染病11种，包括流行性感冒（简称流感）、流行性腮腺炎、风疹、急性出血性结膜炎、麻风病、流行性和地方性斑疹伤寒、黑热病、包虫病、丝虫病、除霍乱和细菌性与阿米巴性痢疾、伤寒和副伤寒以外的感染性腹泻病、手足口病。报告时间：24小时内。

三、传染病的特点

传染病一般要经过潜伏期、前驱期、发病期、恢复期几个阶段。传染病有以下特点。

1.有病原体 每一种传染病都有其特异的病原体，包括微生物和寄生虫。如水痘的病原体是水痘病毒，猩红热的病原体是溶血性链球菌。病原体主要分为细菌、病毒（比细菌小、无细胞结构）、真菌（癣的病原体）、原虫（疟原虫）、蠕虫（蠕虫病的病原体）。

2.有传染性 传染病的病原体可以从一个人经过一定的途径传染给另一个人。每种传染病都有比较固定的传染期，排出病原体，污染环境，传染他人。

3.有免疫性 大多数患者在疾病痊愈后，都可产生不同程度的免疫力。机体感染病原体后可以产生特异性免疫，感染后免疫属于自动免疫。

4.可以预防 通过控制传染源、切断传染途径、增强人的抵抗力等措施，可以有效预防传染病的发生和流行。

5.有流行病学特征 传染病能在人群中流行，其流行过程受自然因素和社会因素的影响，并表现出多方面的流行特征。

四、传染病流行过程

传染病流行过程即传染病在人群中发生、传播及终止的过程。该过程的形成需要传染源、传播途径及易感人群等三个基本条件，同时还受到社会因素、自然因素的作用及影响，即常说的“三环节”“两因素”。“三环节”为传染病流行提供了可能性，而“两因素”则是决定传染病流行能否形成的动因。

传染源即体内有病原体生存、繁殖并能排出体外的人或动物。作为传染源的人又可分为患者及病原携带者；作为传染源的动物，主要是感染人畜共患疾病，并能将该种疾病传给人类的家畜或野生动物。传播途径即病原体离开传染源以后，到达易感者所经过的途径。传播途径由环境中各种因素构成，可以是单一的，也可以是多因素的。常见环境传播因素有空气、尘埃、飞沫、水、食物、手、用具、吸血节肢动物及土壤等。易感人群是指对某种传染病缺乏免疫力、容易感染的人群，对传染病的发生和流行往往有很大影响。

五、传染病流行的影响因素

传染病流行的影响因素分为自然因素及社会因素。自然因素主要指地理、气象、生态条件等，这些因素对传染病流行有重要影响。因此，许多传染病都呈现严格的地区和季节分布，一些自然疫源性疾病及虫蚶传染病又与生态条件关系密切。社会因素包括社会制度、经济条件、文化水平、风俗习惯等。

社会因素及自然因素通过对传染源、传播途径、易感人群三个环节的作用，可以促进或抑制传染病的流行过程。而在这两个因素中，又以社会因素为主导因素，因其可以作用于自然因素并在一定程度上改变它。如我国人民在政府领导下，移风易俗，改造自然，各种传染病发病率大大降低，某些传染病已基本消灭的事实就是明证。特别是在多次特大自然灾害发生以后，党和政府领导灾区军民团结奋斗，打破了“大灾之后必有大疫”的规律，更显示了社会因素对传染病能否流行有着巨大影响。

六、传染病流行的强度

传染病流行的强度是指某种传染病在某一地区、某一时间内人群中存在数量的多少，以及各病例之间的联系强度。传染病的流行强度可分为：①散发：是指该病在较大的地区（指县、市、省和国家）内疾病发生的情况。某病发病率呈历年来一般水平，病例以散在形式发生，在发病时间及地点上没有明显联系。要确定疾病是否散发，应根据当地当年该病发病率与前三年发病率的对比情况，如未显著超过则可确定为散发。②流行：（传染病）在某地区，某病发病率显著超过历年（散发发病）水平（一般为前三年平均发病率的3～10倍）。③大流行：某病在短时间内迅速蔓延，其发病率显著超过该地区历年流行水平，且流行范围超过省、国，甚至洲界。④爆发：指某地区某病在短时间内（一般以小时、天、周或月计算）发病数突然增多。爆发常因共同接触同一致病因子所引起，常见食物中毒、伤寒、痢疾、病毒性肝炎等急性传染病。

七、传染病的预防与控制

从理论上讲，传染病是可以预防的，一旦发生也可控制，有些在一定条件下还可将其消除甚至消灭。但此项任务又是极其复杂和艰巨的巨大系统工程，它不仅是人类面临的一个卫生问题，而且是一个严峻的社会问题，不仅需要医疗卫生部门不懈努力，而且更需要社会共同参与。21世纪面对国内外可能出现的新的传染病，我们将面临新的挑战和威胁，预防和控制传染病的工作任重而道远。

第二节　传染病中医防治发展源流

在与传染病的长期斗争中，历代中医学家积累了丰富的经验，创立了独具特色和优势的理论和疗法。中国古代文献记载了大量有关传染病的理论知识，如疫、疠、戾、疥、霍乱、痢疾、温毒、痧、斑、疹、大头瘟、喉痹等病证。在漫长的历史过程中，古代疫病种类在不断演变，人们对之了解日益深入，为现代中医预防与治疗传染病提供了丰富的信息和依据。

中医学很早就已发现某些疾病具有传染性和流行性的特点。在病因方面认识到自然界存在某些独特的致病因子，并每以瘟疫、疫病、温毒等加以概述；在环境因素上认识到传染病与气候变化密切相关，所以又有冬温、春温、暑温等记载；在传播途径上认识到消化道、呼吸道及皮肤接触是传播疾病的基本途径，故古书有“家有疫痧（猩红热）人，吸受患者之毒而发者为传染”等论述。正是由于古人在长期生活中经验的积累和各时期医务工作者的共同努力，总结了不少有效的中医药防治传染病的方法，为防治某些传染病的流行发挥了十分重要的作用。

一、战国到晋唐时期对传染病的认识

秦汉以前对传染病已有较丰富的认识，如《素问·刺法论》云：“帝曰：余闻五疫之至，皆相染易，无问大小，病状相似。”不但说明了疫病有五，而且描述了疫病的传染性、症状相似性、起病急、发展快的特点。由于《内经》非一时一人所作，故对疫之称谓尚有其他命名，如“疠”或“厉”，《素问·六元正纪大论》中即有“疠大至，民善暴死”“气乃大温，草乃早荣，民乃疠，温病乃作”“其病温厉大行，远近咸若”等描述。由此可见，早在两千多年前，先人对“疫病”已有初步认识。

《难经》中虽未明确提及疫病，但其所记述的“温病”“热病”“湿温”等，若不是散发而是大流行当属疫病范畴。如《难经·五十八难》说：“伤寒有五：有中风、有伤寒、有湿温、有热病、有温病。”

东汉医家张仲景在中国医学史上有很重要的地位，其《伤寒杂病论》序中亦详细记载了当时传染病的发生：“余宗族素多，向余二百，建安纪年以来，犹未十稔。其死亡者三分有二，伤寒

十居其七。”

《左传·卷五十四·定公四年》有“水潦方降，疟疾方起”，《左传·卷四十八·昭公四年》有“许悼公疟”的记载，表明了战国时期即有疟疾，并认识到环境不卫生可导致这种疾病，改善环境可以预防疟疾的发生。《汉书·卷十二·平帝纪第十二》有云：“民疾疫者，舍空邸第，为置医药。”

晋代葛洪《肘后备急方》对温疫也有论述，认为“伤寒、时行、温疫三名同一种……其年岁中有疠气兼夹，鬼毒相注，名为温病”，并立“治瘴气疫疠温毒诸方”一章，记载了辟瘟疫药干散、老君神明白散、度瘴散、辟温病散等治疗、预防温疫的方剂。

隋代巢元方《诸病源候论·疫疠病诸候》认为，疫疠病“其病与时气、温、热等病相类，皆由一岁之内，节气不和，寒暑乖候，或有暴风疾雨，雾露不散，则民多疾疫。病无长少，率皆相似，如有鬼厉之气，故云疫疠病”。又说：“此病皆因岁时不和，温凉失节，人感乖戾之气而生病，则病气转相染易，乃至灭门，延及外人，故须预服药及为法术以防之。”可见，在中医学典籍中可明确见到关于传染病的记载。

唐代孙思邈《千金要方·卷九·伤寒》立“辟温”一章，从预防、发生到治疗专门记载了疫病的有关知识，反映了唐代对疫病的认识之全面。

二、宋金元时期对传染病的认识

宋金元时期中医学取得了较大的发展，对传染病亦有了新的认识。宋代的《太平圣惠方》《圣济总录》《太平惠民和剂局方》均记载了大量治疗传染病的方剂。庞安时将伤寒和温病区分开来，认为天行温病乃乖候之气所致，还特别指出五大温热证（春有青筋牵，夏有赤脉攒，秋有白气狸，冬有黑骨温，四季有黄肉随）属乖候之气所致，不属伤寒，“与伤寒大异”也。他认为，伤寒皆为冬伤于寒，但可发于四时，无流行性；而五大温热证有流行性，所感乖候之气绝不同于六淫之邪。此伤寒与温病病因不同、治法有异的观点实为后世寒、温分治之先声。陈无择《三因极一病证方论·卷之六·叙疫论》认为：“夫疫病者，四时皆有不正之气，春夏有寒清时，秋冬亦有暄热时，一方之内，长幼患状，率皆相类者，谓之天行是也。”

金元时期，战事频繁，人民生活水平低下，疫病广泛流行，临床实践中单用伤寒理法不能很好地治疗疫病。刘完素不泥古，以运气学说立论，阐发“主火热”理论，开创寒凉治温之法。元代王安道在《医经溯洄集》中主张寒、温划分，各立其名，认为不能把温病混称为伤寒以戕人之生，并引申郭雍之说，即温病为“怫热自内达外，热郁腠理，不得外泄”。故在治法上主张辛凉解表的同时，注重清泄里热。他继承河间之学，在温病理论的发挥上又进了一步。

宋金元时期对温病与疫病的认识较唐代以前有了长足发展，刘完素大倡寒凉清热治疗热病，为温病学派的形成奠定了基础。

三、明清时期对传染病的认识

明代出现了第一部疫病专著，即吴又可的《温疫论》，成书于1642年。全书共两卷，使疫病理论更加系统化，是中医温疫学说成熟的标志，为温疫的灵活治疗奠定了理论基础。该书阐述温疫的发生是由“戾气”从口鼻侵入人体，伏于募原，邪在半表半里之间，其传变有九，并提出一整套与伤寒不同的辨证施治法则。卷二载论文三十篇，着重叙述温疫的各种兼夹证治，还设立了多篇有关温疫的质疑正误及疫疠证治辩论的文章。《温疫论》是我国第一部急性传染病专著，在中国医学史和温病学史上占有极其重要的地位。在如今普遍开展中医急症、传染病理论和临床研究的情况下，吴又可的学术思想越来越受到医学界的重视。李时珍的《本草纲目》收载了许多对疫病具有治疗作用的药物，在记载药物功效的同时，还阐述了具体的预防和治疗方法。明末清初著名医家喻昌对伤寒、温病、疫病有很深的造诣，《尚论篇·详论瘟疫以破大惑》中对疫病有详细论述，且在《医门法律》中详述了燥气为病的特点，对后世影响深远。

清代温病学家很多，在温病学派形成过程中，影响较大的有叶桂、吴瑭、王士雄、薛生白。叶桂著有《温热论》，主要贡献是为温病学派的发展提供了理论与辨证基础。他首先提出了“温邪上受，首先犯肺，逆传心包”的说法，概括了温病的发病途径与传变，成为外感温病的纲领；将温病的发展过程分为卫、气、营、血四个阶段，作为辨证施治的纲领；在温病诊断上总结了前人经验，创造性地发展了察舌、验齿及辨别斑疹和白痦的方法。吴瑭著有《温病条辨》，以三焦为纲、病名为目，论述温病的证治，并根据叶氏经验，提出了清络、清营、育阴等各种治法，使温病学更趋于系统和完整。王士雄著有《温热经纬》，以《内经》《伤寒论》等有关温病的条文为经，以叶桂、薛生白诸家之说为纬，除引证历代医家见解，阐明温病的病源、症状、诊断及治疗原则外，还结合临证经验，将温病分为新感和伏邪两大类进行辨证施治，对温病学说做了发挥和总结。薛生白著有《湿热条辨》，论火湿合化客于募原，对湿温病证治分析得甚为详尽，为后学所重视。

清代刘奎在《松峰说疫》中云："瘟病不染：五月五日午时，多采苍耳嫩叶阴干收之。遇疫时，为末，冷水服二钱。或水煎，举家皆饮，能避邪恶。"清代赵学敏的《串雅外编》载有"李子建杀鬼丸"，用以"辟瘟疫"，具体方法是"热病时气，烧一丸安床头"。此两种均为烟熏法，通过烟熏达到空气消毒的目的。《松峰说疫》还详细论述了瘟疫、寒疫、杂疫三者病因及临床表现之不同。清代前后，中医传染病学空前繁荣，出现了很多疫病大家，留下许多专著，对温疫的防治起到了巨大作用。但由于温疫病种繁多，且每一病种都有其独特性，难以总结出普遍适用于多种温疫的辨证治疗方法，因而温疫专著多为一书一病，这也是温疫学派难以形成完整辨证论治体系的原因。

新中国成立后，国家十分重视并大力发展中医药事业，发挥中医防治传染病的作用，对疫病学理论进行了深入研究。一方面对古代疫病著作进行整理出版，并对有争议的概念、学术名词进行研讨，使之更趋于科学化与规范化。另一方面，对“卫气营血”“三焦”“伏邪”“寒温之争”等也进行了深入讨论，使之在业界达成共识。在中医疫病学理论指导下，近年每次重大传染病发生时，中医学都发挥了巨大作用，疫病学的许多观点已被大家接受，为全世界的传染病防治工作做出了贡献。

第三节　传染病常用中医辨证方法

因证立法，随法选方，辨证是为立法选方用药提供依据。传染病的辨证方法是中医学在长期的临床实践中，在不同的时代背景下，通过历代医家的不断补充和完善而逐渐形成的。传染病辨证方法中最重要的是六经辨证、卫气营血辨证和三焦辨证，是中医辨证理论体系的重要组成部分。

一、六经辨证

六经辨证，始见于《伤寒论》，是东汉医学家张仲景在《内经》的基础上，结合伤寒病证的传变特点所创立的一种论治外感病的辨证方法。它以六经（太阳经、阳明经、少阳经、太阴经、少阴经、厥阴经）为纲，将外感病演变过程中所表现的各种证候，总结归纳为三阳病（太阳病、阳明病、少阳病）、三阴病（太阴病、少阴病、厥阴病）六类，分别从邪正盛衰、病变部位、病势进退及相互传变等方面阐述外感病各阶段的病变特点。凡是抗病能力强、病势亢盛的，为三阳病证；抗病力衰减，病势虚弱的，为三阴病证。六经病证是经络、脏腑病理变化的反映，其中三阳病证以六腑的病变为基础，三阴病证以五脏的病变为基础。所以说六经病证基本上概括了脏腑和十二经的病变。六经辨证对指导传染病辨证也有很好的实用价值。

（一）太阳病证

太阳病证是外感病，包括传染病的初起阶段。太阳主表，外邪侵犯人体，由表而入，太阳经首当其冲。因此，病之初起即表现太阳病证，出现发热、恶寒、头痛、项强、脉浮等脉症。同时，太阳经脉分布在项背并主营卫，太阳之腑为膀胱，所以邪犯体表则见太阳经证，邪热入里传膀胱则见太阳腑证。

1.太阳经证 不同外邪侵犯人体会有不同证型，分为三型：太阳中风、太阳伤寒和太阳温病。

（1）太阳中风

临床表现：发热，汗出，恶风，头项强痛，脉浮缓。

病因病机：外感风邪，营卫不和，卫失固外开阖之权，腠理疏泄。

（2）太阳伤寒

临床表现：发热，恶寒，无汗，喘，头项强痛，体痛，脉浮紧。

病因病机：外感寒邪，卫阳被遏，营卫郁滞不通，腠理致密。

（3）太阳温病

临床表现：发热，微恶风寒，口微渴，脉浮数。

病因病机：外受温邪，津伤内热。

2.太阳腑证 太阳经邪内传于腑，因有入气入血之异，临床又有太阳蓄水证和太阳蓄血证的区别。

（1）太阳蓄水证

临床表现：发热恶风，小便不利，渴欲饮水，水入则吐，脉浮数。

病因病机：邪气内入膀胱，膀胱气化不行，以致气结水停。

（2）太阳蓄血证

临床表现：小腹急结或硬满，如狂发狂，小便自利，身体发黄，脉沉结。

病因病机：热结下焦，瘀血不行。

（二）阳明病证

阳明病证是外感热病过程中，正邪剧争，邪从热化，阳热亢盛，津液耗伤的病理阶段，其证候性质属里实热证。阳明病分经证和腑证两类：阳明经证是邪热弥漫全身，充斥阳明之经，而肠中糟粕尚未结成燥屎的病变；阳明腑证是邪热与肠中糟粕相搏，燥屎内结，腑气不通的病变。

1.阳明经证

临床表现：身大热，不恶寒，汗出，口渴引饮，面赤，苔黄，脉洪大。

病因病机：外邪入里化热，热与燥相合于胃中，消烁津液。

2.阳明腑证

临床表现：潮热，谵语，便秘，腹满而痛，苔黄厚干燥，脉沉实。

病因病机：外邪入里化热，与大肠燥热相合，津液被耗，燥结成实，阻滞于中。

（三）少阳病证

少阳病证是外感热病过程中，邪犯少阳经，正邪交争，枢机不利的病理阶段。病位处于表里之间，故其性质属于半表半里证。

临床表现：往来寒热，胸胁苦满，默默不欲饮食，心烦喜呕，口苦，咽干，目眩，脉弦。

病因病机：邪犯少阳，枢机不利。

（四）太阴病证

太阴病证是脾阳虚衰，邪从寒化，寒湿内生的病理阶段。病邪内入三阴，太阴首当其冲。太阴病证是三阴病证之初起阶段，以脾虚寒湿为病变特点。

临床表现：腹满而吐，食不下，自利，时腹自痛，脉缓弱。

病因病机：脾胃虚寒，寒湿中阻。

（五）少阴病证

少阴病证是外感病过程中的后期阶段，多出现精神极度衰惫、欲睡不得、似睡非睡的昏迷状态。少阴病证是邪在心肾的病变，分寒化、热化两种。

1.少阴寒化证

临床表现：无热恶寒，但欲寐，四肢厥冷，下利清谷，呕不能食，脉沉微细。

病因病机：心肾阳衰，阳气欲脱。

2.少阴热化证

临床表现：心烦，不得卧，口燥咽干，舌尖红少津，脉细数。

病因病机：寒邪化热，心肾阴虚，虚火上炎。

（六）厥阴病证

厥阴病证是外感热病的最后一个阶段。厥阴是阴之尽、阳之始，病情变化多端，病理特点是寒热错杂，阴阳之气不相顺接。

临床表现：消渴，气上冲心，心中疼热，饥而不欲食，食则吐蛔。

病因病机：邪入厥阴，阴阳交争，寒热错杂。

由此可见，六经辨证是以太阳、阳明、少阳、太阴、少阴、厥阴来划分疾病的深浅及邪正盛衰的辨证方法。从病变性质与邪正关系来看，三阳病多热、三阴病多寒，三阳病多实、三阴病多虚，故六经辨证也寓有八纲辨证的思想。运用六经辨证，能正确掌握外感病发展变化的规律，在治疗传染病时也有重要的指导作用。六经病证的治疗原则，三阳病重在祛邪，三阴病重在扶正。

二、卫气营血辨证

卫气营血辨证是由清代叶天士所创。他根据前人有关营卫气血的论述，结合自己的实践经验，在《温热论》中将卫气营血作为温病的辨证纲领，用以分析温病病情浅深轻重及其传变规律，将温病的发生发展过程概括为四类不同证候，并提出相应的诊法和治法，从而创立了卫气营血辨证这一理论体系。外感温病，包括传染病，其由浅入深或由轻而重的病理过程分为卫分、气分、营分、血分四个阶段，各有其相应的证候特点。

（一）卫分证

卫分证是温邪初犯人体肌表，卫气奋起抗邪，导致卫气功能失调引起的证候类型，常见于外感热病的初期。因肺能敷布卫气达于周身体表，外与皮毛相合，主一身之表，且肺位最高，与口鼻相通，因而卫分证属表、病位浅。临床表现为发热、微恶风寒，或伴有头痛、身疼、咽干、咳嗽、苔白、脉浮等。据感邪性质不同，或患者体质差异，卫分证又有多种证型。

1.风热犯卫证 发热，微恶寒，头痛，微汗或无汗，咳嗽，咽红或痛，鼻塞流浊涕，口微渴，舌边尖红，苔薄白或微黄，脉浮数。

2.暑湿犯卫证 发热，微恶寒，无汗，头痛，身重，胃脘部痞满，心烦，口渴，舌红，苔白腻，脉濡数。

3.湿热犯卫证 恶寒，身热不扬或午后热势加剧，头重如裹，肢体困重，胸脘痞闷，口黏不渴，舌苔白腻，脉濡数。

4.燥热犯卫证 发热，微恶风寒，少汗，伴皮肤及口鼻干燥，咽喉干疼，干咳少痰，舌红欠润，苔薄白而干，脉浮数。

（二）气分证

气分证是温热病邪由表入里，或直接发于气分，影响人体“气”的生理功能而未入营血的证候，是阳热亢盛的里热证。气分证多由卫分证转化而来，病位较深。临床表现为身体壮热、不恶寒、反恶热、汗出而热不解、舌红、苔黄、脉数。气分病变涉及脏腑较多，临床上可分为温热性气分证和湿热性气分证两大类，临床表现较为复杂，证候类型亦较复杂。

1.邪热壅肺证 多兼汗出口渴，咳喘，胸痛，咳吐黄稠痰。

2.热扰胸膈证 多兼心烦懊恼，坐卧不安，甚则膈上如焚。

3.热盛阳明证 多兼大汗出，气粗，渴甚，脉洪大。

4.热结肠腑证 多兼日晡潮热，腹满疼痛拒按，大便秘结，甚则烦躁，神昏谵语，苔黄厚，或焦燥起刺，脉沉实有力。

5.热郁胆腑证 多兼口苦咽干，胸胁不舒，脉弦。

6.湿热中阻证 多兼身热不扬，汗出不解，脘痞呕恶，心中烦闷，苔黄腻，脉濡数。

（三）营分证

营分证是温热病邪自卫分或气分传入或热邪直接深入营分，劫烁营阴，扰乱心神的证候。营分证是温热病邪内陷营阴的深重阶段，病位多在心与心包络，以营阴受损、心神被扰为特点。依病情深浅不同分为多个证型。

1.热入营分证 身热夜甚，心烦躁扰，时有谵语，口干反不甚渴饮，舌质红绛无苔，脉细数。

2.热闭心包证 身热灼手，时时昏谵，或昏愦不语，舌蹇肢厥，舌红绛，脉细数。

3.气营两燔证 高热，汗多，口渴引饮，烦躁，夜寐不安，斑疹外发，小便短赤，舌红绛，苔黄腻或光，脉细数。

（四）血分证

血分证为邪热深入血分而引起耗血动血，瘀热互结的一类证候。血分证是卫气营血病变的最后阶段，也是温热病发展演变过程中最为深重的阶段，累及脏腑，以心、肝、肾为主。临床上以高热和出血为其特点。血分证也有多个证型。

1.热盛动血证 身体灼热，躁扰不安，甚或昏狂谵妄，斑疹密布、色呈紫黑，或吐衄便血，舌质深绛，脉细数。

2.热盛动风证 高热神昏，四肢抽搐，颈项强直，甚则角弓反张，两目上视，牙关紧闭，舌红绛，脉弦数。

3.气血两燔证 壮热，口渴，烦躁不安，神昏谵妄，斑疹密布，吐衄便血，舌质深绛，脉弦数或细数。

4.热与血结证 身热夜甚，少腹坚满、按之疼痛，大便色黑，小便自利，神志如狂，或清或乱，口干，漱水不欲咽，舌有瘀斑或紫绛，脉沉实或细涩。

卫气营血四个阶段反映了温病过程中病情浅深轻重的四个不同层次，病证的传变规律一般由卫分开始，逐渐加深传入气分，深入营分、血分。由于卫气营血的传变过程体现了病邪由表入里、由浅入深，病情由轻而重的发展趋势，因此，运用卫气营血辨证，抓住各个阶段的证候特点，可以从总体上把握外感温热病的病机演变规律。但由于所感病邪性质有别，患者体质强弱及反应各异，以及治疗及时恰当与否，临床上又有不少特殊情况。如有的病在卫分、气分，经治疗邪从外解而病愈，不再内传营、血；或初起不见卫分证，一发病即在气分，甚至径见病入营血之证；或卫分证未罢，又兼见气分证而致“卫气同病”，甚至气分证尚在，同时出现营分证或血分证，而成“气营两燔”或“气血两燔”；更有严重者，热邪充斥表里，遍及内外，出现卫气营血同时累及的局面。因此，卫气营血四个阶段的划分不是绝对的，而是互有联系，错杂出现，既有病程发展的一般规律，又有病情变化的特殊形式。

三、三焦辨证

三焦辨证由清代吴鞠通所创，是对病邪自口鼻进入后按三焦部位由上及下、由浅入深的病变过程进行综合分析和概括的辨证方法。三焦分为上焦、中焦、下焦。膈以上为上焦，包括心与肺；中焦包括脾与胃；脐以下为下焦，包括肝、肾、大肠、小肠、膀胱。三个阶段，各有其相应的证候特点。

（一）上焦证

温病由口鼻而入，鼻通于肺，故温病开始即出现肺卫受邪的症状。温邪犯肺以后，有两种传变趋向：一为顺传，病邪由上焦传入中焦，出现脾胃经的证候；另一种为逆传，从肺卫传入心包，出现邪陷心包的证候。

1.邪犯肺卫证　发热，微恶风寒，咳嗽，口微渴，舌边尖红，脉浮数。

2.肺热壅盛证　高热，咳喘气促，口渴，舌红苔黄，脉数。

3.热闭心包证　身灼热，神昏谵语，舌蹇肢厥，舌红绛。

（二）中焦证

温病顺传到中焦，则见脾胃之证。胃喜润恶燥，邪入中焦而从燥化，则出现阳明经（胃、大肠）的燥热证候；脾喜燥而恶湿，邪入中焦而从湿化，则见太阴（脾）的湿热证候。

1.阳明燥热证

（1）阳明热炽证　面红目赤，发热，口渴，汗出，脉洪大。

（2）阳明热结证　日晡潮热，腹胀满硬痛，便秘，口干咽燥，苔黄或焦黑，脉沉实。

2.太阴湿热证

（1）湿热熏蒸证　身热不扬、汗出不解，大便不爽或溏泄，舌苔黄腻，脉濡数。

（2）湿阻气机证　脘腹痞闷，肢体困重，泛恶欲吐，大便不爽或溏泄，舌苔腻，脉濡。

（三）下焦证

温邪深入下焦，多为肝肾阴伤之证，是温病的后期阶段。

1.肾阴耗损证　身热面赤，手足心热甚于手背，口干，神倦耳聋，舌燥，脉象虚大。

2.虚风内动证　手足蠕动，心中憺憺大动，神倦，舌绛苔少，甚或时时欲脱，脉虚。

三焦辨证所包括的各脏腑病理变化，不仅是温病发展过程中三类不同证候的概括，而且表明了温病发展过程的不同阶段及三焦所属脏腑的传变规律。一般而言，温病初起，邪袭上焦，首先犯肺，故上焦证候多为温病初期阶段。手太阴肺的病变不愈，可进一步传入中焦，为顺传；也可由肺而传入心包，为逆传。中焦病证，处于温病中期，为邪正剧争的极期，中焦病不愈，则可传入下焦。所以就三焦辨证而言，温病发展的一般规律是始于上焦，终于下焦。但由于个体体质差异，温病性质不同，加上治疗是否恰当等因素的影响，上、中、下焦各病程阶段长短不一，累及脏腑重心有别。如逆传心包，多见于温热类温病；温邪传入中焦，多见胃经热盛，肠道热结；传入下焦多伤及肝肾之阴。湿热性质的温病，初起热势多不盛而即可侵犯中焦，病变多在脾胃，而且滞留时间较长；若传入下焦，则除肝肾外还可影响膀胱及大肠功能。温热与湿热两类温病可相互转化。

三焦辨证与卫气营血辨证同为温病辨证方法，卫气营血辨证反映由表入里的发展过程，而三焦辨证则体现了温病从上而下的传变规律，二者既有联系，又有区别，运用于临床可更全面指导温病的辨证论治。

第四节　传染病中医预防治疗原则

一、传染病的中医治疗

传染病起病急，传变迅速，病情凶险，又有传染性，所以针对传染病要以预防为主，防治结合。在传染病尚未发生时就严格防范，杜绝发病，发病后及时采取有效的治疗措施，不但可以减轻患者的病痛，促进早日康复，还可阻止传染病的传播，保护健康人群。

（一）传染病的中医治疗原则

传染病是由感染外邪引起，病程发展有阶段性，一般可以分潜伏期、前驱期、发病期、恢复期等几个阶段。中医药经过两千年的实践，积累了许多治疗传染病的指导原则。

1.辨病在先，辨证为主　中医药在防治传染病过程中，已积累出一定数量行之有效、可重复性强的“专方专药”。先辨病，对某些传染病可使用专方专药。如《伤寒论》中的茵陈蒿汤治“阳黄”、葛根黄芩黄连汤治“热利”、白头翁汤治“湿热痢”，现分别用于病毒性肝炎、痢疾等肠道传染病；《东垣试效方》普济消毒饮治疗急性腮腺炎、丹毒、猩红热等病毒、细菌感染性疾病；《重楼玉钥》养阴清肺汤治白喉；《金匮要略》大黄牡丹汤治肠痈等。

辨证论治是中医特色，对传染病也要采取辨证施治。中医学认为，传染病的发生、发展过程，是外邪侵犯人体，由体表入里，或由口鼻入内，自上而下，由浅入深的病变过程，同样有类似相应“分期”和治疗方法。如《伤寒论》将外感热病立“六经病脉证并治”分六期辨证，《温热论》分“卫气营血”四期辨证，《温病条辨》划“上中下三焦”三期辨证，每个证期都有其主因、主症、主方。三者分类方法之间存在着交叉联系，理、法、方、药一致。

2.综合运用多种治疗手段　自古以来，中医药除了应用内服药治疗疾病外，还有针刺、熨灸、推拿、敷贴、溻洗、刮痧等治疗手段，同样适用于传染病，在防治传染病中发挥了积极作用。如在《伤寒论》六经辨证的397法中，论述针灸疗法的有33法；又如《霍乱论·治法篇》，常采用“通关散吹入鼻中取嚏”开窍急救。

3.祛邪为主，兼顾正气　传染病的病机演变过程，实际上是邪正相争的过程。由于外邪的侵入才发生体内邪正的对立斗争，所以祛邪是治疗传染病的关键，邪去而正安。吴又可在《温疫论》中强调，祛邪务早、务快、务尽，兵贵神速，此为传染病治疗的经验总结。

正胜则邪退，正虚则邪陷，所以在拟定治疗方法时，要兼顾正气，权衡感邪轻重、正气盛衰情况。根据病情，或先祛邪后扶正，或先扶正后祛邪，或以扶正为主兼以祛邪，或以祛邪为主兼以扶正，务使邪去而正安。

（二）传染病的常用中医治法与方药

1.泄卫透表法 具有疏泄腠理、祛邪外出的作用，适用于温病初起，病邪在卫。辛凉解表，适用于风温初起，邪袭肺卫之证，代表方为银翘散、桑菊饮；透表清暑化湿，适用于夏日感受暑湿，复受寒邪侵犯肌表之证，代表方为新加香薷饮；宣表化湿，适用于湿温初起，湿热之邪郁表之证，代表方为藿朴夏苓汤；疏表润燥，适用于秋燥初起，燥热伤肺之证，代表方为桑杏汤。

2.清解气热法 具有清泄气分邪热的作用，适用于温邪燔灼气分。轻清宣气，适用于温邪初入气分，气机不畅，热郁胸膈，热势不甚之证，代表方为栀子豉汤；辛寒清气，适用于阳明热盛之证，代表方为白虎汤；清热泻火，适用于气分蕴热不透，郁久化火之证，代表方为黄芩汤、黄连解毒汤。

3.清营凉血法 具有清营泄热、凉血解毒的作用，适用于温邪入于营血。清营泄热，适用于营分证，代表方为清营汤；凉血散血，适用于血分证，代表方为犀角地黄汤；气营（血）两清，适用于气营两燔或气血两燔，代表方为清瘟败毒饮。

4.和解表里法　具有透解邪热、疏泄分消、宣通气机的作用，适用于温邪在半表半里之证。清泄少阳，适用于痰湿郁于少阳，枢机不利，代表方为蒿芩清胆汤；分消走泄，适用于湿热阻遏三焦，气化失司，代表方为温胆汤；开达膜原，适用于湿热秽浊伏于膜原，代表方为达原饮；和解截疟，适用于疟疾，代表方为小柴胡汤。

5.祛湿清热法　具有宣通气机、和中利水的作用，适用于湿热病。宣气化湿，适用于湿温初起，湿阻中焦，气机不畅，湿热又郁遏于肌表之证，代表方为三仁汤；燥湿清热，适用于中焦湿热互结之证，代表方为王氏连朴饮；分利湿邪，适用于湿热郁阻下焦之证，代表方为茯苓皮汤。

6.通下逐邪法　具有通腑泄热、荡积通瘀的作用，适用于热结胃肠、湿热结滞及血蓄下焦等证。通腑泄热，适用于热传阳明，燥屎结于肠腑的腑实证，代表方为大承气汤、调胃承气汤；导滞通便，适用于湿热积滞，胶结于胃肠之证，代表方为枳实导滞汤；增液通下，适用于热结阴亏，代表方为增液承气汤；通瘀破结，适用于胃肠或下焦蓄血之证，代表方为桃仁承气汤。

7.滋阴生津法　具有生津养液、滋补真阴的作用，适用于温病中后期阴液耗伤。其中滋养肺胃，适用于肺胃津液耗伤之证，代表方为沙参麦冬汤、益胃汤；增液润肠，适用于肠燥便秘之证，代表方为增液汤；填补真阴，适用于肝肾阴亏之证，代表方为加减复脉汤。

8.息风止痉法 具有平肝息风、镇痉的作用，适用于温热内燔，肝风动越。凉肝息风，适用于热盛动风之证，代表方为羚角钩藤汤；滋阴息风，适用于阴虚风动之证，代表方为三甲复脉汤、大定风珠。

9.开窍醒神法 具有促使神志清醒的作用，适用于温邪内闭心包或痰浊蒙闭心包。清心开窍，适用于温邪内闭心包之证，代表方为安宫牛黄丸、至宝丹、紫雪丹；豁痰开窍，适用于痰浊蒙闭心包之证，代表方为菖蒲郁金汤。

10.固正救脱法 具有益气敛阴、回阳固脱的作用，适用于亡阳、亡阴之脱证。益气敛阴，适用于亡阴之证，代表方为生脉散；回阳固脱，适用于亡阳之证，代表方为参附龙骨牡蛎汤。

二、传染病的中医预防和护理

传染病重在预防，其传播流行包括三个环节：传染源、传播途径和易感人群。所以预防工作要采取综合措施，也要依据不同病种的特点和当时当地的具体情况而抓住关键环节，突出重点措施。同时，还要重视对患者的护理，正确的护理不仅能减轻患者的病痛，还可提高疗效，减少并发症和后遗症的发生。

（一）传染病的中医预防

预防传染病有多种方法，现代的人工主动免疫和被动免疫在传染病的预防中有重要作用，下面主要介绍中医药预防传染病的方法。

1.增强正气　“邪之所凑，其气必虚。”增强自身体质，提高人体的正气，从而增强机体的抗病能力。在与疾病斗争的长期实践中，古人创造了许多养生保健、强壮体质的方法，以下列举几个方面：一是顺应自然规律，养成良好的饮食、作息规律，顺应四时气候变化。二是加强形体锻炼，如太极拳、易筋经、八段锦，以及一些偏于健身的武术等。三是避免过度劳累，耗损正气。四是以针灸、推拿、药膳等调养，以扶助正气，平调阴阳。

2.避其邪气　“虚邪贼风，避之有时。”戾气是导致传染病发生的重要条件，故预防传染病，还要避疫毒，防疠气之染易，尽量避免接触患者，或者戴上口罩，穿隔离衣，注意手卫生和饮食卫生。

3.隔离患者　对传染病患者，要早发现、早诊断、早治疗，既对患者有益，也控制了传染源，及时上报有关防疫部门，同时采取必要的隔离措施，以控制疫情蔓延。

4.控制传播　依据传染病不同的传播途径，采取相应的措施以控制传播，如加强通风，对患者的衣物、痰液、二便等做出相应处理，设法驱逐或杀灭传播疾病的昆虫、动物等。

5.药物预防　当传染病流行比较严重时，应给予药物防病，以保护未病人群。药物防病的方法有口服、熏蒸、滴喷、佩戴、粉身等。药物大多具有清热解毒的作用，对某些传染病有一定预防效果。如用食醋按每立方米空间2～10mL加一倍的清水，在居室内熏蒸一小时，主要可预防流感；锡类散喷入咽喉部，可预防白喉；大蒜或金银花、野菊花、蒲公英等预防流行性脑脊髓膜炎；大青叶、板蓝根、牛筋草预防乙脑等。

（二）传染病的中医护理

对传染病的护理，除了一般要求外，还要根据不同传染病的特点和特殊症状进行针对性护理。

1.一般护理 首先应保持室内清洁、整齐、安静，采光充足，湿温度适宜，保持通风；患者生病期间注意休息，采取相应的隔离措施；严格执行消毒隔离制度，根据传播途径，运用不同的隔离技术和消毒方法，防止交叉感染；传染病多有发热，患者要多喝温热水、淡盐水；注意口腔护理，保持口腔清洁，可用金银花甘草叶或2%冰硼散溶液漱口；对长期卧床患者，应经常翻身拍背，以防褥疮形成；在病变过程中，还应密切注意患者的神情、生命体征、饮食和二便等情况，以便及时发现和治疗可能出现的并发症或变证。

2.针对性护理 除一般护理外，还有针对传染病的高热护理、昏痉护理和恢复期护理。

（1）高热护理 观察体温变化，定时测量体温，给予降温护理。①物理降温，如冰袋冷敷头部、腋下、腹股沟等部位，酒精擦浴，冰水灌肠等，注意降温过程中密切观察体温下降情况，防止体温骤降和冻伤。②针刺法，如选大椎、曲池、合谷、风池等穴用毫针刺法，或十宣放血法降温。③药物降温法，如选用柴胡、金银花、黄芩、大青叶等中药煎汤饮，或用注射剂如柴胡注射液、黄芩注射液等，或选用中成药如紫雪丹、牛黄清心丸等。高热患者的饮食宜清淡、稀软、易消化，以流质、半流质为宜，忌食油腻、辛辣、厚味食品。热病初愈，饮食仍以清淡稀软为主，逐渐恢复正常饮食，但要注意补充营养，要少食多餐。鼓励患者多喝水，可用鲜芦根煎汤代茶饮或予淡盐水。

（2）昏痉护理　传染病中昏迷和痉证是重症，此时护理很重要。除了密切观察外，还要注意以下几个方面：病室要保持安静；床边要设床栏；取出假牙和发卡；保持呼吸道通畅，如果喉间有痰涎或呕吐，应使患者头偏向一侧，或吸出咽喉部的痰涎；保持二便通畅，小便蓄积膀胱而无尿时，可按摩小腹部或针刺中极、三阴交、阴陵泉，大便不通者必要时可以灌肠；当痉证发作时，用缠绕多层纱布的压舌板置于上下磨牙之间，防止咬伤舌头。

（3）恢复期护理　传染病后期正气渐复，病情好转，在这个阶段也应注意调养和护理，以求完全恢复，不然会使病邪在体内复燃，疾病复发。应注意以下几个方面：首先要避免接触戾气和风邪，适时增减衣服，晒晒太阳，以防风邪夹杂他邪引起感染。防止因饮食不当而致疾病复发，即食复。饮食要卫生、易消化，依据体质可以温养、清养、平补，忌食生冷辛辣油腻食物和增湿热的酒。防止因劳倦而使疾病复发，即劳复。如防劳神过度，即心劳，调整患者的生活习惯，多参加文体活动，保持轻松愉快的心情，不要思虑过度；防劳力过度，即形劳，病后不能勉强劳作，也不能久坐、久卧，可以散步、打太极拳；防房劳过度，即肾劳，凡大病初愈，宜独宿静处，不犯房劳；防止因情志而使疾病复发，即情复，要让患者保持乐观情绪，心情舒畅，要经常陪伴老年患者，避免情绪异常波动，脏腑失调而加重病情。

第二章　呼吸道传染病中医证治

第一节　流行性感冒

一、概述

流行性感冒（简称流感）是流感病毒引起的急性呼吸道感染，也是一种传染性强、传播速度快的疾病。其主要通过空气中的飞沫、人与人之间的接触或与被污染物品的接触传播。典型临床表现为急起高热、全身疼痛、显著乏力和轻度呼吸道症状。一般秋冬季节是其高发期，所引起的并发症和死亡现象非常严重。该病是由流感病毒引起，可分为甲（A）、乙（B）、丙（C）三型。甲型病毒经常发生抗原变异，传染性强，传播迅速，极易发生大范围流行。甲型H1N1流感就是甲型流感中的一种，具有自限性，但婴幼儿、老年人和存在心肺基础疾病的患者容易并发肺炎等严重并发症而导致死亡。

流行性感冒属中医学“时行感冒”“时气病”范畴，其发生多由外感时行之气或疫疠之邪所致。四时气候异常，寒温失节，如春应温而反寒，冬应寒而反暖，“非其时而有其气”，常是导致外邪侵袭人体，引起发病和广泛流行的一个重要因素。在中医学典籍中，与本病有关的“感冒”“时行感冒”等有大量的文献记载。“感冒”之名首见于北宋《仁斋直指方·诸风》。清代林珮琴《类证治裁·伤风》在张仲景“时行病”的基础上提出了“时行感冒”的病名。有人根据本病流行状况与气候报告参合研究，证实其流行与气候突变有直接关系，这是由于“人处天地气交之中”，对“非时之气”难以“避之有时”所致。也有人认为本病是疫疠秽浊所致，如《温疫论》有“疫者感天地之疠气，在岁运有多寡，在方隅有轻重，在四时有盛衰。此气之来，无论老少强弱，触之者即病，邪自口鼻而入”之记载，来势迅猛，传染性强。由于本病属秽浊之邪所致，易蕴遏深伏和郁而生热，所以不能与普通感冒混为一谈。

西医对流感的治疗方法主要有四类。

1.一般治疗 卧床休息，多饮水，给予易消化的流质或半流质饮食，保持鼻咽及口腔清洁，补充维生素C、维生素B_1等，预防并发症。

2.对症治疗 对发热、头痛者应予对症治疗。高热、食欲不振、呕吐者应予以静脉补液。

3.抗病毒治疗

（1）离子通道M2蛋白抑制剂 金刚烷胺和金刚乙胺抗流感病毒剂量为200mg/d，口服，共5天；老年人剂量应减半，即服用100mg/d。金刚乙胺或金刚烷胺对乙、丙型流感病毒无效，只对甲型流感病毒有效。

（2）神经氨酸酶抑制剂 扎那米韦、奥塞米韦等。扎那米韦需要用“Diskhaler”的专用吸入器，经口吸入，成人和12岁以上儿童，每次两吸，每吸约5mg（每次10mg），每天2次。奥塞米韦成人常用75mg，每天2次，连用5天。利巴韦林（利巴韦林）亦可用于人类甲、乙型流感病毒感染，给药方式是小颗粒气溶胶。

（3）其他抗病毒药物　干扰素α，鼻内给予大颗粒气溶胶。

4.继发性细菌感染的治疗　根据送检标本（如痰液）细菌培养和药敏试验结果，选择有效的抗菌药物。

二、中医病因病机

感冒、流感等病毒性上呼吸道感染，在中医学属“表证”和“外感热证”。病邪侵入人体，先从肺卫开始，风热之邪多从口鼻而入，风寒之邪则多从皮毛而入，故对其的认识素有“伤寒”和“温病”两种。

1.病因

（1）感受风邪　“风邪袭人，不论何处感受必内归于肺”（《杂病源流犀烛·感冒源流》），而风性轻扬，故“伤于风者，上先受之”，风邪侵袭人体，先入肺卫。

（2）外感疫疠之邪　“五疫之至，皆相染易，无问大小，病状相似”（《素问·刺法论》），“其时行者，是春时应暖而反寒，夏时应热而反冷，秋时应凉而反热，冬时应寒而反温，非其时而有其气，是以一岁之中，病无少长，多相似者，此则时行之气也”（《诸病源候论·伤寒病诸候》）。寒热异常，温凉失节，岁时不和是时行感冒的主要病因。

（3）体虚邪凑　“邪之所凑，其气必虚。”平素元气虚弱，表疏腠松，略有不慎，即感风邪；亦有饮食劳倦，伤及脾胃，致脾肺气虚，中虚卫弱，不能上输于肺，肺气虚则不能输精于皮毛，致表卫不固，腠理疏松，易感风邪而发病；亦有素体阳虚、阴虚，或病后、产后调摄不慎，阴血亏损，复感外邪而发病。

2.病机 外邪侵入，经肌表、口、鼻而首先犯肺。肺主气，属卫，司呼吸，开窍于鼻，外合皮毛。故病邪侵袭肺卫的主要病理变化，是使肺气失于宣降，卫气失于调节，由此而出现各种肺卫证候。若患者体质较强，外邪侵袭病位仅限于肺卫，尚易由表解散。但因感受邪气之不同和体质差异，临床上有不同的证候表现。如素体阳虚之人易感风寒，引起肺失宣降，皮毛闭塞；素体阴虚之人易感风热，引起肺失清肃，皮毛疏泄失度；素有痰湿之人，易夹湿邪侵入，或引动内湿为患。体虚及年老体弱之人，常不能鼓荡邪气外出，外邪由表入里，则病势加剧，或日久不已，可形成其他病变。

三、中医辨证论治

感冒初起，病势轻浅，表现出一系列表证表脉征象。由于时令季节有冷暖，而风有寒热、体有虚实、病有兼夹、症有轻重等不同，必须根据不同的病情进行辨证施治。

本病的病位若在上焦肺卫，应宣肺解表，使病邪从汗解，是其基本治则。证属风寒，当辛温解表；证属风热，宜辛凉解表；兼夹湿邪，宜疏风胜湿；正气不足，肺卫本虚，不能专事发表，当以扶正祛邪为主。对不同性质的证候，应分辨清楚。若证属风寒或夹湿邪，误用辛凉，反使表卫气机凝滞，不得汗解，延长病程；证属风热或夹燥气，误用辛温，反促其化火耗液，伤络动血；体虚之人，发表过度，必犯虚虚之戒。

1.风热袭表

【证候】发热，微恶风寒，汗出不畅，头痛，身痛，咽喉红肿疼痛，舌边尖红，苔薄微黄，脉浮数。

【治法】辛凉解表，宣肺透热。

【方药】银翘散加减。

金银花12g，连翘10g，竹叶6g，薄荷6g（后下），荆芥6g，牛蒡子6g，桔梗10g，芦根20g，板蓝根15g。

【加减】头痛较甚者，加桑叶、菊花各10g。咽喉红肿痛甚者，去荆芥，加马勃、玄参各10g。高热渴甚者，加葛根15g，黄芩10g，生石膏30g。

2.风寒袭表

【证候】发热，恶寒重，无汗，头痛，肢体疼痛，鼻塞喷嚏，舌苔薄白，脉浮或浮紧。

【治法】疏风散寒，解表透邪。

【方药】荆防败毒散加减。

荆芥、防风、柴胡、羌活、独活、桔梗、枳壳各10g，川芎6g，甘草3g，生姜3片。

【加减】体质较虚者，去荆芥、防风，加党参10g。口渴者，加黄芩10g，葛根15g。胸闷不舒、纳呆腹胀者，加半夏、陈皮、厚朴各10g，苍术6g。

3.暑湿困表

【证候】发热恶寒，无汗或汗出不畅，头痛，四肢困倦或酸痛，心烦口渴，胸闷脘痞，小便短赤，大便溏泄，舌苔薄黄微腻，脉濡数。

【治法】解暑化湿，疏表透邪。

金银花15g，香薷6g，藿香、连翘、扁豆、厚朴、青蒿各10g。

【加减】脘痞、不思饮食者，加荷叶、佩兰各10g。呕吐者，加半夏、竹茹各10g。肢体重痛热甚者，加木瓜10g，薏苡仁20g。

4.燥热袭表

【证候】发热，微恶风寒，头痛，无汗，咽干，鼻干而燥，或干咳少痰，舌红少津，脉略数。

【治法】解表润燥，清热肃肺。

【方药】桑杏汤加减。

桑叶、杏仁、浙贝母各10g，栀子6g，沙参15g，菊花10g。

【加减】咽干鼻燥甚者，加麦冬、天花粉各10g。鼻燥衄血者，加白茅根15g，侧柏叶10g。咳痰黄稠者，加瓜蒌皮6g，川贝母5g。

5.邪热壅肺

【证候】高热烦渴，汗出，咳嗽气急而喘，胸痛，痰黄难咳，舌红，苔黄少津，脉浮数。

【治法】清气泄热，宣肺止咳。

【方药】麻杏石甘汤合千金苇茎汤加减。

麻黄6g，杏仁10g，生石膏30g（先煎），鱼腥草15g，黄芩、浙贝母各10g，鲜芦根30g，桃仁6g，冬瓜仁20g。

【加减】高热、烦渴、汗多者，加知母10g，天花粉15g。痰中带血者，加茜草、大蓟、小蓟各10g。腹胀便秘者，加生大黄、芒硝各10g。

6.痰热阻肺，腑有热结

【证候】喘促不宁，痰涎壅盛，潮热便秘，苔黄腻或黄滑，脉滑数或实大。

【治法】宣肺化痰，泄热攻下。

【方药】宣白承气汤加味。

生石膏30g，生大黄、杏仁各10g，瓜蒌皮15g，黄芩10g，鱼腥草15g。

【加减】咳甚胸闷者，加浙贝母、郁金各10g。咳甚胸痛，咳腥臭脓痰者，加芦根、薏苡仁各30g，冬瓜仁20g，桃仁10g。

7.热毒内陷，气营同病

【证候】高热不退，烦躁不安，时有谵语，甚或昏迷，颈项强直，儿童多有抽搐，舌红绛，无苔或黄苔，脉细数。

【治法】清气凉营，泻火解毒。

【方药】白虎汤合清营汤加减。

生石膏30g（先煎），知母10g，金银花12g，连翘10g，水牛角60g（先煎），竹叶10g，黄连6g，丹参、玄参各10g，大青叶15g。

【加减】痰热盛而神志模糊，时有谵语者，加竹沥、石菖蒲、郁金各10g。四肢抽搐者，加羚羊角粉0.3g（分吞），钩藤15g。大便秘结者，加生大黄10g（后下）。

8.内闭外脱

【证候】热退，神昏，时见抽搐，喘渴欲脱，汗多气短，脉细无力，甚则面色苍白，四肢厥冷，汗出淋漓，舌红少津，脉微细欲绝。

【治法】益气养阴，敛肺固脱。

【方药】生脉散合参附汤加味。

人参、麦冬各10g，五味子6g，附片10g（先煎），黄芪20g。

【加减】呼吸急促者，加杏仁、金银花、连翘、瓜蒌各10g。喉间痰鸣者，加葶苈子、浙贝母、杏仁各10g。神昏者，加石菖蒲、郁金各10g。

四、临床举要

陈氏等用新加香薷饮加减治疗夏季流感61例，并与西药青霉素、病毒唑的59例进行对照。结果：治疗组显效48例，有效11例，无效2例，总有效率97%；对照组显效22例，有效17例，无效20例，总有效率66%。两组疗效有显著性差异（$P<0.005$）。

陈敏，罗绍昌.新加香薷饮加减治疗夏季流感61例[J].湖南中医杂志，1996，12（增刊）：40-41.

范氏等应用荆芥、防风银翘汤（治疗组）治疗冬季流感120例，对照组60例给予退热、解痛、抗病毒等西医对症治疗。结果：治疗组痊愈20例，显效61例，有效27例，无效12例，总有效率90.0%；对照组痊愈7例，显效21例，有效15例，无效17例，总有效率71.7%。两组疗效比较，$P<0.01$。

范秀华，刘波.荆芥、防风银翘汤治疗冬季流感120例仁[J].实用中医内科杂志，2003，17（3）：191.

曾氏等观察了银麻合剂治疗温热流行性感冒的退热效果和改善流感临床症状的疗效。治疗组用药后24小时、48小时和72小时平均体温的下降程度与对照组有显著性差异（P<0.05或P<0.01）；治疗后72小时体温恢复正常及平均痊愈天数，两组亦存在明显差异（P<0.05）。方药组成：金银花15g，麻黄10g，连翘15g，杏仁10g，桔梗10g，牛蒡子15g，薄荷12g（后下），蝉蜕15g，黄芩12g，生石膏80g（先煎），栀子15g，地骨皮15g，柴胡15g，甘草6g，大青叶20g。其余随症加减。

曾庆祥，胡德珍.银麻合剂治疗温热流行性感冒的退热效果观察[J].中国中西医结合急救杂志，2004，11（3）：176-177.

王氏等用针灸治疗学生流感120例，1个疗程，治愈97例，显效5例，有效18例，总有效率100%。治疗方法：针刺风池、合谷、列缺、曲池，左右同取，针用泻法；TDP照射大椎穴，每次30分钟，每天1次，3天为1个疗程。乏力加针足三里，行捻转补法；发热加大椎、商阳点刺放血；咽痛、扁桃体肿大，加少商点刺放血；两颞侧头痛，加太阳穴放血；眉棱骨痛、眼空痛，刺印堂放血；头空痛、全身骨节痛、恶寒，加灸风府，行温和灸之补法。

王勇.针灸治疗青少年流行性感冒[J].山东中医杂志，2004，23（12）：761.

朱氏用中药内服和复方毛冬青注射液做穴位注射，治疗儿童流行性感冒50例，总有效率92%。基本方：金银花、连翘各12g，大青叶15g，板蓝根30g，桔梗、玄参各10g，甘草3g。辨证论治：肺卫型：基本方加牛蒡子、荆芥各8g，薄荷3g（后下）。气分热盛型：基本方加生石膏、水牛角各30g，黄芩、知母各10g。热毒炽盛型：基本方加蒲公英、紫花地丁各12g，首剂加大黄（后下）、芒硝（冲服）各10g。肺热咳喘型：加苦杏仁、天竺黄各10g，芦根15g，炙麻黄5g，鱼腥草30g（后下），黄芩12g。穴位注射：取大椎、曲池（双）穴，用复方毛冬青注射液，每穴各注射0.5~1mL。首诊注射1次。

朱南方.中药加穴位注射治疗儿童流行性感冒50例[J].新中医，2000，32（1）：24.

五、医案精选

案一：感冒（风热型）

赵左，年二十余岁，身体素健。

因昨感受风寒，发热39.5℃，脊背时冷，头痛，身痛，四肢酸楚，胸闷，食欲不振，大便干，小便赤，拟用退热祛风法。

鲜苇根一两，鲜茅根五钱，桑叶二钱，桑枝八钱，蔓荆子（炒）钱半，白僵蚕（炒）钱半，薄荷梗钱半，山栀钱半，淡豆豉四钱，苦桔梗钱半，白杏仁二钱，薤白二钱，青连翘三钱，忍冬藤四钱，炒芥穗钱半，枳壳钱半。

二诊：服药后，热退，痛除。唯食欲仍未思进，头时晕沉。拟清内热，调胃肠法。

厚朴花、代代花各钱半，酒条芩二钱，赤茯苓三钱，赤芍药二钱，佩兰叶三钱，焦内金三钱，炒谷芽、炒麦芽各三钱，苦桔梗钱半，炒枳壳钱半，白杏仁二钱，薤白头二钱，青连翘三钱，天花粉二钱。

按语：本例患者年轻体健，感受风寒而有发热恶寒、头身疼痛之肺卫表证，故用疏风退热法解表祛邪。治感冒基础方以苇根、茅根、山栀、豆豉退热；芥穗、薄荷、桑叶、蔓荆子、白僵蚕祛风治头痛；桑枝治身痛及四肢酸楚；连翘、忍冬藤清热解毒通络；苦桔梗、炒枳壳、薤白、杏仁通调腑气。邪去而热退，痛除，但脾胃受损，余热未清，故头晕纳呆，拟芳香化浊法。芳香化浊法可开胃口，故用厚朴花、代代花、佩兰叶；消除积滞用焦内金及谷芽、麦芽；以条芩同赤茯苓、赤芍药、连翘、天花粉清其余热；桔梗、枳壳、杏仁、薤白通调胃肠。

祝谌予.祝选施今墨医案[M].北京：化学工业出版社，2010.

案二：感冒（肺热型）

韩某，男，74岁，1960年3月28日初诊。

昨晚发热，体温38.5℃，微咳，咽红，今晨体温37.9℃，小便黄，脉浮数，舌赤无苔，属风热感冒，治宜辛凉。

处方：桑叶6g，菊花6g，牛蒡子6g，连翘6g，桔梗4.5g，芦根15g，僵蚕6g，竹叶6g，生甘草3g，香豆豉9g，薄荷2.4g（后下），葱白3寸（后下）。

水煎2次，共取200mL，分早晚2次温服，连服2剂。

3月30日复诊：服药后热退，体温36.4℃，感冒基本已愈，治宜调和肺胃，兼化痰湿。

处方：瓜蒌壳6g，橘红6g，川贝母4.5g，前胡4.5g，云茯苓

9g，天冬9g，竹茹6g，枇杷叶9g，芦根12g。

水煎2次，共取160mL，兑蜂蜜30g，分早晚2次温服，连服2剂。

按语：肺为娇脏，清虚而处高位，选方宜清轻，不宜重浊，这就是治“上焦如羽，非轻不举”的道理。患者属风热感冒，故用桑菊饮合葱豉汤辛凉透表，宣化痰而愈。

中国中医研究院.蒲辅周医疗经验[M].北京：人民卫生出版社，2005.

六、简方治疗及其他疗法

（一）单方验方

1.大青叶、板蓝根各30g，贯众15g，水煎代茶饮。可预防和治疗流感。

2.贯众、紫苏、荆芥各10g，甘草3g，水煎顿服，连服3天。可预防和治疗冬春季的风寒流感。

3.蝉蚕解表汤：蝉蜕、僵蚕、板蓝根、连翘、桑叶各10g，薄荷9g，芦根15g。先将上药用水浸泡半小时，武火煎15分钟，每剂煎2次，将煎出的药液相混合。根据病情轻重，每日1～2剂，分2～4次温服。适用于风热型流感。

4.藿香、佩兰各5g，薄荷2g，煎汤代茶饮，可预防和治疗夏日暑湿型流感。

5.暑令感冒合剂：香薷6g，藿香、佩兰、厚朴各10g，炙枇杷叶12g，鸭跖草15g。每剂加水适量，浸泡半小时，武火煎10分钟，过滤取药液备用，每日1剂，分2次温服。适用于夏季暑热流行感冒。

6.蓝地汤：板蓝根50g，生地黄50g，寸冬20g，知母20g，桑叶20g，桔梗15g，蝉蜕15g。每日1剂，水煎2次，分2～3次温服，连服3天。适用于阴虚型流感。

7.鬼针草30～60g，水煎服，每日2次。

8.岗梅根30g，板蓝根30g，土牛膝15g，水煎服，每日2次。

9.食醋熏蒸法：每立方米空间用食醋8～10mL，加水一倍稀释后加热，每次熏蒸1～2小时，每日或隔日1次，连续3～6日。

10.鬼针草30g，岗梅根30g，板蓝根30g，煎水代茶饮。

（二）外治法

1.外感风寒

（1）葱白头、生姜各30g，食盐6g，白酒1盅。将前三味共捣烂呈糊状，入酒调匀，用纱布包紧，涂擦前后背、手足心及腘窝，涂擦一遍后，让患者安卧，一般30分钟后即有汗出。

（2）白芷3g，冰片0.6g，共研细末，过筛，贮瓶密封，用时取药粉适量，药棉裹之，塞入一侧鼻孔内，每侧鼻孔交替塞30分钟，每日3次，3日为1个疗程。

2.外感风热

（1）桑叶、菊花、薄荷各10g，连翘20g，生姜10g，桂枝6g，青葱1根。诸药打碎，分两份装入布袋，水煎20分钟，先取1袋熨颈、项、肩、背等处，稍冷则更换药袋，每次30～40分钟，每日2次，3日为1个疗程，同时也可用药汁熏洗各部位，以加强疗效。

（2）金银花4g，连翘4g，桔梗2.4g，牛蒡子2.4g，淡豆豉2g，甘草2g，竹叶1.6g。上药共研细末，过筛，取药粉适量，纱布包裹，敷神阙穴，包扎固定，每次贴药4～6小时，每日2次。

（三）针灸疗法

1.体针疗法

主穴：风池、大椎、曲池、合谷等。

配穴：外感风寒加风门、肺俞；外感风热加鱼际、外关；暑湿内困加支沟；气虚体质加气海、足三里；血虚体质加血海、三阴交；阳虚体质加百会、关元；阴虚体质加太溪。

2.耳针疗法 取肺、气管、内鼻、脾、三焦、耳尖等穴。局部消毒后，耳尖点刺出血，余穴每次选2～3个，双侧同时针刺，捻转泻法，留针10～20分钟。

3.电针疗法 取大椎、曲池、合谷、风池等穴。每次选取2穴，以毫针刺入，产生针感后，加电刺激，选取适当的波型和频率，以患者出现能耐受的麻胀感为度，每次通电10～20分钟。

4.刺络疗法 取尺泽、委中、少商、大椎、耳尖、耳垂等穴。大椎挑刺出血，并拔罐5～10分钟；尺泽、委中用三棱针点刺出血，令其血流自止；少商、耳尖、耳垂诸穴，点刺出血数滴即可。

5.皮肤针疗法 外感风寒，取脊柱两侧、肘窝、大小鱼际、鼻部；外感风热，取胸背部、风池、大椎、合谷、曲池。用皮肤针中度或重度刺激，每日2～3次。

6.头针疗法 取感觉区、胸腔区，平刺，每次捻转1～3分钟，留针15分钟。

（四）药膳

1.雪梨3个，洗净切片，与米共煮成粥食用。

2.大梨1个，蜂蜜10g。将梨挖一个洞，装入蜂蜜，放入碗内，上笼蒸熟，睡前吃。

3.鲜橘皮30g（干者15g），加水3杯，煎至2杯。煎好后加适量白糖，趁热喝1杯，半小时后加热再喝1杯。

4.大葱烧豆腐：大葱切成小段，煸炒后，加入香菇，与豆腐同煮，可加适量胡椒粉食用。

5.豆腐酸辣汤：豆腐丝、猪肉丝、黑木耳、金针菜同煮，打入蛋花，再加适量醋和胡椒粉即可。

6. 葱白豆豉汤：用葱白七八根，以刀背捣碎，加豆豉一撮煮汤饮。

七、预防措施

1.预防

（1）一般预防　在流行性感冒的流行期间，减少外出的同时也要减少不必要的集体活动。实在需要外出或需要接触人群，至少要戴上口罩。疾病流行期间，公共场所要加强通风和消毒。

（2）疫情监测　疑有本病流行时，医疗机构要及时上报疫情，采集急性期患者标本，进行病毒分离及抗原检测，快速诊断流感，及时隔离、治疗患者。

（3）疫苗预防　分为流感灭活疫苗和减毒活疫苗，对婴幼儿、老人、有慢性心肺肾等疾病及应用免疫抑制剂者，可选择接种疫苗。

（4）中医药预防　对于素体虚弱，容易反复感冒者，可服用黄芪口服液或玉屏风口服液，以增强卫外功能，防止感冒发作。在流感流行期间，服用板蓝根冲剂，或用野紫苏全株加生姜煎浓汤服，或用贯众、香薷煎服，或服薄荷姜糖饮等都能预防流感的发生。在流感的预防中，除了要加强疫情监测之外，对于年老体弱的易感人群采用中医药增强免疫力是减少肺炎型、中毒型流感严重后果的有效方法。

2.调护

（1）在发热恶寒期间，患者应该多卧床休息，并且多喝温水，注意鼻咽口腔的清洁，室内环境要注意保持较高的湿度。高热者，可以温水或乙醇擦浴，也可在头部或大血管处放置冰袋。

（2）饮食方面，应给予易消化、清淡、富含纤维素的食物，少食多餐，忌油腻。

（3）并发肺炎时，患者应卧床休息；保持低流量持续给氧；输液要注意速度和液体量；注意观察咳嗽、咳痰、呼吸、脉搏、心跳、血压、神志等生命体征的变化，以判断病情进退。

第二节　麻　疹

一、概述

麻疹（measles）是由麻疹病毒引起的一种急性呼吸道传染病，主要临床表现为发热、畏光、咳嗽、鼻塞流涕、眼结膜充血、口腔麻疹黏膜斑（又称科氏斑Koplik spot）及全身斑丘疹。

麻疹患者是唯一的传染源，主要通过呼吸道传播，从出疹前5日至出疹后5日内均有传染性，且传染性强。麻疹大多数是直接传染，间接传染即通过第三者作为媒介将病毒带给健康者少见，因为病毒离开人体后抵抗力很弱。未患过麻疹或未接种过麻疹疫苗者是易感人群。麻疹目前多为散发；一年四季均可发生，尤以冬末春初较多见；好发于儿童，尤以6个月～5岁的儿童为多见。病后可产生持久免疫力，大多可获得终身免疫。随着麻疹减毒活疫苗的普遍接种，麻疹的流行已得到控制，目前我国总发病率低于0.1‰。

典型麻疹的发病过程一般分为4期：潜伏期、前驱期、出疹期、恢复期。此外，还有非典型性麻疹。麻疹的诊断：①流行病学资料：本病以冬春季节多见，患者主要为6个月～5岁的儿童，成人也有偶发。发病前2周内有与麻疹患者接触史，过去未患过麻疹者应予注意。②临床资料：发热，畏光，咳嗽不爽，鼻塞流涕，眼结膜充血，口腔麻疹黏膜斑及全身斑丘疹；若患者浑身不适，有与流感类似的症状并伴高热，只有发现麻疹黏膜斑才能确诊为本病。③实验室资料：血常规检查见白细胞计数降低，淋巴细胞相对增多。若中性粒细胞增多提示继发细菌感染；病原学检查若从呼吸道分泌物中分离出麻疹病毒，可确诊本病。虽然目前麻疹的流行得到了控制，总发病率较低，但本病传染性极强，同时可引起多种并发症，其中肺炎是最常见的并发症，可发生于麻疹过程中的各个时期，是麻疹死亡的主要原因之一。因此，对麻疹患儿应做到早发现、早报告、早隔离、早治疗。

麻疹，中医学称“痧疹”，为麻毒所引起，属“温病”范畴。麻毒为阳毒、热毒，属疫疠之邪。中医学在麻疹的防治，尤其是治疗方面有很大贡献。宋代杰出的儿科医生钱乙所著的《小儿药证直诀》一书中，对麻疹的临床治疗作了精湛的叙述。略后于钱乙，董汲所著《小儿斑疹备急方论》及14世纪中期陈文中所著的《小儿痘疹方论》，对麻疹的皮疹及预后等提出了更精辟的见解。到金元时代，有关麻疹的著述更加丰富。麻疹黏膜斑（西医称科氏斑）为诊断麻疹的重要依据，我国古代医学家在这方面也有记载。14世纪元代的滑寿曾有类似麻疹黏膜斑的描述，明代学者方贤所撰《奇效良方》一书中曾引用《石壁经》“论疮疹歌”中有关麻疹黏膜斑的记载。考《石壁经》一书为13世纪以前的著作，说明远在科普利克之前，我国医学家早已发现麻疹特有的黏膜斑。在治疗方面，历代医药学家更是积累了丰富的经验。在辨证论治的基础上，通过无数实践经验，证明用清热、解毒、透疹、养阴等方法所取得的疗效，确非西医所能及。在预防方面，古代医学家也做出了许多杰出的贡献。古代的隔离、避疫等方法与近代并无原则上的差别，而且古人提出了紫河车、紫草根、雷击散等预防麻疹的方药。尤其可贵的是，清代医学家叶霖提出用种疹的方法以达到轻疹免疫的目的，对于后世应用减毒活疫苗做自动免疫，实具有启发性意义。

对一般无并发症的麻疹患儿，只需加强护理，注意眼、鼻、耳与口腔的清洁卫生，室内空气保持新鲜，并给予充分的液体和适当的营养。体温在39.5℃（肛门温度）以上者，可酌用小剂量退热药等对症治疗。在充分肯定西医治疗的基础上，应用中医中药，对于预防疾病的发生、控制症状、缩短病程、提高疗效、减少后遗症的发生和降低死亡率等都有较大的优势。

二、中医病因病机

1.病因 古代医家对麻疹病因的认识历来有三种论点：①宋代以钱乙为代表的医家提出内禀胎毒、外感时邪是麻疹的病因。②方贤在《奇效良方》中认为“疮疹为内实而生，热毒由儿在母胎所致，非内虚而感外寒之比”，提出纯内因学说，即内蕴胎毒而发。③吕坤在《麻疹拾遗》中则提出“麻疹之发，多系天行疫气相染”，且“麻非胎毒，皆带时行，气候暄热传染而成”，明确提出了纯外因论，即麻疹系外感麻毒而发。麻毒系阳邪，其性热，感人发病由里向外透发，即麻毒由表入里，自卫气至营，而后发于阳归于阴。

2.病机 本病是由麻毒时邪引起，主要侵犯肺脾。在病变过程中，麻疹得以外透为顺证，麻疹透发不畅为逆证。毒邪犯肺，早期邪郁肺卫，宣发失司，临床表现为发热、咳嗽、喷嚏、流涕等，类似伤风感冒，此为前驱期。脾开窍于口，麻毒时邪蕴结于脾，上熏于口，故在前驱期可见口腔黏膜有粟状疹点，即麻疹黏膜斑。麻毒入于气分，与气血相搏，正邪交争，正气祛邪外出，麻毒由里达表，皮疹透发于全身，并达于四末，疹点出齐，此为出疹期。疹透之后，毒随疹泄，疹渐消退，热去津伤，肺胃阴伤，进入恢复期。这是麻疹顺证的病机演变规律。若正虚、邪重或失治、误治，可致麻毒郁闭，均可导致麻疹透发不顺，形成逆证。如麻毒内陷于肺，痰热壅盛，肺气闭郁，上逆而为喘咳，则形成邪毒闭肺证。麻毒循经上攻咽喉，疫毒壅阻，咽喉不利，则咽肿灼痛，气憋声嘶，形成邪毒攻喉证。若麻毒内陷营血，闭阻心包，引动肝风，则神昏抽搐，形成邪陷心肝证。少数患儿血分毒热炽盛，皮肤出现紫红色斑丘疹，融合成片，若正不胜邪，正气外脱，可出现内闭外脱之险症。此外，麻毒移于大肠，可引起协热下利；毒结阳明，可出现口疮、牙疳；迫血妄行，可导致鼻衄、吐血、便血等。

三、中医辨证论治

本病是由麻疹病毒从口鼻传入，侵袭肺胃二经，亦常累及其他脏腑。因肺受邪，清肃失司，首先出现发热、鼻塞、流涕、咳嗽，继而全身出红疹，病毒之邪，随疹外泄，所以麻疹以外透为顺、内传为逆。如体质较好、年龄较大、邪毒较轻者，邪易外出，麻毒则可顺利外达，此为顺证。如邪毒旺盛，或体质虚弱的幼小儿童，或因透疹时护理不当，邪毒不能及时外达，而致邪毒内陷，此为逆证。如邪毒闭肺，肺气闭郁，则出现咳喘气急的肺炎喘嗽。咽喉为肺之门户，如肺热上冲，毒热蕴于咽喉，可致喉痹失音；如肺热移于大肠，泻下黄赤焦臭，可发生泻痢；如热灼肺胃，胃内火盛，循经上炎而致口舌生疮；如热传心肝，可见神昏、狂躁、抽风等症。此外，如邪毒深入营血，则见皮肤发斑、吐血、衄血。若年龄幼小、体质弱，正虚不能抗邪外出，可见面色苍白、肢体神倦、舌淡、脉细数等心阳不足证候，此属正不胜邪、内闭外脱的危象。本病以实证为主，根据斑疹透发情况可分为顺证和逆证两大类，逆证又分为麻毒闭肺、麻毒攻喉、麻毒下痢、肝风内动、心阳虚衰等类型。

麻疹的辨证主要观察其在发病过程中病情的顺逆。顺证是指发疹时期按正常程序透发，症状轻，预后好。逆证是指不按发病过程，在病程中出现复杂而危重的各种证候。

（一）顺证

1.疹前期

【证候】从开始发热至疹点出现，一般为3～5天。初起发热，咳嗽，鼻塞，流涕，打喷嚏，眼泪汪汪，或见面浮，目赤，口颊有麻疹黏膜斑，大便溏泄，舌苔薄白或淡黄，脉浮数。此期系麻疹初起，邪毒在表。

【治法】辛凉透疹，清宣肺卫。

【方药】宣毒发表汤加减。

金银花、连翘、牛蒡子、竹叶各10g，蝉蜕、薄荷各6g，葛根10g，荆芥6g，赤芍6g，芦根20g。

【加减】若咽痛，加山豆根、射干各10g；热甚惊悸，加僵蚕10g；发热汗少，加浮萍、薄荷各10g。

2.出疹期

【证候】一般从见点至布齐为时约3天。此时临床症状加重，壮热，烦渴，咳嗽加剧，唇干口渴，尿短赤，舌苔黄腻，质红，甚或苔干无津，脉数大，耳后、面额、项背等处可见鲜红或暗红色疹点，在2～3天内由上而下遍及全身，邪将外出。此期毒热证候较为明显。

【治法】清解热毒，佐以透发。

【方药】清解透表汤加减。

西河柳、桑叶、菊花、金银花、连翘、牛蒡子各10g，蝉蜕10g，升麻6g，葛根10g，紫草10g。

【加减】若疹出不透，可加山栀10g，生地黄15g，生石膏30g。

3.退疹期

【证候】一般从疹点布齐到回没为3天左右。患儿如无合并症，在疹出3天后即开始回退，发热逐渐下降，症状亦有所改善，4～5天后，皮肤上有糠状脱屑，并留有棕色瘢痕，1～2周后消失，舌红苔少，脉细无力。此期以肺胃阴伤为多见。

【治法】益气养阴，兼清余热。

【方药】方取沙参麦冬汤加减。

沙参12g，麦冬、生扁豆、桑叶、花粉、地骨皮各6～9g，太子参15g，青蒿9g，芦根1尺。

【加减】若五心烦热，加生地黄、知母各10g。气虚乏力，加黄芪、党参各10g。

（二）逆证

1.麻毒闭肺（麻疹合并肺炎、麻后喘）

【证候】壮热持续，疹出不透，咳嗽气促，痰鸣喘息，面灰紫，苔黄腻，指纹紫滞，脉细数。

【治法】宣肺开闭，清热解毒。

【方药】麻杏石甘汤加味。

麻黄、杏仁各6g，生石膏30g，生甘草5g，金银花、连翘各15g，桔梗、前胡各6g，西河柳10g，浮萍6g，苏子10g，地龙6g，桑枝10g。

2.麻毒攻喉

【证候】咽喉肿痛，声音嘶哑，状如犬吠，甚则呼吸困难，喘鸣肩息，面色青灰，舌红苔黄，脉细数。

【治法】清凉宣肺，涤痰利咽。

【方药】葶苈大枣泻肺汤加减。

葶苈子15g，瓜蒌30g，麻黄6g，杏仁10g，生石膏30g，生甘草6g，玄参15g，土牛膝15g，射干10g，山豆根10g。

3.麻毒下痢（麻后痢）

【证候】下痢赤白脓血并见里急后重，伴发热，舌红，苔黄厚腻，脉滑数。

【治法】清热解毒，利湿导滞。

【方药】葛根芩连汤加减。

葛根、黄芩、秦皮各10g，黄连6g，白头翁15g，西河柳12g，生甘草15g。

4.肝风内动

【证候】疹色紫暗，皮疹簇集成片，壮热烦躁，神昏惊厥，呕吐，颈项强直，牙关紧闭，舌质红绛起刺，苔黄，脉细。

【治法】清热解毒，息风定惊。

【方药】羚角钩藤汤合安宫牛黄丸加减。

水牛角15g，石决明30g，钩藤15g，桑叶、菊花、牡丹皮、茯神各10g，生地黄15g，赤芍、贝母、竹茹各10g。安宫牛黄丸1粒，药汁化服。

5.心阳虚衰

【证候】体温下降，冷汗淋漓，面色苍白，四肢厥冷，舌淡苔少，脉微欲绝。

【治法】回阳救逆。

【方药】参附龙骨牡蛎汤加味。

人参6g，附子10g，干姜3g，肉桂1.5g，龙骨、牡蛎各30g，白术、茯苓各12g，五味子10g，枣皮15g。

【加减】口腔黏膜溃疡或齿龈肿痛出血者，为毒热未清上炎所致，宜用生地黄、玄参各15g，生甘草6g，黄连3g，芦根30g，大青叶30g，外用青黛散或绿袍散或锡类散吹搽患处。若毒热炽盛上攻，齿龈发黑，气味恶臭，溃烂，面颊穿孔，称“麻后走马牙疳”，为凶险危候。此时宜用大量清热解毒之剂，方取黄连解毒汤加味，玄参30g，生地黄30g，大黄10g，川黄连6g，生石膏30g，知母10g，黄柏10g，金银花15g，大青叶30g。外用砒枣散（信枣丹）搽患处。

四、临床举要

方氏将128例麻疹合并肺炎患者随机分为两组，常规治疗组予抗生素、阿昔洛韦抗病毒及对症支持治疗，中医辨证治疗组根据患者临床症状、舌脉表现及病程予柴葛解肌汤、麻杏石甘汤、沙参麦冬汤治疗。中医辨证治疗组发热消退时间、眼部症状消退时间、肺部特征消退时间及总病程均短于常规治疗组，且有显著性差异（P<0.05）。

方万红.中医辨证治疗小儿肺炎合并麻疹临床观察[J].光明中医，2012（5）：914-915.

柏氏将92例麻疹合并肺炎患儿随机分成两组，对照组采用西医常规治疗，治疗组在此基础上用麻杏石甘汤加味，并用中药鲜芫荽120g、浮萍30g、艾叶30g加水煎汤，待水温下降后外擦全身。结果治疗组疗效明显优于对照组，两组总有效率有显著性差异（P<0.05）。

柏松林.中西医结合治疗小儿麻疹并肺炎46例临床观察[J].中国实用医药，2010（25）：190-191.

蔡氏等将128例麻疹合并肺炎患者随机分为治疗组和对照组各64例。在西医常规治疗基础上，治疗组加用热毒宁，对照组加用利巴韦林。通过退热时间、咳嗽和咳痰缓解时间、肺罗音消失时间、X线阴影消失时间、白细胞复常时间、皮疹完全结痂时间及住院时间来评价临床疗效，治疗组有效率为96.88%，高于对照组的84.38%；退热时间、咳嗽和咳痰缓解时间及住院时间等观察指标均短于对照组，差异有统计学意义（P<0.05）。

蔡静月，杨婉霞，苏景文，等.热毒宁治疗小儿麻疹合并肺炎的疗效及安全性观察[J].临床合理用药杂志，2012（14）：19-20.

马氏将68例麻疹并发肺炎患儿随机分为两组，对照组予常规综合治疗加抗生素，观察组予常规综合治疗加痰热清注射液。结果治疗组的总有效率、咳嗽消失时间和喘息消失时间均优于对照组。

马维波.痰热清注射液辅助治疗小儿支气管肺炎的疗效及药理学分析[J].中国医药指南，2013（31）：202-203.

唐氏用清开灵注射液加氨苄西林治疗18例麻疹患者。其中治愈11例，占61%；显效5例，占28%；无效2例，占11%。总有效率89%。清开灵有清营凉血功效，加用抗生素可迅速控制毒血症状。诸药合用，使疹透肺宣、热清毒解，疾病可愈。

唐军莉.中医辨治成人麻疹并发肺炎18例[J].现代中西医结合杂志，2011（33）：4252.

陈氏等采用单纯喜炎平注射液治疗小儿麻疹并肺部感染82例，与常规抗病毒基础上加用抗生素治疗小儿麻疹并肺部感染78例进行比较。结果发现，两组患者经治疗后效果相似，差异无显著性，故认为喜炎平注射液可替代常规抗病毒基础上加用抗生素治疗小儿麻疹并肺部感染，且不良反应少。

陈巧彬，廖金玉.喜炎平治疗小儿麻疹并肺部感染82例报告[J].实用医技杂志，2008（32）：4604-4605.

马氏将120例麻疹合并肺炎患儿随机分成治疗组和对照组，每组各60例，均予止咳、化痰、平喘及对症支持治疗。治疗组在此基础上加用炎琥宁注射液，对照组加用利巴韦林。结果治疗组总有效率为93%，对照组总有效率为60%。

马晓红.炎琥宁注射液治疗儿童麻疹并肺炎60例疗效观察[J].现代医药卫生，2009（12）：1821.

孙氏将108例患儿随机分为治疗组和对照组，每组各54例，均给予一般对症支持治疗。治疗组加用炎琥宁注射液，对照组加用利巴韦林，并适时采用青霉素类或头孢类抗生素进行抗感染治疗，定时行胸片和血常规等相关检查。结果显示，治疗组总有效率为80%，对照组总有效率为70.4%，治疗组疗效显著优于对照组。

孙惠棉.炎琥宁注射液治疗54例小儿麻疹的临床疗效观察[J].中国医药指南，2013（13）：664-665.

五、医案精选

案一：麻疹（疹前期）

吴某，男，2.5岁，初诊日期：1960年6月10日。

身热数日不解，腋下体温39.3℃，咳嗽鼻涕，俨如感冒，目赤羞明，眼泪汪汪，大便溏泄，腹中隐痛，小便黄浑，呼吸气粗，面色红润，苔白质赤，脉来浮数，口颊之旁有科氏斑，耳尖稍微有凉感。

外感时令温热之邪，郁于肺卫，肺主皮毛，温邪外越，将发麻疹之兆。治当辛凉透疹，宗葛根解肌汤加减。

葛根5g，连翘6g，荆芥5g，防风5g，薄荷3g（后下），牛蒡子5g（研），桔梗3g，赤芍5g，细木通5g，蝉蜕3g。另：五粒回春丹2瓶，早晚各半瓶。

二诊：昨进辛凉透疹之品，身热略降，腋下体温38℃，旋又上升，腋下体温39℃以上，头面肌肤疹点隐隐，色红稠密，颗粒较粗，目仍红赤羞明，咳嗽频频，鼻流清涕，大便仍然溏泄，苔白质赤，脉象浮数。疹点虽具外透之机，但来势颇重，良由温邪郁蒸肺胃，清肃失司，治当清透，而免隐伏生变。

葛根5g，连翘6g，赤苓10g，荆芥5g，西河柳15g，牛蒡子5g（研），赤芍5g，桑叶5g，蝉蜕2g，芦根30g。另：五粒回春丹2瓶，早晚各半瓶。

三诊：昨进清透化毒之剂，身热得汗趋降，腋下体温38℃，邪有外达之机，疹点密布，已至足心，昨晚睡眠良好，无哭闹烦扰不安之状，唯仍咳呛频作，苔光红赤，便泄略稀，脉仍滑数。疹毒虽然外透，肺胃郁热尚盛，治当清解，佐以养阴，尚希慎调，免生枝节。

金银花6g，连翘3g，生石膏25g（先煎），生地黄10g，薄荷3g（后下），黄芩5g，知母、贝母各5g，紫草根5g，杏仁、薏苡仁各10g，炙枇杷叶5g。

四诊：疹透已回，身热亦解，尚有咳嗽，苔光质红，脉象微数，口干欲饮，小便短黄。良由肺胃余邪未尽，治当清肃，佐以养阴，为善后处理。

桑白皮5g，地骨皮5g，南沙参5g，杏仁、薏苡仁各10g，胖大海5g，炙枇杷叶5g，麦冬5g，生地黄10g，钗石斛10g，生稻芽10g。另：梨膏2瓶，早晚各1匙，开水调服。

按语：麻疹俗名“痧子”，浙人称做“瘖子”，皖粤又名“麻子”，北方呼为“疹子”，此外还有“糠疮”“麦疮”“赤疮”“肤疹”等名称，为小儿最常见的急性出疹传染病，是儿科四大要证之一。多流行于冬春季节，年龄在6个月以上、7岁以下，发病率为最高。本病的发病原因，主要由于感受时气传染而成，其病在于肺经。在发病的过程中，疹毒以外透为顺、内传为逆。凡体质较好、年龄较大、邪毒较轻者，则多顺利外达。如邪毒旺盛、体质较弱，或护理不当，往往邪毒不能外达而内闭。其毒闭于肺经，可致肺炎喘嗽；若毒邪化火，内迫心肝，可以出现神昏、惊厥；如正气不足，则可见面色苍白、四肢清冷、大便泄利等内闭外脱之症；如毒入营血，每见皮肤、口鼻或大小便出血等症状。临床上一般按其透发程序，分为初热、见形、回没三期。至于治疗的规律，大多初期运用宣透，疹透运用清解，疹回运用养阴。如有其他合并病，可以随证施治，灵活加以处理。此案甚为典型，基本上已经反映了各期的治疗法则，可供临床时参考。

王昌艳，陈继寅.刘弼臣中医儿科医案百例[M].北京：中国中医药出版社，2013.

案二：麻疹（肺胃郁热型）

患者倪某，女，11个月，2005年9月21日就诊。

发热伴头面、躯干、四肢皮疹5天。5天前无明显诱因出现发热，最高体温39℃，伴喷嚏，咳嗽，目赤，泪水汪汪，喜依偎母怀。两天前，耳后发际出现疹点，渐及耳前、面颊、前额、躯干及四肢，布及全身。皮疹初为淡红色斑丘疹，稀疏分明，疹间皮肤正常，纳差，大便干结，小便短赤，舌质绛红，苔黄腻，指纹紫于气关。体格检查：神差，咽部充血，双肺呼吸音粗，未闻及干湿罗音，心率120次/分，心脏各瓣膜听诊区未闻及病理性杂音。近期有麻疹患儿接触史。辅助检查：血常规：白细胞计数4.5×10^9/L，中性粒细胞比例70%，淋巴细胞比例52%。

辨证：肺胃郁热。

治法：疏风透表，清热解毒。

处方：清解透表汤（验方）加味。

升麻6g，柴胡6g，薄荷10g，蝉蜕6g，牛蒡子10g，金银花10g，连翘12g，白僵蚕8g，蚤休8g，鱼腥草10g，大青叶8g，板蓝根10g，白花蛇舌草10g。2剂，水煎服，日1剂，每日3次。

二诊：服药1剂后，出现呕吐，大便黏液样，发热退，全身疹子逐渐消失，上方去升麻、柴胡、薄荷、蝉蜕、牛蒡子，加竹叶8g，石膏15g，生地黄12g，麦冬10g，牡丹皮10g，玄参10g。继服3剂，后未再发热，皮肤脱屑，遗留褐色色素沉着。1个月后随访，色素尽褪，肤色如常。

按语：该案患儿邪毒已入里，辟积于肺胃，当遵《医宗金鉴·痘疹心法要诀》：凡麻疹出，贵透彻，宜先用表发，使毒尽达于肌表。若过用寒凉，冰伏毒热，则必不能出透，多致毒气内攻，喘闷而毙。至若已出透者，又当用清利之品，使内无余热，以免疹后诸证。且麻疹属阳热，甚则阴分受伤，血为所耗，故没后须以养血为主，可保完全。所以在治疗时应注意透、清、补三法的应用。该病案为小儿感受麻毒时邪引起的急性肺系疾病，极具传染性。该小儿正处于出疹期，因证施治，治则上疏风透发于表、清热解毒于里，拟清解透表汤加减，一剂中证而病几愈。同时临证时应警惕麻毒闭肺、邪陷心肝之逆证，若发现应及时救治，避免贻误救治时机。

田理，王飞.跟师学临床——中医临床医案解析[M].北京：中国中医药出版社，2013.

六、简方治疗及其他疗法

（一）单方验方

1.南公藤10cm，切碎，用水浓煎，分2次服。上下午各服1次，连服3天为1个疗程，停服5天，再服1个疗程，共服3个疗程。用于麻疹不透。

2.干山楂肉15g，研成细末，每次冲服1～5g，每日2～3次。用于麻疹欲出不畅，全身干热，体温39℃～40℃，咳嗽，气短。

3.鲜芫荽30g，白糖10g，加水煎汤，频频饮下，并以芫荽搓身。主治麻疹不透或透疹不畅，高热不退。

4.芫荽15g，薄荷10g，水煎服。适用于出疹期疹透不足者。

5.鲜芫荽15g，胡萝卜、生荸荠、甘蔗各100g，水煎汁频饮。适用于出疹期疹透不足者。

6.豆腐鲫鱼汤：豆腐250g，鲫鱼2条，放砂锅内同煮汤服食，每天1次，连服2～3天。适用于出疹期。

7.荸荠、芦根各20g，加水煎10分钟，徐徐饮下，每日1～2剂。主治麻疹始出，身热，流泪。

8.白萝卜汤：白萝卜适量，煎水加入白糖30g，每天3次，连服3～5天。适用于出疹期。

9.桑菊银翘散：具有辛凉解表、清热解毒之功。治疗麻疹前期，病邪在表。1～3岁每次服2g，3～6岁每次服3g，6岁以上每次服5g，每日2次。

10.腊鸭头粥：腊鸭头60g，雪梨30g，粳米50g，同煮粥，调味服食，早、晚食用，连服5～6天。适用于退疹期。

（二）外治法

1.芫荽子（或新鲜茎叶）适量，加鲜葱、米酒同煎取汁，乘热熏蒸，然后擦洗全身，再覆被取汗。用于麻疹透发不畅者。

2.麻黄、芫荽、浮萍各15g，黄酒60mL，加水适量煮沸，让水蒸气满布室内，再用热毛巾蘸药液敷头面、胸背。也可用西河柳30g，荆芥穗、樱桃叶各15g，煎汤熏洗。两方均用于麻疹透发不畅者。

3.芫荽30～60g，或西河柳或紫背浮萍30～60g，水煎汁，用毛巾浸药汁，轻擦手足或全身。适用于出疹期疹透不足者。

4.麻疹敷脐方：黑丑、白丑各60g，白矾15g，面粉、米醋各适量。将黑、白丑和白矾分别研碎为细末，加入面粉调匀，再掺入适量米醋，调成糊状。取药糊适量分别敷于患儿肚脐和两足心处，用纱布包扎固定，每日换药1次，连敷2～5日，至疹出透彻。治疗小儿麻疹，疹出不透，患儿发热气促。

（三）按摩疗法

1.先推攒竹100次，分推坎宫50次，推太阳50次；继推风门2分钟，推天柱300次，拿风池10次，揉按肺俞1分钟；然后推肺经400次，清脾经500次，清胃经300次，揉外劳宫1分钟，推三关300次，清天河水300次。用于麻疹前驱期。

2.先推攒竹、坎宫、太阳各50次，继按揉肺俞1分钟，推脊柱500次，最后清脾经、胃经、肝经、肺经各300次，掐揉小天心1分钟，揉一窝风2分钟，掐揉二扇门1分钟，清天河水400次。用于麻疹出疹期。

（四）针灸疗法

1.取曲池、合谷、大椎、外关穴，针用泻法，强刺激，不留针，或点刺十宣、少商、太冲，用于麻疹高热抽搐者。

2.高热者，可针刺放血，或针刺曲池、合谷、大椎等穴，强刺激。抽搐者，可针刺水沟、涌泉、合谷、丰隆、神门、十宣等穴，强刺激。

七、预防措施

古今医家用以预防麻疹的方法有很多，中医中药预防措施主要包括外用和内服两种。有些地区尚有针灸及推拿方法等。

1.外用药预防

（1）涂鼻法——加减雷击散：中医学认为，瘟邪以口鼻为侵入之要道，故用雷击散涂鼻消毒辟秽，以防守传染要道。

（2）佩戴法（七香袋）及辟秽法（避瘟香）均为我国古代预防疾病方法之一，民间应用较为广泛。中医学认为，芳香为天地之正气，疫疠为天地之邪气，正能祛邪，这与目前空气消毒之意义相仿。

（3）贴敷法——阿魏贴脐：以阿魏0.2～0.4g置于铜板大小的膏药中心（即普通黑膏药），对准小儿脐孔处紧密贴上，每10日换1次。

（4）洗浴法——川楝子洗身法：用川楝子12枚，先将药捣破，加水煎沸，趁温洗浴。

（5）搓擦法：黄连1份，甘草1份，鸡蛋白1个。前两药用水煎去渣，与鸡蛋白和匀，用手蘸药轻擦患儿胸部前后，以出现红点为度。

2.内服药预防 紫草30g，甘草3g。水煎服，每日1次，连服7日。

3.预防接种 未患过麻疹的小儿均应接种麻疹减毒活疫苗，对象为8个月以下的易感儿童，接种12日可产生抗体，阳性率可达95%～98%，2～6个月后逐渐下降；4～6年后部分儿童已完全测不到抗体，故需复种。易感儿童接触麻疹患者5日内注射丙种球蛋白，可防止发病。

4.其他 加强锻炼，注意个人及环境卫生，卧室保持空气流通，不挑剔食物，多喝开水。麻疹流行期间尽量少带孩子去公共场所（尤其是医院），少串门，以减少感染和传播机会。

第三节 风 疹

一、概述

风疹是由风疹病毒感染引起的一种较轻的发疹性急性传染病，临床以发热、咳嗽、出疹，以及耳后、枕部淋巴结肿大为特点。孕妇在妊娠早期感染风疹病毒，可引起胎儿感染，造成发育迟缓和胎儿畸形等严重后果。风疹传染源为患者，在患者鼻咽部分泌物中含大量病毒，出疹前后传染性最强，经空气飞沫传播，多感染幼龄儿童，但在学校、军营等易感人群较集中、环境拥挤的场所，可出现爆发流行，病后有较持久的免疫力。由于本病临床症状轻微，多数患者呈现隐性感染，无皮疹及临床症状，故常低估本病的实际流行情况。血清流行病学调查显示人群感染率很高。我国曾对20个省（直辖市）育龄妇女进行调查，风疹抗体阳性率高达90%以上。考虑到风疹主要的危害是感染孕妇后累及胎儿，造成严重后果，因而必须加强对风疹流行的控制。风疹曾在世界上出现过多次大流行，自广泛使用风疹疫苗后，流行已很少见。

风疹临床上可分为获得性风疹和先天性风疹综合征，前者较为常见。获得性风疹由后天感染风疹病毒引起，先天性风疹综合征由母亲妊娠早期感染风疹病毒，经胎盘传至胎儿，表现为永久性器官畸形和组织损伤，病情较重。典型风疹患者的诊断，主要依据病因、临床表现和相关检查。①流行病学资料：既往未患过风疹，在发病的2～3周内与确诊的风疹患者有明确接触史。②临床资料：发热，一般为低热或中度发热，全身皮肤在起病1～2天内出现淡红色充血性斑丘疹，耳后、枕后、颈部淋巴结肿大，或结膜炎或伴有关节痛（关节炎）。③实验室资料：咽拭子或尿液标本分离到风疹病毒，或检测到风疹病毒核酸；血清风疹IgM抗体阳性（1个月内未接种过风疹减毒活疫苗）；恢复期血清风疹IgG抗体或风疹血凝抑制抗体滴度较急性期升高≥4倍，或急性期抗体阴性而恢复期抗体阳转。

《医门补要·风疹》指出："小儿乃脆嫩弱质，淫风疠气，每能侵犯而发风疹，壮热咳嗽，鼻塞作呕，眼如含泪，烦躁易啼，身现似针尖红点，此名风疹。"对风疹的病因、临床表现作了较为细致的记载，已经认识到风疹是一种由外感邪气而致的传染性疾病。《三因极一病证方论》说："世医论瘾疹，无不谓是皮肤间风，然既分冷热，冷热即寒暑之证。又有因浴出凑风冷而得之者，岂非湿也，则知四气备矣。《经》云：诸痛痒疮，皆属于心。心实热则痛，虚寒则痒。又阳明主肌肉，属胃与大肠，亦有冷热分痛痒，不可不审。世人呼白者为婆膜，赤者为血风，名义混淆，当以理晓。内则察其脏腑虚实，外则分其寒暑风湿，随证调之，无不愈。”对本病的病因及辨证分型进行了详细论述。《痧麻明辨·痧附候》云：“风痧……皆缘感受风热而发，药宜清凉解表，更当审天时寒暑而施之，自无误矣。”此亦论述了本病的病因所在。

风疹无特殊的治疗方法，西医主要是一般性的对症治疗和积极防治并发症。中医治疗主要以疏风清热、凉血解毒为主，疗效满意，预后较佳，可缩短病程，减少并发症的发生。如今自动免疫广泛开展，疫苗接种有很好的预防效果，其发病率也大大降低。

二、中医病因病机

1.病因 风疹多发于冬春季节，因春季风木当令，气候温暖多风，阳气升发，容易形成风热病邪；冬季虽为寒气当令，若气候反常，应寒反暖，或冬初气暖多风，亦可形成风热病邪。此时，若患者素禀不足，正气虚弱，卫外不固或起居不慎，寒温失调，即可致风热蕴毒为病。

2.病机 风热病邪属阳邪，其性升散、疏泄，多从口鼻而入。因肺主气属卫，主一身之表，外合皮毛，肺又开窍于鼻，其位居高，故风热毒邪从口鼻而入，多先犯肺卫，见发热、恶风、咳嗽流涕等肺卫表证，疹色浅红，分布均匀，如感邪不重，及时治疗，可早期治愈。若肺卫之邪不解，可顺传入气分，热壅于肺，肺热炽盛伤及肺络，内迫营血而外发肌肤，可见高热口渴，疹色鲜红或紫暗、融合成片等。时邪内传由肺及脾，酿生痰浊，热毒流注于经络，则见耳后、枕部淋巴结肿大疼痛。清代医家陆子贤认为“疹出太阴”“疹为太阴风热”，即明确了本病的病变重心在肺。病之后期，因风热毒邪易于伤及肺胃阴津，热退，皮疹消退，但肺胃阴伤较重。本病一般多在卫气阶段治愈，极少内陷营血，出现危重之候。但因其能引起传染流行，尤其是可并发多种病证且病情复杂多变，故亦应及时治疗，避免引发他病。

三、中医辨证论治

风疹主要由于外感风热时邪，由口鼻而入，风热与气血相搏，发于皮肤所致。因邪毒较轻，一般只伤及肺卫，可见发热、咳嗽、流涕等症。肺主皮毛，邪从外泄，所以疹点透发后，即热退而解。若护理得当，则可不药而愈。有少数病例，因邪毒炽盛，可出现高热、口渴等气营证候。本病治疗以疏风清热、解毒为主。

1.风热型

【证候】发热恶风，流清涕，咳嗽，目赤，喷嚏，咽痛，神倦纳差，发起于头面，继而于躯干、四肢出现斑丘疹，疹色淡红，分布较稀疏，有瘙痒感，耳后及枕部可见淋巴结肿大，舌苔薄白或薄黄，脉浮数。小儿指纹紫，现于风关。

【治法】疏风清热，宣肺透表。

【方药】银翘散加减。

金银花10g，连翘10g，薄荷8g（后下），牛蒡子10g，蝉蜕6g，板蓝根15g，竹叶6g，甘草6g。

【加减】咳嗽较甚者，加前胡、杏仁；发热者，加栀子、黄芩；呕吐者，加半夏、枳壳、竹茹；夹食积者，加山楂、鸡内金。

2.热毒型

【证候】高热，口渴，心烦，儿童则哭闹不安，目赤唇红，疹色鲜红或暗红，疹点分布密集或融合成片，瘙痒较甚，伴耳后淋巴结肿大，纳差或伴胸腹闷胀，大便干结，小便短赤，舌质红，苔黄或黄厚腻，脉浮数。小儿指纹紫，在风关或上达气关。

【治法】清热凉血解毒。

【方药】透疹凉解汤加减。

金银花10g，连翘10g，桑叶10g，菊花10g，赤芍10g，生地黄10g，牡丹皮10g，紫草10g，生石膏12g，牛蒡子10g，薄荷8g（后下），蝉蜕8g。

【加减】口渴者，加天花粉、玉竹；纳呆食少者，加神曲、山楂、鸡内金；胸腹闷胀者，加厚朴、枳壳；大便干结者，加大黄。

四、临床举要

方氏根据临床表现，将本病分为风热型和热毒型进行辨证论治：风热型治以疏风清热解毒，用荆防翘花饮（自拟方）。方中荆芥、防风祛风止痒，宣散透疹，善治风疹瘙痒，为君。金银花、连翘清热解毒，为臣。牛蒡、升麻、蒺藜、桑叶、蝉蜕疏散风热，解毒透疹，退赤止痒，为佐。甘草调和诸药，为使。诸药合用，共收疏风清热、解毒透疹、止痒之功。热毒型治以清热凉血解毒，用犀角地黄汤（《千金要方》）合银花解毒汤（《疡科心得集》）加减。方中以金银花、连翘、蒲公英清热解毒，生地黄、赤芍、牡丹皮、地丁凉血解毒散瘀，蝉蜕解毒透疹，甘草调和诸药，共奏清热凉血解毒、散瘀透疹之效。结果138例全部治愈，疗程极短。其中2天治愈16例，占11.6%；3天治愈83例，占60.1%；4天治愈34例，占24.6%；5天治愈2例，占1.5%；6天治愈3例，占2.2%。可见中医对本病的治疗有高效、速效、廉价等优点。

方婷娜.小儿风疹辨治138例[J].广州医药，2005，36（5）：64-66.

周氏辨证治疗小儿风疹152例，对邪伤肺卫型（52例）用银翘散加减：金银花、连翘、薄荷、淡竹叶、牛蒡子、桔梗、紫草、蝉蜕、甘草。痒甚者加白蒺藜、地肤子；热甚者加黄芩、山栀子；纳差者加炒麦芽、神曲。邪毒炽盛型（70例）用清瘟败毒饮或透疹凉解汤加减：连翘、牛蒡子、淡竹叶、生石膏、紫草、红花、大黄、甘草。淋巴结肿大较甚者加夏枯草、浙贝母；烦渴者加鲜石斛、天花粉。对照组（30例）按常规用药，给予中成药治疗：口服抗病毒口服液或板蓝根冲剂。全部病例在治疗期间，每3天来复诊1次，共复诊2次，并嘱患儿停服其他药物。发热较甚者，可给予复方阿司匹林或退热灵降温。结果发现：邪伤肺卫型和邪毒炽盛型的退热时间、皮疹消退时间及淋巴结消退时间均明显短于对照组（均P＜0.01），而邪毒炽盛型淋巴结肿大消退时间与邪伤肺卫型比较，差异无显著性意义。中医辨证分型治疗对淋巴结肿大的消退效果优于对照组，而中医两型间效果相近。

周明君.辨证治疗小儿风疹的临床观察[J].湖南中医学院学报，1995，15（1）：21-23.

李氏根据中医学理论，用银翘散化裁辨证施治小儿风疹532例，方用金银花、连翘、淡竹叶、牛蒡子、薄荷、蝉蜕、大青叶、板蓝根、生地黄、白鲜皮、白茅根、生甘草。热重加生石膏，疹多色深加牡丹皮、赤芍，咳嗽加炙枇杷叶、川贝母。水煎，共服3剂。隔离治疗，多饮开水。治愈：服药3剂后热退、疹消，临床伴随症状消失，计488例，占91.73%。有效：服药3剂热退、疹少，伴随症状好转，计44例，占8.27%（又进2剂而愈）。无效：服药3剂热不退、疹未消，伴随症状未改善或出现并发症，计0例。结论：银翘散化裁辨证治疗小儿风疹疗效显著，不但缩短了病程，还防止了并发症的发生，总有效率达100%。

李七一.银翘散治疗小儿风疹532例[J].吉林中医药，1999，19（6）：20-20.

曹氏采用普济消毒饮加减治疗风疹淋巴结肿大36例，并与口服利巴韦林治疗的35例进行对照。普济消毒饮基本方：黄芩15g，牛蒡子12g，连翘15g，僵蚕3g，桔梗10g，浙贝母15g，陈皮12g，丝瓜络15g，牡丹皮12g，赤芍12g，红花6g，莪术6g。

发热者加知母15g、生石膏20g，疹出不畅者加蝉蜕10g、薄荷5g（后下），皮疹色深者加生地黄10g，口渴心烦者加芦根10g。小于5岁者取1/3量，5～15岁者取2/3量。每日1剂，水煎分两次服。对照组口服利巴韦林片10mg/kg，分3次服。发热者（口腔体温＞38.5℃），成人口服复方阿司匹林片，小儿口服泰诺林退热液。两组均以5天为1个疗程，未愈者继续第2个疗程治疗。结果发现：两组总治愈率治疗组明显优于对照组，且有显著性差异。

曹旗.普济消毒饮加减治疗风疹淋巴结肿大36例[J].江西中医药，2003，34（9）：38-39.

沈氏拟消疹汤治疗病毒性风疹，将106例患者随机分为治疗组56例和对照组50例，两组均给予补液、抗菌、抗病毒药物治疗。对照组加用清开灵口服液，每天3次；治疗组以自拟消疹汤内服，每天3次，均以7天为1个疗程。结果显示：治疗组总有效率为96.43%，高于对照组的90.00%，差异有统计学意义（$P<0.05$），且两组均无明显不良反应。

沈嫱，张娩.消疹汤治疗病毒性风疹56例疗效观察[J].临床合理用药杂志，2009（22）：52-53.

汪氏采用银翘散加味治疗爆发性剧烈风疹400例，其中6个月以下7例，1～3岁196例，3～5岁99例，5～13岁98例；男性151例，女性249例；伴有咳嗽者250例，鼻衄者40例，非血小板减少性紫癜15例。病程一般1周左右，经过治疗者可缩短病程。处方：金银花、连翘各10g，荆芥穗、薄荷、牛蒡子、桔梗各6g，淡竹叶、豆豉、甘草各4g，芦根15g。此为1岁左右小儿之剂量，余者按年龄大小增减。伴高热者，加石膏20g，知母9g；疹色较红者，加牡丹皮、赤芍各10g；疹色淡者，加滑石10g，通草6g；颈旁及耳后等处淋巴结肿大者，加夏枯草、昆布各10g；胸闷易烦者，加焦山栀10g；鼻衄者，加茅根10g，黄芩9g。结果发现：多数病例服1剂药后临床症状明显减轻，2剂药后大部分临床症状消失。其中约120例服3剂，有45例服4～5剂，主要针对颈旁等淋巴结肿大未消失者。除有5例患儿因并发腮腺炎、牙周围炎、脑膜炎、心肌炎等疗效不明显而改用其他方法治疗外，余全部治愈，未留后遗症。

汪德云.银翘散加味治疗爆发性剧烈风疹400例介绍[J].中医杂志，1987（4）：33.

五、医案精选

案一：风疹（获得性风疹）

李某，女，12岁，住长沙市公路总段。

发热出疹1天。患儿昨日开始发热，口渴，双眼红赤，继而发现面部、躯干、四肢皮肤出现红色疹子，颜色鲜红，疹点密集融合，呈斑丘疹，痒甚，伴咳嗽、喉痛，纳食减少，小便微黄，大便干结，苔薄黄，舌尖红，脉数而有力。查：体温40℃，急性重病容，眼结膜充血，咽红，双扁桃体Ⅱ度肿大，未见脓性分泌物，双肺呼吸音粗，心率128次/分，律齐，未闻及杂音，肝脾未扪及。全身皮肤可见鲜红色斑片状皮疹，耳后、枕部可触及蚕豆大小淋巴结，有压痛，未引出病理反射。血常规检查：白细胞计数

$3.5 \times 10^9/L$，中性粒细胞百分比42%，淋巴细胞百分比58%，抗风疹特异抗体检测：风疹IgM（+）。

中医诊断：风疹（热毒型）。

治疗经过：治以清热解毒、活血凉血之法。药用：金银花6g，连翘10g，淡竹叶10g，牛蒡子10g，桔梗10g，生石膏15g，蝉蜕6g，紫草10g，生地黄10g，红花6g，甘草6g。上方2剂，体温降至正常，疹退过半，耳后、枕部淋巴结肿大未消退，继原方加夏枯草、浙贝母各10g，续进3剂，诸症悉除。

按：风疹中医称为“风痧”，是由于外感风热邪毒，郁于肺卫，蕴于肌肤，与气血相搏，发于皮外所致。临床上应根据患儿发热轻重、热程长短、皮疹分布、疹点颜色、瘙痒程度、淋巴结肿大程度及主要舌脉进行分型论治。风热者，邪伤肺卫，发热较轻，热程较短，皮疹稀疏，疹点细小，疹色淡红，皮肤有痒感，耳后、枕部淋巴结肿大，苔薄白或薄黄，脉浮数；热毒者，邪毒炽盛，发热较重，热程较长，皮疹密集成片，疹色鲜红或暗红，皮肤瘙痒较甚，全身淋巴结肿大，苔薄黄或黄腻，脉洪数。

周明君.辨证治疗小儿风疹的临床观察[J].湖南中医学院学报，1995，15（1）：21-23.

案二：风疹（获得性风疹）

谢某，女，8岁，小学生，6月23日初诊。

患儿1天前出现发热、流涕，次日因周身出疹，瘙痒难忍而就诊，同时伴有咽痛，咳嗽，精神差，饮食不振，大便干，小便短赤。查体：神志清楚，精神萎靡，颜面、躯干散在红色斑丘疹，四肢少见，耳后淋巴结肿大，眼结膜充血，咽充血，扁桃体Ⅰ度肿大，心音（-），肺呼吸音粗，腹软，舌红苔腻，脉浮散，体温38.6℃。血常规：白细胞计数3.6×10^9/L，中性粒细胞百分比50%，淋巴细胞百分比50%。

中医诊断：风疹（风热型）。

治疗经过：治以疏风清热解毒、宣肺透表，予银翘散加减：金银花9g，连翘9g，薄荷9g（后下），炒牛蒡子6g，蝉蜕3g，生石膏15g（先煎），大青叶9g，板蓝根12g，生地黄9g，白茅根9g，白鲜皮9g，川贝母9g，生甘草3g。3剂。

6月26日复诊：患儿热退，红疹消失，伴随症状缓解，皮肤上见少许色素沉着斑。

按：银翘散出自《温病条辨》，功用在于辛凉解表、清热解毒。去方中辛温的荆芥、豆豉，易以辛凉的蝉蜕，旨在加强透解之功；加大青叶、板蓝根、生地黄、白茅根清热凉血、抗病毒，加清利湿热的白鲜皮，配合蝉蜕祛风止痒。诸药合用，能起到热退疹消的作用。

李七一.银翘散治疗小儿风疹532例[J].吉林中医药，1999，19（6）：20.

案三：风疹（获得性风疹）

赵某，男，9岁，小学生，1月14日初诊。

出疹1天，伴鼻塞，流涕，低热来诊。刻见患儿体质壮实，活泼，体重35kg，全身皮疹，疹色淡红，疹点密度中等，痒感，流鼻涕，无咳嗽，纳食尚可，小便较短赤，大便稍干，舌红苔薄，脉滑，体温37.3℃，血常规及小便常规检查正常。

中医诊断：风疹（风热型）。

治疗经过：治宜疏风解表，清热解毒。处方：荆芥穗3g，防风3g，金银花10g，连翘10g，牛蒡子8g，白蒺藜6g，桑叶6g，升麻3g，蝉蜕3g，甘草2g。2剂，水煎服，日1剂。取药后未见患儿复诊，于1月18日登门随访，告知当天服药后，翌日皮疹消失，余症均减，服第2剂药后，诸症俱愈而未再诊。

按：小儿风疹是一种常见的急性发疹性传染病，在古代医籍对本病便有诸多记载，如《诸病源候论》云："小儿因汗……风入腠理，与气血相搏，结聚起连成隐疹……瘙痒耳。"在治疗上，也可因迁延或治之不当，引起其他并发症，造成不良后果，直接影响儿童的健康和成长。风热型治以疏风解表、清热解毒，方用荆防翘花饮（自拟方）。方中荆芥、防风祛风止痒、宣散透疹，善治风疹瘙痒为君；金银花、连翘清热解毒为臣，牛蒡子、升麻、白蒺藜、桑叶、蝉蜕疏风热，解毒透疹、退赤止痒为佐；甘草调和诸药为使。诸药合用，共收疏风清热、解毒透疹、止痒之功。

方婷娜.小儿风疹辨治138例[J].广州医药，2005，36（5）：64-66.

六、简方治疗及其他疗法

（一）单方验方

1.徐长卿、浮萍、鱼腥草各18g，白蒺藜、蝉蜕、金银花各15g，防风、赤芍、牛蒡子各12g，甘草5g。每日1剂，水煎服，分2次服。

2.疏风散：桑叶、牛蒡子、升麻各9g，白菊花、荷叶、葛根、淡竹叶各10g，连翘15g，甘草3g。

3.野菊花、千里光、咸虾菜各15g，水煎服，每日1剂。

4.板蓝根10g，水煎分3次服。

5.芦根30～60g，竹叶心30g，煎水代茶，频服。

6.金银花10g，甘草3g，板蓝根30g，僵蚕10g，煎汤代茶饮。

7.菊花15g，蝉蜕、甘草各5g，煎水代茶饮。

8.散疹茶：生地黄9g，苍术3～6g，茶叶1～3g。将苍术、生地黄加水煎，并以沸药冲泡茶叶于杯内，每日1剂，不拘时慢慢饮服，至全身汗出为止。

9.银蝉散：金银花3g，蝉蜕3g，甘草1g，竹叶1g，为散，用沸水冲泡10分钟，不拘时饮服。

10.银翘散加味（汪德云经验）：金银花10g，连翘10g，荆芥穗6g，薄荷6g，牛蒡子6g，桔梗6g，淡竹叶4g，豆豉4g，甘草4g，芦根15g，水煎服。高热加石膏、知母；疹色较红加牡丹皮、赤芍；疹色淡加滑石、通草；淋巴结肿大加夏枯草、昆布；鼻衄加茅根、黄芩。

11.消风汤（孔伯华经验）：桑寄生18g，旋覆花9g，赭石9g，白鲜皮9g，知母9g，黄柏9g，茯苓皮12g，生栀子9g，金银花12g，忍冬藤12g，萆薢12g，薄荷4.5g，地肤子9g，威灵仙9g，滑石12g，全瓜蒌18g，地龙9g，蒲公英12g，天仙藤9g，犀黄丸4.5g。水煎服，疏风利湿止痒。

12.风疹汤（龚志贤经验）：当归10g，赤芍12g，生地黄12g，玄参15g，牡丹皮10g，丹参12g，麻黄10g，连翘12g，升麻6g，茵陈12g，泽泻12g。水煎服，补血凉血，疏风除湿。

（二）外治法

1.炉甘石洗剂或三黄洗剂外涂，也可用生油适量涂拭患处，有止痒作用。

2.白鲜皮15g，地肤子15g，苦参20g，煎水后熏洗，每日1~2次。

3.千里光20g，浮萍30g，煎汤洗浴全身，每日1次。

4.取枯矾适量，研为细末，投入热酒中和匀，用棉球蘸酒搽患处。

5.鲜地肤子、鲜苍耳子适量，加水煎汤，搽洗患处。

6.香樟木、蚕沙各30~60g，葎草、苍耳草、凌霄花、冬瓜皮各30g，煎汤熏洗，每日2次。

（三）针灸疗法

1.体针疗法 取曲池、外关、血海、三阴交、膈俞、委中等穴，用泻法不留针，每日1次。风热者加大椎，湿热重者加阴陵泉，胃肠积热者加足三里，腹痛泄泻者加天枢，呼吸困难者加天突，恶心呕吐者加内关。

2.耳针疗法 取肺、下屏尖、枕、神门、屏尖等穴，中强刺激，留针1小时。亦可用揿针埋藏或王不留行籽贴压，隔日1次。注意：针灸治疗本病应配合病因治疗。如症状较重，出现严重呼吸困难或腹泻时，应采用综合疗法。

3.皮肤针疗法 选风池、血海、夹脊（T2~T5、S1~S4）等穴，沿经轻叩，每日1次，每次叩击20分钟，穴位处重叩至点状出血。

七、预防措施

因本病症状多轻，一般预后良好，故似不需要特别预防，但先天性风疹危害大，可造成死胎、早产或多种先天畸形，因此预防应着重在先天性风疹，积极预防胎儿感染。

1.注意隔离，托儿所、幼儿园等儿童集中的地方，发现风疹患儿应隔离到出疹后5天。未患过风疹的小儿，应尽量避免与患者接触，勿去公共场所。此即《内经》所谓“避其毒气”。

2.注意避免风寒侵袭，防止并发症发生。

3.防止因瘙痒抓破皮肤而再受他毒侵袭。

4.发病期间忌食辛辣、煎炸、油腻食物，饮食宜清淡、易消化，勿伤胃气。

5.对孕妇特别是妊娠初3个月者，尽量避免与风疹患者接触。如已接触者，应于接触后5天内肌注胎盘球蛋白20mL或成人血清20～40mL，有一定保护作用。对确诊有风疹病毒感染的早期孕妇，多应终止妊娠。

6.自动免疫单价风疹减毒活疫苗保护率可达95%，免疫后抗体可维持在7年以上。我国于1981年开始应用风疹-腮腺炎联合疫苗，接种后亦有良好预防效果。接种对象为15个月至12岁儿童及易感育龄妇女。

7.平时加强体育锻炼，增强体质，“正气存内，邪不可干”。

第四节　水　痘

一、概述

水痘，是以皮肤出现斑疹、丘疹、疱疹、结痂为特征的一种急性出疹性传染病。《小儿卫生总微论方·疮疹论》中说："其疮皮薄，如水疱，破即易干者，谓之水痘。"指出了水痘疱疹的证候特征。因其疱疹形状椭圆如豆，疱液如水，色泽明亮，故称水痘。在水痘疾病过程中，由于疱疹的形状不相同，又有"水花""水疮""水疱"等别名，现统一称为"水痘"。根据国家中医药管理局《中医病证诊断疗效标准》，水痘的诊断依据主要为：①本病多有潜伏期，常在发病2～3周前有水痘接触病史。②疾病初起有发热、流涕、咳嗽、不思饮食等症，发热大多不高。③皮疹常在1～2日内出现，于头、面、发际及全身其他部位出现红色斑丘疹，以躯干部较多，四肢部位较少。④皮疹出现后，很快变成疱疹，大小不一，内含水液，疱液充盈，多为清亮，疱周可见红晕，肌肤瘙痒，继而结成痂盖，脱落后不留瘢痕。⑤皮疹分批出现，此起彼落，丘疹、疱疹、干痂往往同时存在。

西医学亦称本病为水痘，因感染水痘病毒致病。一年四季均可发生，但冬春季节发病较多。因小儿肺脏娇嫩，卫外不足，在冬春季节容易为时行风温湿热邪毒所袭，罹患水痘病证，尤以1～6岁小儿发病率高，其他年龄亦可有患病者。本病在儿童集体机构中容易引起流行。临床预后一般良好，发病后可获终身免疫，极少有再次发病者。

宋代《小儿卫生总微论方》中早就明确提出了水痘的病名。《小儿药证直诀》《小儿痘疹方论》中对水痘、天花的发病机理进行了阐述，指出了水痘具有传染性和水痘与天花的临床特征。明代《万氏家传痘疹心法》中提出天花、麻疹之病重于水痘。《景岳全书》叙述了水痘发病的临床特征、诊治和调护。清代《医宗金鉴》和《疹科纂要》阐述了水痘的病因证治，同时提出了适应水痘病情的调护方法。综上所述，中医学对水痘的发病特征、诊治方法、饮食调摄、病情护理等方面均有较为完善的认识。

水痘的治疗，西医主要以病原治疗及对症治疗为主，皮肤瘙痒可局部使用炉甘石洗剂，必要时可给少量镇静剂。抗病毒药物首选阿昔洛韦，应尽早使用，一般应在皮疹出现的48小时内开始。继发细菌感染时予抗生素治疗。皮质激素对水痘病程有不利影响，可导致病毒播散，一般不宜用。在此基础上予以中医药辨证治疗。

二、中医病因病机

1.病因

（1）外感　中医学认为，外感时行风温湿热邪毒，是引起水痘发病的主要原因。冬春之季，时行风温湿热邪毒袭于肺卫，肺失宣肃，湿热相搏，透于肌肤，发为水痘。

（2）正虚　小儿肺脏娇嫩，肺主皮毛，开窍于鼻而属卫。温邪上受，合风温湿热邪毒为患，首先犯肺，肺常虚而卫外不足，不能抗邪于外，则易为风温湿热邪毒所侵袭，因此，正不胜邪是水痘发病的主要内在原因。

2.病机 水痘病变部位主要在肺脾，时行风温湿热邪毒，经口鼻而入，首先犯肺，肺主皮毛，属卫在表，卫表失和，则肺失宣肃；邪郁于脾，脾主肌肉，运化水湿，其性喜燥恶湿，时邪深入，湿热相搏，正邪相争，正气抗邪外达，风温湿热邪毒由表入里，再由里出表，透于肌肤，故既表现为风温郁表，症见发热肤痒、咳嗽咽红等，又有湿热郁阻于脾，发于肌表，可见丘疹、疱疹透发等症，是肺脾受邪的病理特征。

水痘病机演变需重视区别于疾病偏属于湿，或偏属于热。若风温湿热邪毒为患，或内因素体脾胃虚弱，又外感于风温夹湿邪者，则湿邪郁阻于脾，脾虚而水湿不运，正邪相争，邪毒透于肌肤，发为水痘，症见发热不甚、肤痒不舒、疱大疹稀、疱液清亮，是属偏湿重症；如感于风温热毒者，温邪郁遏，热毒熏蒸，透于肌肤，发为水痘，症见发热不退、肤痒难忍、疱疹稠密、疱液浑浊、疱底红晕显露，是属偏热重症。

三、中医辨证论治

本病总的治疗原则是清热解毒，但临床尚需辨别水痘常证及病情轻重。

辨别水痘常证：水痘临床多呈急性发作，发病后可有发热肤痒、咳嗽流涕、不思饮食等症状，但发热一般不高，多从头、面、发际等部位开始出现红色斑丘疹，并很快变成疱疹，内含水液，躯干部多，四肢较少，继而出现结痂，痂盖脱落后不留瘢痕。皮疹常分批出现，因此，临床可见斑疹、丘疹、疱疹、结痂同时存在。

辨别轻重：《证治准绳·幼科》中所说："水痘今小儿患之者，大率无害，如无内证，不必服药。"故临床可见发热不高、肤痒咳嗽、鼻塞流涕等感冒症状，皮疹稀疏，疹周红晕，疱液清亮，一般斑疹、丘疹、疱疹、结痂出现1～2批，即可病愈，此属水痘轻症。如壮热不退，伴烦躁口渴，面赤唇红，疱疹稠密，疱液浑浊，疹包紫暗，甚则口腔、阴部等周身泛发斑疹、丘疹、疱疹、结痂，常可出现5～6批不等，此属水痘重症。

1.邪伤肺卫

【证候】发热，微恶风寒，鼻塞流涕，或咳嗽，喷嚏，周身不适，皮疹尚稀少，舌淡红或边尖红，苔薄白，脉浮数。

【治法】疏风透邪，清热解毒。

【方药】银翘散加减。

金银花12g，连翘9g，牛蒡子9g，薄荷3g（后下），葛根15g，蝉蜕6g，桔梗9g，大青叶12g，甘草3g，滑石15g。

【加减】若皮疹瘙痒甚者，加防风9g，浮萍9g，土茯苓12g；口干渴者，加天花粉12g，腊梅花6g；乳蛾肿痛者，加马勃6g，山豆根9g。

2.热毒炽盛

【证候】高热烦躁，口渴口苦，面红目赤，或口舌溃烂，痘疹稠密，疱浆浑浊，疹色紫赤或紫暗，或伴有牙龈肿痛，大便干结，小便短赤，舌红，苔黄燥，脉数或弦数。

【治法】清热解毒祛湿。

【方药】龙胆泻肝汤加减。

龙胆草9g，栀子9g，黄芩9g，柴胡9g，生地黄15g，车前子12g，泽泻9g，木通9g，板蓝根15g，紫草9g，甘草6g。

【加减】若口渴汗多，气分证明显者，加石膏30g，知母12g；大便秘结者，加大黄9g（后下），芒硝9g（冲服）；瘙痒甚者，加僵蚕9g，蝉蜕6g；唇燥口干，津液耗伤明显者，加玄参15g，麦冬15g，芦根20g；龈肿口疮，疱浆浑浊者，加黄连6g，紫花地丁12g。

3.热迫营血

【证候】身热夜甚，心烦躁扰，疱内出血，皮肤瘀斑显现，舌质红绛，脉细数。

【治法】清热凉血解毒。

【方药】化斑汤加减。

水牛角30g，玄参15g，石膏20g，知母12g，牡丹皮10g，板蓝根20g，大青叶15g，紫花地丁12g。

【加减】苔黄浊腻，胸脘痞闷，疱起反复者，加生薏苡仁15g，猪苓12g，车前草15g；疹色紫黑成片溃烂者，加紫草12g，赤芍10g；手足抽搐者，加钩藤12g，地龙10g。

4.邪毒内陷

【证候】疱疹已消退，出现壮热不退，神志模糊，口渴烦躁，甚则神昏、抽搐，舌质红绛，脉数疾。

【治法】清热解毒，凉血泻火。

【方药】清瘟败毒饮加减。

水牛角30g，黄芩12g，黄连10g，生石膏30g（先煎），生地黄20g，栀子10g，赤芍10g，牡丹皮10g，知母12g，连翘12g，竹叶12g，甘草6g。

【加减】抽搐者，加羚羊角10g，钩藤12g，地龙10g；大便秘结者，加大黄10g（后下）；喘咳气急者，加瓜蒌皮10g，桑白皮12g，葶苈子10g。

5.毒热已去，气阴不足

【证候】水痘结痂脱落，神困肢倦，口干唇燥，食纳不佳，舌红苔少，脉细数。

【治法】益气养阴。

【方药】生脉散加味。

太子参15g，麦冬12g，五味子9g，石斛10g，天花粉12g，甘草6g，白术10g，砂仁3g（后下）。

【加减】纳呆者，加鸡内金10g，布渣叶10g；大便秘结者，加火麻仁12g，郁李仁10g；皮肤瘙痒者，加蝉蜕3g，白蒺藜10g，地肤子10g。

四、临床举要

林氏等用银翘散加减治疗儿童水痘（邪伤肺卫证），将86例患儿随机分为对照组和观察组，每组各43例。对照组口服利巴韦林颗粒，外用炉甘石洗剂；观察组采用银翘散加减治疗。疗程7天，记录体温恢复正常时间和止疹时间，比较两组的临床疗效。

观察组退热时间和止疹时间均短于对照组（P<0.01）；经Ridit分析，观察组综合疗效优于对照组（P<0.05）。结果说明：采用银翘散加减治疗水痘（邪伤肺卫证），患儿的退热时间和止疹时间均短于西医常规治疗，临床疗效亦优于西医常规治疗。

林丹薇，周琳.银翘散加减治疗儿童水痘临床观察[J].新中医，2015（4）：183-184.

陈氏等认为水痘属于温病范畴，介于卫分和气分之间，故采用《温病条辨》中的化斑汤加减治疗，236例患者中，痊愈224例，无效12例，总有效率94.91%。

陈义春，吴隆庆.加减化斑汤治疗水痘236例[J].中国民间疗法，2002（7）：30.

曾氏等采用随机对照方法，将水痘患者分为结合组和对照组。结合组44例，根据证候不同分别给予银翘散（风热轻症）和清瘟败毒饮加减（热毒炽盛证），并常规给予盐酸伐昔洛韦分散片；对照组42例，仅给予盐酸伐昔洛韦分散片。两组患者均连续服药，5天为1个疗程。结果显示：结合组痊愈率80%，对照组48%，结合组总有效率明显优于对照组。

曾金莲，熊冠华，胡运涛，等.中西医结合治疗小儿水痘的研究[J].现代中西医结合杂志，2009（23）：2757-2758.

五、医案精选

案一：温毒发痘

武昌某姓男子，年约二十，患春温失治，温毒袭入营分发痘，六日后始发点。诊时，一身赤肿，点粒攒簇，蒙头盖面，锁喉贯胸，点粒二十或三十相连成一大疱，浆半灌，多抓破，一身稀烂，浆与血相混模糊，咽喉肿，气粗，痰声辘辘，躁烦，神志欲昏，病象颇堪惊骇。名医杨某见之，谓无法救治，病者之父求予往一诊视。予询查经过，曰：此温毒发痘，并非正痘。现时市间颇有此证，不过病者温毒太重。拟方甘凉化毒，清托清提，搜剔幽隐，防止塌陷。盖痘皮抓破，毒虽外泄而不外化，防其内陷生变，所冀堆痧发臭，缓缓度过，结痂收靥，犹望成功。

方用神犀丹一粒，先用金银花露化服。煎方：鲜生地黄一两，连翘壳三钱，升麻一钱五分，佩兰叶一钱五分，鲜石菖蒲八分，天竺黄三钱，生薏苡仁六钱，白茅根四钱，犀角磨汁五分。

翌日复诊，热毒略杀，证象安稳，服原方；再越日复诊，赤肿渐消，神清气平，前方去神犀丹，煎剂去石菖蒲、天竺黄、犀角、升麻，加金银花三钱，土茯苓五钱，蒲公英四钱；再三日，病象甚佳，结痂收靥，去薏苡仁，加知母、栝楼根各三钱，守服六剂，痂落痊愈。此病初诊，知其可救者，因年轻体健，证象只是热毒险重，神未全昏，内陷机势不大，又已达十五朝，已至终期，所差仅结痂收靥，见之真，认之确，故愈之速。

冉雪峰.冉雪峰医案[M].北京：人民卫生出版社，2008.

案二：水痘（外感风热，内夹湿热证）

吴某，女，1岁，初诊日期：1963年11月25日。

证经3日，头面、胸背发出水痘，疱疹、丘疹并见，血点痂盖杂呈，点之四周，红晕散大如盘，兼见呕吐、泄泻、咳嗽口干，小溲黄浑，夜卧不安，苔色薄白，舌尖溃破，脉象浮数，指纹色紫，身热，腋下体温38.1℃。外感时邪，内蕴湿热，郁于肺脾，肺主皮毛，脾主肌肉，相互搏激，发于肌腠，形成水痘之证。治拟清热透表，方宗蜡梅解毒汤加减。蜡梅花6g，金银花6g，连翘6g，生石膏15g（先煎），薄荷3g（后下），灯心草3尺，蝉蜕2g，牛蒡子5g（研），川黄连1.5g，细木通5g，六一散10g（包煎），赤芍5g。另：五粒回春丹2瓶，每服2小粒，1日2次。

二诊：药后身热已解，腋下体温36.7℃，痘点停布，唯中焦宿食痰滞尚未尽化，以致脘满嗳饱，睡眠不安，咳嗽痰鸣，苔白纹暗，时邪向解，里热未清，治当清化，以肃余邪。金银花6g，连翘6g，桔梗3g，牛蒡子5g（研），橘红3g，天竺黄3g，莱菔子3g，焦三仙各12g，灯心草3尺，川黄连1g。另：太极丸2粒，早晚各0.5粒，开水溶化服下。

按：水痘是小儿特有的一种疾病，不像天花，大人和小儿都能感染。本病在临床上比较多见，比天花和麻疹都轻得多，预后亦大多良好，没有后遗症，所以病家对本病往往认为病轻而忽视。在农村，患水痘的小儿很少找医生治疗，经过三四天至一周，就会逐渐恢复。但本病也是小儿传染病之一，在水痘流行季节，往往同一地区的小儿都出现水痘，因此，还以及早治愈为宜。

刘昌燕，陈继寅.刘弼臣中医儿科医案百例[M].北京：中国医药科技出版社，2013.

案三：水痘（邪毒内陷证）

杨某，女，11岁，1982年1月8日初诊。

红色疱疹，伴持续高热8天。患儿既往罹淋巴肉瘤3年余，经用长春新碱、环磷酰胺及肾上腺皮质激素治疗，病情一直稳定。近日因其弟出水痘相染，于1981年12月31日始四肢出现少数红色疱疹，续则发热，疱疹增多，融而成斑，体温高达39℃。经某医院儿科确诊为“水痘”，用抗生素治疗热势不减，体温持续39℃~39.8℃之间，红斑疱疹续出不止，病情危重，邀余会诊。患儿壮热，神志尚清，头面、眼睑、躯干、四肢及手足指趾、前后二阴等处，疱疹密集、色红，融合成片，几乎无健康皮肤，目不能睁，声音嘶哑，咽峡周围红赤，小便色如浓茶，大便稍干，舌红无苔少津，脉滑数。辨为温毒内郁气分，津亏血热发斑，治宜清热凉血、解毒化斑。

处方：大青叶15g，板蓝根20g，金银花30g，连翘20g，玄参20g，生地黄20g，麦冬15g，牡丹皮15g，赤芍15g，黄芩10g，生石膏70g，甘草10g。水煎，每6小时服药1次。

1月10日复诊：服药3剂后，体温下降至37.4℃，4小时后又升至39℃，但其颜面红斑疱疹干枯，已无新皮疹外出，腹泻日行3~4次，色污黄。此乃热毒从大肠外泄之佳兆。嘱续服上方3剂。

1月12日三诊：服药后体温降至37.4℃，但午后体温回升至38.4℃，全身疱疹结痂，部分脱屑，大便日行2次，微溏。此乃热毒势衰，正气渐复之象。续以上方加减治疗。生石膏减为50g，酌加栀子10g。

1月13日四诊：服上方2剂，体温降至37.5℃，未再回升。全身疱疹结痂脱屑，食纳佳，大便日1次，稍溏。温毒已解，应防宿疾复发，以养血凉血之剂调之。

处方：当归20g，生地黄20g，川芎15g，白芍20g，牡丹皮15g，地骨皮15g，玉竹15g，玄参15g，连翘20g。

1月19日五诊：服上方6剂，斑疹消退，精神、食欲正常，下午体温37.2℃。续以上方加柴胡15g，青蒿20g，服药5剂，体温正常，斑疹消失，病已痊愈。

按：本例患儿既往因患淋巴肉瘤，长期应用免疫抑制剂，故一旦感染必难以控制。然久病，正气必伤。今温毒之邪相染，疱疹成斑，为正虚气阴久亏，毒热内袭，郁于气分，逼及营血而致。营阴不胜毒热煎熬，阴亏邪盛，遂成燎原之势，故致水痘高峰时高热不退，斑疹外出不止，舌红少津。温毒鸱张，气营两燔，病情极为危笃，故用大队清热凉血、解毒化斑之剂，以清除鸱张之温毒邪热。尤重用生石膏70g，且采用频服法，1日2剂，11岁儿童每日量竟达140g。石膏为治急性热病的有效药物，性凉且散，能清阳明气分大热，并“解肌发汗”（《名医别录》），具有透表之功，能外解阳明之郁，内透营分之热。但石膏须生用，剂量需大方奏效。余治大热烦躁、发斑吐衄等症，拟用治瘟疫的清瘟败毒饮，方中生石膏用至240g。且长期临床实践中发现，以生石膏为主与他药配伍，不只清阳明气分之热，对治疗多种高热疾病均奏效，石膏之退热之功，又胜犀角、羚羊角。

张琪.跟名师学临床系列丛书：张琪[M].北京：中国医药科技出版社，2010.

六、简方治疗及其他疗法

（一）单方验方

1.金银花20g，甘草3g，水煎服，每日1剂，清热解毒。可预防并治疗轻型水痘。

2.野菊花15g，路边菊15g，金沙蕨30g，水煎服，每日1剂，治疗水痘有效。

3.苦参30g，浮萍15g，芒硝30g，煎水外洗，每日2次。对水痘皮肤瘙痒者，有止痒作用。

4.黄芩5g，木通2.5g，共研细末，水煎，分3～4次服。服散剂，其量减半。用于水痘气营两燔，热毒壅盛者。

5.芦根60g，野菊花10g，水煎，连服2～3天。用于水痘疹稠疱大，疱液清亮，肤痒者。

6.板蓝根30g，每日1剂，煎服，治疗水痘有效。

（二）外治法

1.青黛适量布包，扑撒疱疹局部，每日1～2次。用于水痘肤痒，疱疹破溃者，有助于结痂。

2.黄连膏，涂搽于疱疹局部，每日1～2次。用于疱疹成疮，或干靥而痛者。

3.金银花、连翘、六一散、车前子各10g，紫花地丁15g，加水1000mL，煎去药渣，将药液倒入盆中待凉，让患儿沐浴20～30分钟，每日1次，连续2～3次。用于水痘疱疹稠密，疱液清亮，肤痒不舒者。

4.青黛60g，煅石膏、滑石各120g，黄柏30g，冰片、黄连各

15g，共研细末，取药末适量，加麻油调成稀糊状，外涂患处，每日涂搽3次，连续3～5日。用于水痘疱疹稠密，疱液清亮，肤痒不舒者。

5.金银花、连翘、蒲公英、野菊花、生薏苡仁、车前草各20g，赤芍、生甘草各10g，土茯苓30g，黄柏15g，加水2000～3000mL，煎沸去渣，药液倒入盆中待凉，让患儿沐浴，每次20～30分钟，每日2～3次，连用2～3日。用于水痘疱疹稠密，疱液浑浊，肤痒不舒者。

（三）针灸疗法

体针疗法 取内关、曲池、阳陵泉、三阴交等穴。上身加合谷；下身加足三里；面部加四白、睛明。刺入后提插捻转，留针20～30分钟，每日1次。

七、预防措施

1.水痘传染性很强，在流行季节给予板蓝根冲剂口服可预防。发现患儿应立即隔离，直至全部痘疹结痂干燥为止。

2.保持室内空气流通，注意避风寒，防止复感外邪。水痘流行期间，应少去公共场所，减少传染机会。接触水痘患者后，应观察留检3周，被患者呼吸道分泌物或皮疹内容物污染的被服及用具，需要暴晒或煮沸，或用紫外线照射等方法消毒。

3.注意手、皮肤、口腔的清洁，儿童应勤修剪指甲。睡觉时可将患儿双手包扎，防止抓破疱疹，继发感染。

4.患病期间宜给予易消化及营养丰富的饮食，忌食油腻及辛辣食物，多饮开水，或用红萝卜、荸荠、甘蔗等煎水代茶饮。

5.保护易感人群。被动免疫：可用带状疱疹免疫球蛋白5mL肌肉注射，在接触后72小时内有预防功效。主动免疫：可注射减毒活疫苗，对自然感染的预防效果为46%~100%，并可持续10年以上，主要用于水痘高危患者。

第五节　流行性腮腺炎

一、概述

流行性腮腺炎是由腮腺炎病毒引起的急性、全身性感染性疾病，以腮腺肿痛为主要特征，有时亦可累及其他唾液腺。本病四季均有流行，以冬、春季常见，是儿童和青少年期常见的呼吸道传染病。患者是传染源，直接接触、飞沫、唾液吸入为主要传播途径。流行性腮腺炎前驱症状较轻，主要表现为一侧或两侧以耳垂为中心，向前、后、下肿大，肿大的腮腺常呈半球形，边缘不清，表面发热，有触痛，很多患者还伴有发烧、发冷、恶心、食欲不振、头痛、周身不适等症状。本病一般预后良好，症状轻微者可不医自愈。但有少数患者因并发病毒性脑炎、睾丸炎、胰腺炎及卵巢炎等而影响生活质量。本病痊愈后，患者可获得终身免疫，再度发病者极少。近年来，在儿童集体机构中接种腮腺炎疫苗，大大降低了发病率。

中医学称流行性腮腺炎为“痄腮”，是温疫邪毒侵袭而致单侧或双侧颐部肿胀而不着骨、焮热、酸痛的一种急性热病，有人“皆相染易”的特点，故属温疫范畴。痄腮在古代又称腮肿、搭腮肿、卒肿、颊肿、颌肿、面肿、痄腮毒、时毒、温毒、鬌发、腮颌发、大头天行、大头风、衬耳风、大头瘟、鸬鹚瘟、虾蟆瘟、遮腮、含腮疮、赤腮痈、衬耳寒，民间俗称大嘴巴、猪头风及猪头瘟。痄腮的病名，首见于金代《疮疡经验全书·痄腮》："痄腮毒受在牙根、耳聍，通过肝肾，气血不流，壅滞颊腮，此是风毒肿。"该书描述了痄腮的病位，病因是风温邪毒，发病机理是气血不和。明代《外科正宗》明确指出了痄腮具有传染性。清代《疡科心得集》还指出"此症永不成脓，过一候自能消散"，明确了痄腮的良好预后。

流行性腮腺炎由病毒所引起，故磺胺类药或四环素、青霉素等抗生素的治疗效果都不显著。中医中药对本病的疗效较好，可以采用自我疗法进行治疗，或根据病情轻重进行辨证论治，或采用一些单方、验方等治疗。若病情严重或出现严重合并症时，应及时去医院就诊，以免贻误病情。

二、中医病因病机

1.病因 痄腮的病因是风温邪毒。外感风温邪毒，从口鼻而入，郁而化热，邪热阻塞于少阳经脉，郁而不散，结于腮部。足少阳胆经始于目外眦，上行至额角，下耳后，绕耳而行。邪入少阳，经脉塞滞，气血流行受阻，凝聚耳下，故腮腺肿胀作痛。少阳与厥阴互为表里，病则互相传变。足厥阴之脉循少腹绕阴器，若邪毒较重，内窜厥阴肝经，较大儿童可见少腹疼痛、睾丸肿痛。正如《冷庐医话·杂病》云："乃邪毒内陷，传入厥阴脉络，睾丸肿痛。盖耳后乃少阳胆经部位，肝胆相为表里，少阳感受风热，移于肝经也。”邪毒由表入里，壅阻少阳，正邪相争，故见寒热交作、烦躁不安。若年幼抗病力差或热毒炽盛，邪毒内陷厥阴心肝，引动肝风，热闭心包，扰乱神明，则出现高热项强、昏迷抽痉。

2.病机

（1）风温疫毒，壅滞经脉　天时乖逆，温毒氤氲，于冬令地气不藏，而春季秽浊之气发泄之时，正气不足之人易从口鼻感受邪毒而得病，或有暑风夹湿热而发病者。每逢饥馁劳役，天灾战乱时，本病往往大流行而成疫情。得病者，或风与寒合，或风与热结，邪毒循三阳经脉壅滞于腮颊，遂生痄腮。

（2）水亏火旺，内热偏盛　相火易亢体质，嗜食肥甘厚味之人；或小儿稚阳之体，阴未充长，阳热恒多，易感受温毒而发病。此温毒对人体再感之力甚弱，故人们得病后少有再度发病者。痄腮毒邪难以在这种患者体内“定舍”“接椎”。这说明肾水不足，内热偏盛体质者有一般的易感性；而未患过本病者，还有特殊的易感性。

（3）血瘀血热，痰湿困结　温热、火毒同属一类，仅有轻重之分，温毒贻害机体，致血热沸腾，液黏质稠，经脉壅滞，络中瘀阻；同时脏腑泌别清浊的功能受到影响，浊液成湿，湿聚成痰；痰湿困结，加上血瘀血热，循少阳经脉作祟，则耳聋、耳鸣，腮部酸胀疼痛。传至足厥阴肝经，因其经脉绕阴器，致令睾丸肿痛及妇人阴肿等。温毒嚣张，侵犯营血，邪陷心包，可发生痉厥昏迷，也是血瘀血热与痰湿困结的结果。

（4）阳气不足，湿热郁闭　清代温病学家叶天士认为“湿邪为害最广”。事实上，湿热与湿浊之邪最易在机体胶结难解。湿热交困，一方面可致阳气难以通达、敷布；另一方面使邪毒缠绵不去，病患难愈。地处南方、居住山岚区域、病发于雨季等情况，多见此证。部分患者素体阳虚，或病后气阴耗伤，阴虚及阳，均可有阳气虚弱、外实内虚的表现。阳气郁闭或阳气虚弱，可见肢冷症状，但前者胸腹发热、小便短赤、大便不畅，可资甄别。

三、中医辨证论治

痄腮的治疗原则，重在清热解毒，佐以软坚散结。痄腮初起，温毒在表，表现为风热轻症者，应疏风清热、祛邪外散，佐以软坚散结。若邪热入里，热毒炽盛，壮热烦躁，口渴引饮，腮部漫肿，疼痛较剧，张口咀嚼困难，头痛或呕吐，显示热毒深重，蕴结少阳与阳明之经，治疗应重在清气分热毒。普济消毒饮为治疗痄腮有效方剂，集清热解毒散结于一体。若腮部漫肿，压痛不著，硬结不散，热象不显，肿胀消退速度缓慢，为痰毒郁于腮部，久羁少阳经脉，治宜清热化痰、软坚散结。若临床产生变证，或邪毒内陷心肝，或循经引睾窜腹，则宜结合平肝息风或疏肝通络等治法。

1.温毒在表

【证候】微恶风寒，发热不高，耳下腮部一侧或两侧漫肿疼痛，边缘不清，有触痛，局部灼热而不红，咀嚼不便，或见咽红，舌质淡红或红，苔薄白或薄黄，脉浮数。

【治法】疏风清热，散结消肿。

【方药】银翘散（《温病条辨》）加减。

金银花10g，连翘10g，牛蒡子10g，桔梗10g，荆芥10g，薄荷10g（后下），甘草10g，白僵蚕10g，板蓝根10g。

【加减】咽红喉痛者，去荆芥，加马勃10g；腮肿疼痛者，加夏枯草10g；发热轻，畏寒明显者，加防风10g，紫苏叶10g；恶心呕吐者，加竹茹10g，姜汁10mL。

2.热毒壅结

【证候】壮热烦躁，头痛，口渴引饮，食欲不振，或伴呕吐，腮部漫肿，坚硬拒按，咀嚼困难，张口疼痛，咽喉肿痛，舌红苔黄，脉数有力。

【治法】清热解毒，软坚散结。

【方药】普济消毒饮（《东垣试效方》）加减。

连翘10g，黄芩10g，黄连10g，玄参10g，蒲公英10g，白僵蚕10g，牛蒡子10g，板蓝根10g，夏枯草10g。

【加减】腮部漫肿，硬结不散者，加昆布、海藻；里热炽盛，大便秘结者，加生大黄、玄明粉；壮热口渴烦躁者，加生石膏、知母、栀子；小便短赤者，加滑石、车前草。

3.毒窜睾腹

【证候】发热不退，烦躁口渴，或伴呕吐头痛，一侧或两侧睾丸肿胀疼痛，或少腹疼痛，舌红苔黄，脉数有力。

【治法】清泄肝胆，散结止痛。

【方药】龙胆泻肝汤加减。

龙胆草10g，柴胡10g，延胡索10g，栀子10g，黄芩10g，川楝子10g，黄连10g，桃仁10g，荔枝核10g。

【加减】睾丸肿痛甚者，加橘核10g，浙贝母10g；伴睾丸鞘膜积液难以吸收者，加萆薢10g，车前子10g；呕吐者，加玉枢丹1颗。

4.毒陷心肝

【证候】壮热不退，头痛呕吐，烦躁不安，腮部肿痛，坚硬拒按，颈项僵硬，嗜睡或神志昏迷，肢体抽搐，舌红苔黄，脉数有力。

【治法】清热解毒，息风镇痉。

【方药】黄连解毒汤合羚角钩藤汤加减。

黄连10g，黄芩10g，黄柏10g，羚羊角粉3g（冲服），钩藤10g（后下），大黄10g（后下），鲜竹沥50mL（兑服），大青叶10g，板蓝根10g，玄参10g，蝉蜕10g，全蝎0.5g。鲜竹沥液用量要大，每次50～100mL。全蝎用细末兑服，疗效较好，每次0.5g。如无羚羊角粉，可用水牛角刨片，久煎取液，每次100g。

【加减】嗜睡，昏迷不醒者，加石菖蒲10g，郁金10g；抽搐频繁者，加安宫牛黄丸1颗；高热不退，喉间痰鸣者，加紫雪丹、至宝丹各1颗，也可用清开灵注射液静脉滴注。患儿如昏迷，中药难以口服，可试插鼻饲管或通过直肠给药。

四、临床举要

刘氏将300例腮腺炎患者随机分甲组（160例）和乙组（140例）治疗。甲组中轻症煎服荆板解毒汤（板蓝根、蒲公英各

12～20g，连翘、牛蒡子各6～12g，荆芥、薄荷各3～6g，玄参9～15g）；重症除服上方外，患腮敷万应膏（当归、白芷、川芎、板蓝根、金银花、生地黄、桔梗、麻油、广丹）。乙组肌注银黄注射液，患腮用青黛散醋调敷。结果：第1天甲组有12例痊愈、乙组有6例痊愈，第2天甲组痊愈77例、乙组痊愈28例，第3～4天甲组全部治愈，第5～6天乙组亦均治愈。甲组疗效优于乙组。

刘大发.中药治疗流行性腮腺炎300例[J].湖北中医杂志，1986，11(10)：24.

贾氏的经验是在清热解毒方（柴胡、连翘、金银花、蒲公英、牛蒡子、大青叶、板蓝根、夏枯草）中加入昆布、海藻，可获速效。腮腺肿迟迟不愈者，上方加赤芍、牡丹皮、皂角刺、穿山甲、三棱、莪术等活血祛瘀药，常取良效。

贾河先.有病良方[M].北京：科学技术文献出版社，1984.

李氏等报道，治疗32例流行性腮腺炎并发脑膜炎，患者均为儿童，选疏风清热解毒方（金银花、连翘各10g，生石膏30g，板蓝根、紫花地丁各15g，薄荷、牛蒡子各9g，僵蚕6g，蚤休、夏枯草各12g，生大黄5g，随症加减）水煎服。每日1剂，分3～4次服。患腮用井底泥或青苔泥加生大蒜一瓣捣匀外敷，或玉枢丹研末醋调外敷，每日2～3次。结果显示：全部病例均3日内退热，诸症消失。6日内腮肿消退痊愈，无后遗症。

李兰舫.疏风清热解毒方治疗流行性腮腺炎并发脑膜脑炎32例[J].浙江中医杂志，1983，10（10）：133.

龚氏选用连翘15g，升麻、黄芩各12g，柴胡20g，夏枯草、蒲公英、大青叶、忍冬藤、车前草各30g，薄荷、牛蒡子各10g。外用仙人掌敷患腮获得良效。并发睾丸炎者，加龙胆草、黄芩、乌药各10g，柴胡15g，木通、橘核、荔枝核各12g，蒲公英、忍冬藤、车前草、葎草各30g。

龚志贤.龚志贤临床经验集[M].北京：人民卫生出版社，1984.

王氏认为，流行性腮腺炎发于上部，本“治上焦如羽”之义，药宜清轻。常用普济消毒饮加减治疗，尤注重用鲜芦根、薄荷、荆芥、僵蚕、蝉蜕等，以清疏上焦去风毒。并发睾丸炎，常用清肝消炎汤（川楝子、龙胆草各6g，山栀子、荔枝核、牡丹皮、知母、黄柏各10g，橘核、滑石各12g，连翘、金银花、赤小豆各30g，犀黄丸3g）治疗；遗留睾丸鞘膜积液，以积液化湿汤（川萆薢12g，川楝子、木通各5g，茯苓、泽泻、炒秫米、橘核、荔枝核、山楂核各10g，生甘草1.5g）治之，数剂即可痊愈。

王季儒.温病刍言[M].天津：天津科学技术出版社，1981.

赵氏治流行性腮腺炎，选普济消毒饮加减（大青叶、金银花、连翘、麦冬各10g，马勃、黄芩、花粉、板蓝根各6g，桔梗、甘草各3g，桃仁5g，生石膏15g），高热、谵语重用生石膏、大青叶，甚者加服安宫牛黄丸。睾丸肿痛，加川楝子、橘皮。并发脑膜炎，投清瘟败毒饮，并佐紫雪丹或安宫牛黄丸等方能显效。

赵心波.赵心波儿科临床经验选编[M].北京：人民卫生出版社，1979.

蒲辅周用《伤寒温疫条辨》中的加味凉膈散、增损普济消毒饮等治疗流行性腮腺炎。蒲老认为，病始有表证者，祛风升散药不可少，而黄芩、黄连用之不宜早，牡丹皮、玄参、地骨皮更不宜早用，普济消毒饮必须根据病情灵活施治。

中国中医研究院.蒲辅周医疗经验[M].北京：人民卫生出版社，1976.

五、医案精选

案一：痄腮（风热疫毒）

古某，男，11岁，新疆维吾尔自治区克拉玛依油矿职工子弟。1965年7月27日来院就诊。

主诉（父代诉）：双侧耳下肿痛3天。

病史：5天前，双侧耳下微肿而痛，压痛明显，右侧为甚，张口不利，咀嚼困难，咽部红肿，发热头痛。近3天来，诸症状加重，疼痛难忍，西医确诊为“流行性腮腺炎”，经西药治疗后，仍疼痛难忍，故专程来院邀余诊治。

检查：形体稍胖，双侧耳下肿胀，压痛明显，右侧为甚，张口不利，咽部红肿，舌苔薄白，脉浮而数。体温39℃，颌下淋巴肿大。

诊断：痄腮。

辨证：邪热内蕴，复感温毒。

治则：清热解毒，散风消肿。

取穴：支沟（双）、翳风（双）、合谷（双）、颊车（双）、大迎（双）。上穴均以强泻手法施针治之。每次留针30分钟，每5分钟行针得气1次。经连续施术3次后，诸症状明显减轻。宗上方、上法，又连续治疗2次后，腮肿消退，症状消失，停止治疗而告痊愈。

按：此病为风热疫毒侵入人体，壅遏少阳与阳明，气血阻塞，而致腮颊肿痛。故取上穴治之，其由：支沟穴为三焦经之经穴，翳风穴为三焦经和胆经之交会穴，两穴相配使用，可疏散少阳风热；合谷穴为大肠经之原穴，施术可清泻阳明火毒：颊车、大迎二穴皆属于胃经，施术可清火消肿。上四穴相配，以症施展手技，故获效迅速。

张福会.周志杰临床经验实录[M].西安：陕西科学技术出版社，2013.

案二：温毒痄腮四则

1.李幼，痄腮发热，又兼消化不良，腹胀便溏。

升麻5g，板蓝根9g，荆芥6g，僵蚕9g，浙贝母9g，带皮槟榔6g，地枯萝9g，焦六曲9g，焦山楂9g。

2.林幼，右腮肿胀，咀嚼作痛，时作寒热，大便难。

荆芥6g，板蓝根6g，夏枯草9g，僵蚕9g，金银花9g，小蓟9g，蚤休6g，桃仁12g，半枝莲15g，生草节3g，防风通圣丸12g（分吞）。

3.陈幼，发热起于昨夜，喉蛾发作，耳下腺亦发炎，风热上乘之候。

大贝母9g，薄荷6g，射干6g，大力子9g，僵蚕9g，玄参9g，赤芍9g，大青叶9g，板蓝根9g，白茅根30g（打）。

4.赵女，痄腮双发，曾有表证。表证退，痄腮仍未消失，清之。

板蓝根9g，净连翘9g，紫丹参9g，大青叶9g，芦荟2.4g，忍冬藤12g，紫花地丁12g，炙僵蚕9g。

按：痄腮即流行性腮腺炎。中医学认为，本病系由温毒外袭，壅阻于少阳经所致，治疗以普济消毒饮。李案因食滞便溏而兼用消导；林案以病情较重，增加清热解毒药，更用防风通圣丸发表、清热泻下，使表里双解；陈案喉蛾与痄腮同时发病，故兼用玄参、射干等清咽喉药；赵案表解后痄腮未消，重用清热解毒之剂，是为同中之异。

朱良春.章次公医术经验集（增补版）[M].北京：科学出版社，2013.

六、简方治疗及其他疗法

（一）单方验方

1.板蓝根、夏枯草各60g，紫花地丁30g。每日1剂，煎水分3次服。对腮腺肿大痛甚者适用。

2.夏枯草、菊花等量，泡茶服。

3.柴葛解毒汤：柴胡、葛根、天花粉、黄芩各6g，生石膏、板蓝根各10g，牛蒡子（炒）、连翘、桔梗各3g，升麻2g。水煎服。

4.加味清胰汤：板蓝根6g，金银花10g，牛蒡子5g，黄连2g，连翘、黄芩、厚朴、枳壳、红花、大黄、郁金、甘草各3g。水煎服。

5.痄腮方：桑叶10g，薄荷10g，葶苈子6g，连翘10g，玄参10g，马勃6g，桔梗6g，天花粉6g，白僵蚕6g，金银花10g，马兜铃6g，甘草5g。水煎服，日1剂。适用于温毒在表之腮腺炎。

6.清解汤：龙胆草9g，黄芩6g，连翘6g，板蓝根9g，蒲公英9g，山栀子6g，夏枯草9g，甘草3g。水煎服，每日1剂，分2～3次服。用于热毒内蕴之腮腺炎，腮腺肿痛甚者。

7.腮腺宁冲剂：赤芍、连翘、大青叶、全瓜蒌、天花粉各9g，金银花3g，葛根4.5g。共研细末，制成冲剂。3岁以下每日5～6g，3～7岁每日10g，分2～3次服。适用于各型腮腺炎。

8.腮腺炎一号：荆芥穗6g，薄荷6g，蒲公英1g，草河车1g，板蓝根1g，黄芩6g，夏枯草10g。水煎服，日1剂。适用于痄腮初起，一侧或两侧发热肿痛，咀嚼困难者。

（二）外治法

1.如意金黄散或玉枢丹（又名紫金锭），功能清热解毒、消肿止痛。取适量麻油调敷患处，每日2次，用于痄腮各期腮腺肿胀疼痛者。

2.新鲜仙人掌适量捣烂，加青黛3g，用鸭蛋清调为稀糊状，涂敷患处，每日1～2次，能促进腮腺消肿，用于痄腮各期腮腺肿胀疼痛者。

3.蒲公英、紫花地丁各30g，白矾6g，共捣烂，加鸡蛋清适量，搅匀如糊状，摊于纱布上，敷患处，每日换药1次，可清热解毒。

4.芙蓉膏：芙蓉叶240g，大黄240g，黄连180g，黄芩210g，泽兰叶240g，冰片6g。上药共研细末，凡士林5000g，调匀成膏，用以外敷腮肿部。

（三）针灸疗法

1.体针疗法

（1）主穴选颊车、关冲、翳风。温毒在表者配少商、风门、风池；热毒蕴结者配商阳、大椎。毫针用泻法，热盛者可点刺少商、商阳、曲池等出血。操作时以主穴为主，效果不明显酌加配穴。少商以三棱针点刺出血，余穴采用疾徐手法，刺激宜强。每日针1次，重者2次。

（2）取翳风、颊车、合谷穴，强刺激。发热者加曲池、大椎针刺。高热者双侧少商以三棱针点刺出血，每穴3～5滴。睾丸肿痛加血海、三阴交，每日1次。

2.耳针疗法 取颌、面颊、神门、肾上腺、皮质下、对屏尖。每次取3～4穴，结合耳部敏感点，常规消毒后用毫针强刺激或中等刺激；或用耳穴压丸法，两耳交替使用。

3.灯火灸 取角孙穴。单侧病取同侧角孙穴，双侧病取双侧角孙穴。先剪去角孙穴处头发，常规消毒后，点燃蘸植物油的灯心草，对准穴位，快速触点，闻及“叭”的响声，迅速提起。一般1～2次即可，如灸后腮肿未全消退，次日可重复1次。

（四）药膳

1.四味绿豆茶

材料：金银花、芦根、鱼腥草、绿豆各30g，白糖适量。

制法：将前三味加水煎汤，去渣，加入绿豆煮熟，调入白糖，代茶饮用。每日1剂。

功效：疏风解表，清热解毒。

适应证：腮腺炎初期。

2.大青叶茶

材料：大青叶15g。

制法：将大青叶研为粗末，放入杯中，用沸水冲泡，代茶饮用。每日1～2剂。

功效：清热去火，凉血解毒。

适应证：腮腺炎中后期。

3.黄花菜汤

材料：黄花菜20g，精盐少许。

制法：按常法煮汤服食。每日1剂。

功效：清热，利尿，消肿。

适应证：腮腺炎。

七、预防措施

（一）隔离

隔离是切断腮腺炎传染途径的重要手段，可以减少腮腺炎患者通过唾液飞沫污染环境的机会。在气候寒温变化无常或寒冷季节，本病常在幼儿园或小学校造成流行。流行期间，孩子上学前或入园前应检查腮部有无肿痛，以便及时发现病情。发现患者应及时隔离治疗，直到腮腺完全消肿后1周为止。对可疑患者也应让其暂时在家隔离观察。本病流行期间，不要带未患过腮腺炎的易感儿童去人群集中的公共场所活动，如看电影、逛商店等。

由于成人罹患本病之后，容易累及睾丸或卵巢，所以家庭以及托幼机构中与患儿接触频繁的成人也应注意预防。

（二）消毒

流行性腮腺炎病毒对低温抵抗力强，但在紫外线照射下，大约半分钟就能死亡。所以患者口鼻分泌物污染的用具，应煮沸或暴晒消毒。患者居室每天应适当开窗流通空气。有条件的医院或诊所，每日应定时用紫外线照射消毒。诊治腮腺炎的诊室，注意避免由于候诊所引起的交叉感染。

（三）药物预防

在本病流行期间，对未患过腮腺炎的儿童可以采用药物预防。

1.板蓝根15~30g，水煎服。或板蓝根冲剂，每次半袋至1袋，冲服。连服3~5天。

2.金银花10g，贯仲15g，水煎服，连服4~5天。

3.大青叶、板蓝根、蒲公英各30g，水煎服，连服3天。

4.食醋（酸度4%以上）熏蒸法：每立方米以5~10mL食醋，加水1倍，放火上煮沸，每日1~2次，每次2小时。适用于集体托幼机构控制本病流行。

（四）灯火点灼预防

将一根灯心放在菜油、香油或茶油内浸透，于火上点燃，迅速点灼角孙穴处，左右两侧各点1次，以发出爆炸声为度。本法可作为预防腮腺炎之用，有待进一步推广验证。

（五）疫苗预防

流行性腮腺炎减毒活疫苗不会使人发病，却能产生腮腺炎抗体，因此，是预防流行性腮腺炎较好的疫苗，可用注射法、喷鼻法和气雾吸入法。在托儿所、幼儿园、学校里，以气雾吸入法较好，可以使87%的孩子增强免疫力。

第六节　肺结核

一、概述

结核病是由结核杆菌感染引起的慢性传染病。结核杆菌可能侵入人体全身各器官，但主要侵犯肺脏，称为肺结核。结核病又称为痨病和“白色瘟疫”，是一种古老的传染病，历史上曾在全世界广泛流行，是危害人类的主要杀手，夺去了数亿人的生命。结核病不仅是一个公共卫生问题，也是一个社会经济问题，控制工作任重道远。

中医学称本病为肺痨，是由于正气虚弱，感染痨虫，侵蚀肺脏所致，以咳嗽、咯血、潮热、盗汗及身体逐渐消瘦等为主要临床表现，具有传染性的慢性消耗性疾病。

中医学对肺痨的认识历史悠久，且逐渐深化。《内经》《难经》《金匮要略》等医籍无肺痨病名，大多归于“虚损”“虚劳”一类病证之中。晋代《肘后备急方》进一步认识到本病具有传染性，指出“死后复传之旁人，乃至灭门”，并立“尸注”“鬼注”之名。唐代《千金要方》明确了肺痨病因、病位，提出“劳热生虫在肺”，并把“尸疰”列入肺脏病篇，确认病位在肺。《外台秘要》则对本病的症状作了较为详细的叙述。由于本病发热如从骨髓蒸发而出，宋以前诸医书称本病为“骨蒸”。又由于本病为痨虫伏藏于内脏，接连染易，故复称之为“伏连”。此外，尚有“急劳”“殗殜”等多种名目。直至宋代

《三因极一病证方论》始以“痨瘵”定名。《济生方》亦用“痨瘵”之名以统诸称，并列“痨瘵”专篇，认识到本病具有“传变不一，积年染疰，甚至灭门”的特殊性，并指出“五劳六极，非骨蒸、传尸之比，多由不能卫生，始于过用”所致，从发病学上把痨瘵与一般的虚劳病证划分了界限。元代《十药神书》收载十方，为我国现存第一部治疗肺痨的专著。《丹溪心法·痨瘵》倡“痨瘵主乎阴虚”之说，突出病理重点，确立了滋阴降火的治疗大法。《医学入门·痨瘵》指出，“潮、汗、咳嗽、见血，或遗精、便浊，或泄泻，轻者六症间作，重者六症兼作”，概要地提出了本病的6个主症。《医学正传·劳极》确立了杀虫与补虚的两大治疗原则，迄今仍然对治疗肺痨具有重要的指导意义。

本节所论述的肺痨，与西医学中的肺结核病相类同。若以广义的痨瘵而言，还包括某些肺外结核在内。当这些疾病出现肺痨的临床表现时，可参考本节进行辨证论治。为加强全国结核病疫情的管理，卫生部将肺结核病列为《中华人民共和国传染病防治法》乙类传染病管理，并要求各级医疗卫生单位将肺结核病可疑者和肺结核人转至结核病防治机构进行统一检查、督导化疗与管理。

二、中医病因病机

1.病因 肺痨的致病因素主要有两个方面，一为感染痨虫，一为正气虚弱，二者可相互为因。痨虫传染是发病不可缺少的外因，正虚是发病的基础，是痨虫入侵和引起发病的主要内因。

（1）感染痨虫 早在晋代，葛洪在《肘后备急方》中已认识到本病属于慢性传染性消耗性疾病，提到此病“积年累月，渐就顿滞，乃至于死”，而且其传染力很强，甚至“可以灭门”。古人所称的痨虫即今日所见的结核杆菌。痨虫传染是形成本病的唯一因素，因直接接触患者，痨虫侵入人体而发病。如问病吊丧、看护患者、骨肉亲属与患者朝夕相处，都是导致感染的条件。

（2）正气虚弱　禀赋不足，先天素质不强，小儿发育不良，痨虫乘虚入侵致病。

（3）后天失调　酒色过度，耗伤精血；或情志不遂，忧思过度；或劳倦伤脾，导致正气虚弱，痨虫入侵而发病。

（4）病后失养　如麻疹、哮喘等病后或外感咳嗽延久不愈，以及产后失于调养等，皆易致痨虫入侵。

（5）营养不良　由于生活贫困，饮食营养不足，终致体虚而感痨虫。

上述原因均可导致气血不足，正气虚弱，成为痨虫入侵引起发病的主要内因。痨虫感染和正气虚弱两种病因，可以互为因果。痨虫是发病的原因，正虚是发病的基础，正气旺盛，感染后不一定发病，正气不足则感染后易于致病。同时，病情的轻重与内在正气的强弱也有重要关系。外因感染既是耗伤人体气血的直接原因，同时又是反映病变发生发展规律、区别于他病的特殊因素。

2.病机　本病的发病部位主要在肺。由于痨虫从口鼻吸入，直接侵蚀肺脏，可出现干咳、咯血等肺系症状。脏腑之间关系密切，肺病日久可以进一步影响其他脏器，故有“其邪展转，乘于五脏”之说。其中与脾肾两脏的关系最为密切。脾为肺之母，肺痨日久，子盗母气，则脾气亦虚，可伴疲乏、食少、便溏等症，其甚者可致肺、脾、肾三脏同病。肾为肺之子，肺虚肾失滋生之源，或肾虚相火灼金，上耗母气，则可见肺肾两虚，伴骨蒸潮热、男子失精、女子月经不调等肾虚症状；若肺虚不能制肝，肾虚不能养肝，肝火偏旺，则见性情急躁、善怒、胁痛；肺肾阴虚，心火上炎，还可伴虚烦不寐、盗汗等症；如肺虚治节失司，血脉运行不畅，病及于心，可见喘、悸、肿、紫绀等症。

本病病机以阴虚火旺为主，并可导致气阴两虚，甚则阴损及阳。肺喜润恶燥，痨虫蚀肺，肺体受损，首耗肺阴，而见阴虚肺燥之候。故朱丹溪概括痨瘵的病理为“主乎阴虚”。由于病情有轻重，病变发展阶段不同，故病理演变不一。一般来说，初起病变在肺，肺体受损，肺阴亏耗，肺失滋润，故见肺阴亏损之候，继可导致阴虚火旺，如阴伤及气，甚则阴损及阳，则见气阴两虚或阴阳两虚之候。

肺痨咳嗽由肺阴不足所致，因此常表现为干咳、少痰，伴咽燥口干、颧红、唇赤、舌红少津、脉细数，但也有因脾虚生痰，痰湿阻肺所致，故也可出现咳嗽痰多、痰呈泡沫状，伴身重疲乏、胃纳不振、舌苔白腻等症；更有少数表现为痰热咳嗽，症见痰黄且稠，或痰中带血。咯血多由于热伤肺络，症见血色鲜红、咯血量多；也可夹有瘀血，症见小量咯血、时发时止、血色暗或带紫色血块。潮热盗汗，多数是由阴虚内热所致，症见颧红唇赤、咽干、舌红少津，也有表现为气阴两虚者，兼见形寒乏力、易汗肢冷等症。本病初起，病变主要在肺，但在疾病逐步发展过程中，可累及脾肾，甚则传变五脏，从而兼见五脏形证，其中尤以脾肾两脏最为突出。

三、中医辨证论治

补虚培元、抗痨杀虫为治疗肺痨的基本原则，根据体质强弱分别主次，但尤需重视补虚培元，增强正气，以提高抗病能力。调补脏器重点在肺，并应注意脏腑整体关系，同时补益脾肾。治疗大法应根据“主乎阴虚”的病理特点，以滋阴为主，火旺者兼以降火；若合并气虚、阳虚者，则当同时兼顾。杀虫主要是针对病因治疗。正如《医学正传·劳极》所说：“治之之法，一则杀其虫，以绝其根本，一则补虚，以复其真元。”在药物治疗的同时，肺痨患者还应注意饮食、摄生等综合调理，对于病情缓解和康复都有重要作用。故《明医杂著·痨瘵》提出：“然必须患者爱命，坚心定志，绝房事，息妄想，戒恼怒，节饮食，以自培其根。否则虽服良药，亦无用也。”

本病辨证要点：①辨病理属性，区别阴虚、阴虚火旺、气虚的不同，掌握肺与脾、肾的关系。临床总以肺阴亏损为多见，如进一步演变，则表现为阴虚火旺，或气阴耗伤，甚至阴阳两虚。②辨主症。临床应根据咳嗽、咯血、潮热、盗汗四大主症的主次轻重及其病理特点，结合其他兼症，辨其证候所属。

1.肺阴亏虚

【证候】干咳，咳声短促，或咳少量黏痰，或痰中带血丝或血点、色鲜红，胸部隐隐闷痛，午后手足心热，皮肤干灼，口干唇燥，或有轻微盗汗，舌边尖红，苔薄，脉细或兼数。

【治法】滋阴润肺。

【方药】月华丸。

天冬30g，生地黄30g，麦冬30g，熟地黄30g，山药30g，百部30g，沙参30g，川贝母30g，真阿胶30g，茯苓15g，獭肝15g，广三七15g，白菊花60g，桑叶60g。

【加减】咳频而痰少质黏者，加甜杏仁10g；痰中带血丝较多者，加白及10g，仙鹤草30g；低热不退者，可酌配银柴胡10g，地骨皮10g，功劳叶10g，青蒿10g，胡黄连10g。

2.阴虚火旺

【证候】呛咳气急，痰少质黏，或吐稠黄痰、量多，时时咯血，血色鲜红，午后潮热，骨蒸，五心烦热，颧红，盗汗量多，口渴，心烦，失眠，性情急躁易怒，或胸胁掣痛，男子可见遗精，女子见月经不调，形体日渐消瘦，舌红而干，苔薄黄或剥，脉细数。

【治法】滋阴降火。

【方药】百合固金汤加减。

熟地黄9g，生地黄9g，当归身9g，白芍3g，甘草3g，桔梗3g，玄参3g，贝母12g，麦冬12g，百合12g。

【加减】骨蒸劳热，日久不退，可选用清骨散或秦艽鳖甲散。若火旺较甚，热势明显升高，酌加胡黄连、黄芩、黄柏等苦寒泻火坚阴。痰热蕴肺，咳嗽痰黄稠浊，酌加桑白皮、知母、金荞麦根、鱼腥草等清化痰热。咯血较著者，加黑山栀、紫珠草、大黄炭、地榆炭等凉血止血；血出紫黯成块，伴胸胁掣痛者，可酌加三七、茜草炭、花蕊石、蒲黄、郁金等化瘀和络止血。盗汗甚者，可选乌梅、煅牡蛎、麻黄根、浮小麦等敛营止汗。声音嘶哑或失音，可加诃子、木蝴蝶、凤凰衣、胡桃肉等以润肺肾而通声音。

3.气阴耗伤

【证候】咳嗽无力，气短声低，咳痰清稀色白，偶或夹血，或咯血，血色淡红，午后潮热，伴畏风、怕冷，自汗与盗汗并见，纳少神疲，便溏，面色苍白，颧红，舌质光淡、边有齿印，苔薄，脉细弱而数。

【治法】益气养阴。

【方药】保真汤加减。

当归9g，人参9g，生地黄9g，熟地黄9g，白术9g，黄芪9g，赤茯苓4.5g，白茯苓4.5g，天冬6g，麦冬6g，赤芍6g，白芍6g，知母6g，黄柏6g，五味子6g，柴胡6g，地骨皮6g，甘草4.5g，陈皮4.5g，厚朴4.5g。

【加减】夹有湿痰者，加半夏10g，陈皮10g；咯血量多者，酌加花蕊石20g，蒲黄10g，仙鹤草30g，三七10g，配合补气药以止血摄血；如纳少腹胀、大便溏薄等脾虚症状明显者，酌加扁豆10g，薏苡仁20g，莲子肉20g，山药10g。

4.阴阳两虚

【证候】咳逆喘息少气，咳痰色白，或夹血丝，血色暗淡，潮热，自汗，盗汗，声嘶或失音，面浮肢肿，心慌，唇紫，肢冷，形寒，或见五更泄泻，口舌生糜，大肉尽脱，男子滑精、阳痿，女子经少、经闭，舌质光淡隐紫、少津，脉微细而数，或虚大无力。

【治法】滋阴补阳。

【方药】补天大造丸

紫河车1具，生地黄45g，麦冬45g，天冬45g，杜仲45g，熟地黄60g，牛膝30g，当归30g，小茴香30g，川黄柏30g，白术30g，枸杞子21g，五味子21g，陈皮24g，干姜6g，侧柏叶60g。

【加减】肾虚气逆喘息者，配胡桃仁30g，冬虫夏草3g，蛤蚧1对，五味子30g；阳虚血瘀水停者，可用真武汤合五苓散加泽兰10g，红花10g，北五加皮10g；五更泄泻者，配用煨肉豆蔻10g，补骨脂10g。

四、临床举要

肺痨与西医学中的肺结核病相同。欧阳氏等证实月华丸可抑制体外结核杆菌，能明显增加结核鼠CD4细胞和T淋巴细胞数量，二者可杀灭结核杆菌，通过其介导免疫提高巨噬细胞杀菌能力。另外，月华丸还能明显降低标准结核小鼠体温病理性升高、质量消瘦性下降及结核中毒症状。

欧阳建军，伍参荣.月华丸对耐多药结核鼠T淋巴细胞亚群及细胞因子的影响[J].中国实验方剂学杂志，2006（9）：28-30.

陈氏等在治疗空洞性肺结核临床对照研究中发现，百合固金汤治疗组综合疗效显著高于单纯西药治疗的对照组，且能明显提高空洞闭合率，促进结核病灶的吸收，能提高初治、复治病例痰涂片转阴率。

陈利民，周逸，中西医结合治疗空洞性肺结核临床对照研究[J].实用中西医结合临床，2010，10（3）：5-6.

刘氏等利用百合固金汤加味配合西药治疗肺结核咯血82例，结果显示，百合固金汤治疗肺阴虚所致咯血有重要的辅助作用，但在临床上必须在西药抗痨的前提下进行，否则疗效欠佳。

刘红艳，南琴.百合固金汤加味配合西药治疗肺结核咯血82例[J].陕西中医，2008，29（4）：397-398.

郝氏等用保真汤加减配合抗痨强化期治疗复治菌阳性肺结核，临床观察了37例患者，结果显示：治疗组痰菌阴转率和X线病灶吸收率与对照组比较有显著性差异，证实在抗痨的同时辅以中药辨证施治，疗效明显优于对照组。

郝小萍，杜雨华，杜正新，等.加减保真汤配合抗痨强化期治疗复治菌阳性肺结核37例临床观察[J].中国中西医结合杂志，2007，27（5）：448.

陈氏等为提高老年初治涂阳肺结核治疗效果，在2HREZ/4HR标准化疗的基础上联合使用健脾润肺丸（山药、黄精、地黄、制首乌、黄芪、党参、山茱萸、五味子、丹参、川贝母、白及、阿胶等），以痰结核菌涂片、X线胸片、血常规、肝肾功能等观察项目为指标，发现治疗组均优于对照组。

陈富元，梅明星.健脾润肺丸辅助治疗老年初治涂阳肺结核疗效观察90例

[J].中国医药指南，2010，8（21）：23-24.

五、医案精选

案一：肺热痰恋型肺痨

王某，男，51岁。1972年2月23日初诊。

主诉：身热，胸痛，咳黄稠痰。1966年冬天咳嗽，发热。胸片示右肺结核，伴空洞形成。久用第一类抗痨药物已乏效。来诊时身热，胸痛为甚，动则气急，咳嗽，咳痰黄稠，口中作干。以往有慢性支气管炎病史。苔黄腻，舌稍红，脉滑数。X线胸片示两侧肺纹理增多，右肺上中有浸润干酪样病灶，肺中空洞内径2～3cm。

中医诊断：肺痨。

西医诊断：浸润型肺结核溶解播散期。

辨证：肺热痰恋。

治则：清肺除蒸，止咳化痰。

方药：百部18g，黄芩9g，丹参9g，延胡索15g，姜半夏9g，陈皮4.5g，炙紫菀9g，猫爪草30g。7剂。

1972年3月2日二诊：药后热减，胸痛改善。原方再服7剂。

1972年3月16日三诊：热退，胸痛已除，但咳嗽痰多未已，气急如前。按原方出入。

方药：百部18g，黄芩9g，丹参9g，陈皮9g，姜半夏9g，炙苏子9g，杏仁9g，桔梗6g，延胡索15g。7剂。

1972年3月23日四诊：咳痰已减，脉滑，苔薄白带黄。原方加鱼腥草30g，海浮石18g，橘贝半夏曲3g（冲服）。以后按前方加减，并予橘贝半夏曲冲服，连续3个月，除有时气急外，胸片示右侧浸润病灶吸收好转，空洞缩小（1cm×1cm），以保肺片善后。

按：肺结核的中医治疗，一般以甘寒养阴为大法，用大量养阴药治疗。肺结核的“阴虚”多是“火旺”过盛而灼炼津液之故，只有着重于泻肺火，才能釜底抽薪，去其病根。本例患者身热痰黄、苔黄腻、脉滑数，说明其火势亢盛，痰热留恋，故用清肺除蒸兼止咳化痰之药。两者相互配合，较短时间即收到显著效果。

邵长荣.邵长荣肺科经验集[M].上海：上海科学技术出版社，2004.

案二：肺阴虚型肺痨

王某，男，74岁。2007年9月6日初诊。

患者发热、咳嗽4个月，在某医院诊断为肺炎，后至结核病医院诊断为肺结核，予以抗结核治疗。现阵发咳嗽，夜咳甚，白痰量少，尚能咳出，恶风寒，乏力，手足心热，手汗出，纳可，大便偏干，双肩发沉，右面肌痉挛。行前列腺切除术3年，有右侧腹股沟疝病史。舌暗红，苔白，脉左浮弦大、右细弦。

瓜蒌30g，知母10g，贝母10g，仙鹤草30g，功劳叶15g，芦根15g，百部10g，黄芩15g，川椒6g，生艾叶6g，牛蒡子15g，白芷10g，赤芍、白芍各12g，生石决明30g（先煎），地龙15g，南沙参、北沙参各15g，玄参15g，熟大黄3g，芒硝3g，紫菀15g，炒杏仁9g，生甘草10g。14剂，水煎服。

2007年9月20日二诊：药后大便已通畅，夜间咳嗽减少，已不影响睡眠，仍咳嗽阵作，难以克制，痰少，咳嗽甚则汗出，胃纳可，恶风寒，手足心热。舌暗淡，苔薄白润，脉浮弦数，浮象略减。

瓜蒌30g，知母10g，贝母10g，仙鹤草30g，功劳叶15g，芦根15g，百部10g，黄芩15g，川椒6g，生艾叶6g，牛蒡子15g，白芷10g，赤芍、白芍各12g，生石决明30g（先煎），地龙15g，南沙参、北沙参各15g，玄参15g，熟大黄3g，芒硝3g，紫菀15g，炒杏仁9g，生甘草10g，党参12g，葛根15g，荆芥10g。14剂，水煎服。病情好转。

按：肺痨不仅局限为外来之痨虫，也包括痨虫内侵引起气血运行障碍导致的痰热、郁火、血瘀等次生病理产物，即由外感导致的内生之毒。治疗中应在祛邪治则指导下，根据不同状态患者内生毒邪的具体种类选用相应治疗措施。其中，仙鹤草、功劳叶、百部、百合等具有杀痨虫功效的药物可贯穿治疗始终，同时酌情选用全瓜蒌、知母、苏子、贝母、黄芩等清热化痰，柴胡、黄芩疏散少阳郁热，生石膏、知母清退气分之热，青蒿、地骨皮清透阴分伏热，三七、白及止血化瘀，熟大黄、芒硝通腑泻热。邪去则正安。肺痨的本虚以阴虚为主，同时并存气虚，病位波及肺、脾、肾三脏。滋补肺阴常选用南沙参、北沙参、麦冬、百合、阿胶珠，滋补肾阴选用天冬、玄参，并取生脉饮以补益气阴。阴虚则生内热，肺痨患者阴虚与内热并见，用药避免滋腻厚味药物，防止其碍胃敛邪，故多选用清润之品，如玄参、芦根、茅根等，既能育阴生津，又能清透虚热。

姜良铎.姜良铎医案选[M].北京：中国中医药出版社，2011.

案三：肺肾阴虚型肺痨

于某，女，30岁，忻县人，农民。1975年10月31日初诊。

咳嗽气短已十余年，近来气急，盗汗，胸痛，背痛，吸气尤为困难。腰困，遗尿，手心烧，口干，轻度浮肿，月经正常。西医诊断为肺结核。苔薄白，脉细弱，此为肺肾阴虚之证。拟滋肾润肺，引气归原为法。

辽沙参10g，麦冬10g，五味子5g，紫菀10g，川贝母10g，炙枇杷叶10g，百合10g，百部10g，熟地黄15g，女贞子10g，怀山药10g，茯苓6g，川牛膝10g，核桃仁3枚，破故纸6g，沉香6g，白果6g。水煎服。

因患者系远地而来，又因行动不便，处上方后，再未就诊。连服上药15剂后，于1976年1月来信诉述病情说："服药后效果很好，体重增加三十余斤，其余症状都明显好转，可以胜任一般的家务活。"

按：肺结核，中医学称为肺痨，亦有"劳瘵""尸注""鬼注"等名称，早在《内经》中对其主症就有记载。本病的病因，一般多认为是体质虚弱，而受痨虫传染所致。宋代以前就提出"痨症有虫，患者相继"，宋代《仁斋直指方》亦有"瘵虫食人骨髓"之论。《济生方》提到痨证，有"传变不一，积年染疰，甚至灭门"的说法。根据本病的病情特点，潮热、盗汗、咳嗽、咳血、消瘦、闭经等症，以阴虚为主。程钟龄曾创立"滋阴降火，消痰祛瘀，止咳定喘，保肺平肝，消风热，杀尸虫"的治疗大法。本案患者咳嗽、气喘、咳痰不爽、口干、脉细数，为肺金阴虚，清肃之令不行的征象，腰困、遗尿、吸气困难，为肾精不足，气不归原的见症。故以生脉散加紫菀、川贝母、百合、枇杷叶益阴理气、祛痰止嗽。百部有杀尸虫的作用。六味地黄丸去牡丹皮、泽泻，加牛膝、核桃仁、补骨脂、沉香滋阴纳气，引气归原。药证相投，收效满意。

李洁.内科病证咳嗽[M].上海：上海科学技术出版社，2012.

六、简方治疗及其他疗法

（一）单方验方

1.大蒜对于肺痨颇有效验，内服外用均可。每次以30g为佐餐，每日3次；或鲜大蒜适量捣泥，置纱布上敷贴两足底涌泉穴，20～30分钟局部疼痛时取下。

2.葎草合剂：葎草30g，百部、白及各500g，夏枯草250g，糖2000g，反复加水蒸馏浓缩至5000g，每天服50mL，分3次服。

3.白及散（南京中医学院附属医院方）：白及、百部、牡蛎、炮山甲等份研粉，如病灶有活动，百部加倍，每服3～5g，每日2～3次。

4.夏枯草30g，煎汁浓缩成膏，晒干研粉，再用青蒿3g，鳖甲2g，均研细末搅拌，此为1日量，分3次服。亦可制成丸剂、水剂内服。

5.芩部丹：百部18g，丹参、黄芩各9g，水煎服；如用片剂，每次5片，每日2次。

6.野百合、款冬花各90g，蜂蜜300g，共煎成膏，分为40次量，每日3次，开水送服。

7.紫河车4份，百部4份，白及2份，共为细末，炼蜜为丸，每服9g，每日3次，开水送服，以3个月为1个疗程。

8.羊胆烘干，研粉，装胶囊，每服1粒，每日3次。

（二）外治法

1.净灵脂、白芥子各15g，生甘草6g，研末，大蒜泥15g，同捣匀，入醋少量，摊纱布上，敷颈椎至腰椎夹脊旁开1.5寸，1～2小时皮肤有灼热感去之。7日1次。（《理瀹骈文》，原方有白鸽粪15g，麝香0.3g）

2.搓药法：处方：硫黄、雄黄、辰砂各3g，麝香1g，大蒜30～40g，夏天加冰片3g（《穴敷疗法聚方镜》）。方法：大蒜捣烂如泥，余药研粉与大蒜共调，做成乒乓球大小的药球，治疗时用药球在皮肤上揉搓。从长强穴开始循脊柱向上揉搓至肺俞为止，反复揉搓20分钟，腰至肺俞穴之间，揉搓12～15分钟，用力稍大，剩余药敷于肺俞，绷带扎紧，药干即除去。每月1次，连续3次。

（三）针灸疗法

1.体针疗法　选太渊、肺俞、膏肓、足三里、三阴交、太溪等为主穴，可根据临床表现随症配穴。一般肺阴亏损者配照海；阴虚火旺者配合谷、行间；气阴两虚者配脾俞、胃俞、气海；潮热者配尺泽、鱼际；盗汗者配阴郄；咯血者配孔最；遗精者配志室；经闭者配血海。针刺用补法。

2.耳针疗法　选肺区敏感点、脾、肾、内分泌、冲门等，可用毫针轻刺激，留针15～30分钟，隔日1次，10次为1个疗程。

3.穴位注射 选结核穴及中府、肺俞、大椎、膏肓、曲池、足三里等穴，选用维生素B_1注射液100mg或链霉素0.2g，每次选择2～3穴，轮流使用。

（四）药膳

1.五倍子茶 绿茶末30g，五倍子500g，醪糟120g。先将五倍子研细末，再加入绿茶末和醪糟拌匀，捣烂，摊平，用模具压制或用刀切成约3cm见方、重约5g的小块，待发酵至表面长出白霜时取出晒干，贮藏于干燥处备用。每次1～2块（5～10g），用沸水冲泡，温饮。每日1～2次。滋阴润肺。适用于肺阴不足之久咳多痰、咽痛咽痒者。

2.白及当归茶 绿茶1g，白及、当归各20g，冰糖25g。将白及、当归、冰糖加水共煮，煮沸3分钟后加入绿茶。每日1剂，分两次服。滋阴润肺，清热止血。适用于咳血或痰中带血，伴潮热无力。

七、预防措施

进入21世纪90年代后，本来已经得到控制的肺结核病，又在世界范围内出现广泛流行趋势，人们与肺结核的斗争进入了新时期。有一定抗药性的结核杆菌，治疗更为困难，因此，肺结核的预防十分重要。中医学认为，肺痨是具有传染性的慢性虚损疾患。其病因为感染痨虫，但发病与否与正气强弱有很大关系。中医预防肺痨有一定特色。

1.积极锻炼，增强体质：可选择气功、保健功、太极拳等项目进行锻炼，平时注意防寒保暖，节制房事，提高抗病能力，增强人体正气，“正气存内，邪不可干”，自然能抵御痨虫的侵袭。

2.肺痨的主要传播途径是痨虫染易，主要是肺痨患者在咳嗽、喷嚏、大声谈笑时喷射出带痨虫的飞沫而传染给常人。故患者不能随地吐痰，且外出应戴口罩。

3.饮食要注意清淡：预防肺痨饮食要以清淡为主，宜食新鲜蔬菜、水果及豆类食物。

4.抗痨杀虫是肺痨的重要治法，在辨证论治的基础上应重视抗痨杀虫药物的使用。根据临床验证和药理实验研究，很多中药有不同程度的抗痨杀虫作用，如白及、百部、黄连、黄芩、大蒜、冬虫夏草、功劳叶、葎草等，均可在辨证的基础上结合辨病，适当选用。平时可用上述药物煎汤代茶饮，抗击痨虫。

5.注意早发现及转归：肺痨预后好坏与体质强弱、病情轻重、治疗迟早有很大关系，如《肘后备急方·治尸注鬼注方》说：“觉知此候者，便宜急治之。”《明医杂著·劳瘵》说：“此病治之于早则易，若到肌肉消铄，沉困着床，脉沉伏细数，则难治矣。”提出早期治疗的重要性。若正气较旺盛，或得到及时正确的治疗，可逐渐康复。若邪盛正虚，病情可进行性加重，趋向恶化，由肺虚渐损脾肾心肝，由阴及气及阳，形成五脏亏损，则预后不良。若正气较虚，正邪相持，病势起伏，病情慢性迁延，亦属难治。

6.预防及护理：历代医家一贯强调对本病应防重于治，如元代《上清紫庭追痨仙方》中就主张病者死后将尸体火化，防其传染旁人，甚至灭门。《古今医统》指出：在吊丧问疾时，气虚饥饿忌接近患者，以免乘虚染触。其对家属、医生给出了保健预防措施和药物消毒方法，要求在接触患者时，须饮食适宜，不可饥饿，体若虚时可服补药，身佩安息香，或用雄黄擦鼻；平素保养元气，爱惜精血，增强正气是防止传染的重要措施。

第七节　百日咳

一、概述

百日咳是由百日咳杆菌所致的急性呼吸道传染病。婴幼儿多见。临床以阵发性痉挛性咳嗽、鸡鸣样吸气吼声为特征。病程可长达2～3个月，故名百日咳。

患者是本病唯一的传染源。自潜伏期末至病后6周均有传染性，以发病第1周卡他期传染性最强。本病主要通过飞沫传播。人群普遍易感，但幼儿发病率最高，好发年龄多为10岁以下。由于母体无足够的保护性抗体传给胎儿，故6个月以下婴幼儿发病较多。病后可获持久免疫力，第2次发病者罕见。本病发生于世界各地，多见于温带及寒带地区。全年可发病，以冬春季为主，一般散在发病，也可流行。

百日咳典型经过分为3期：卡他期（前驱期）、痉咳期和恢复期。本病诊断：①流行病学资料：发病前1～3周有百日咳患儿接触史。②临床资料：病初咳嗽，低热3～4天后，热退而咳加重，呈阵发性痉挛性咳，有鸡鸣样长吸气性吼声，夜间为重，咳剧时可出现面部浮肿、结膜下出血。如未并发肺炎则肺部无阳性体征。新生儿和2～3个月以下乳儿常无典型痉咳，发作时仅咳3～4声就发生屏气，面色青紫或窒息、惊厥，甚至心跳停搏。③实验室资料：细菌培养：于卡他期和痉咳初期，用鼻咽拭子自鼻咽后壁取分泌物，或咳碟法时对患者咳出的飞沫进行培养，均可获阳性结果；血象：白细胞计数升高，可达（20～50）×10^9/L，以淋巴细胞为主，占60%～95%；血清学检查：酶标法测定抗百日咳杆菌的抗体为阳性；免疫荧光检查：取鼻咽分泌物涂片，用荧光标记的特异抗体染片，荧光显微镜下检查病原菌。

百日咳病名是日本的译名，中医古代文献中没有记载，但关于本病的症状，在咳嗽证候里论述得却比较详尽。如《素问·风论》中最早提到："时咳短气，昼则差，暮则甚。"这些症状的描述，与百日咳发病后"日间较少，夜间较多"的现象有相似之处。隋代巢元方在《诸病源候论》中分析10种咳嗽时，对"厥阴咳"提及"咳而引动舌本"，其症状描述和一般咳嗽已有不同，很像是对百日咳时舌伸向外症状的描写。同时，他在"论小儿咳候"说，"百日内嗽者，十中一两瘥耳"，也很接近乳婴儿患百日咳的预后不良情况。唐代孙思邈在《千金要方》里有"小儿嗽，日中瘥，夜甚，咳不得息，不能复啼"的记载，把小儿咳嗽日间好些，夜间转甚，咳到不能回气、不能啼哭的情况描写出来，与百日咳又更类似。许豫和在《顿咳论》中说："其咳亦能传染，感之则发作无时，面赤腰曲，涕泪交流，每顿咳至有声，必咳出痰乃住，或所食乳食，尽皆吐出乃止。咳之至久，面目浮肿，或目如拳伤，或咯血，或鼻衄，此病最难愈。"这些具体的经验描述，不但描述了患儿的痛苦症状，而且更明白地指出了该病的传染性和预后。根据上述各种文献的记载，说明中医学在很早以前对百日咳就有论述。不难看出，在隋代对本病已能初步认出，宋元时代已能鉴别，到清代则更加明确。对百日咳的病名，过去常因地方习用而有所差别。广东地区称“鸡咳”的较多，江苏地区多称为“天哮咳”，有的地区还有“鹭鸶咳”“顿咳”“趸咳”“痉咳”“疫咳”等不同名称。

百日咳无特殊的治疗方法，西医主要是一般性的对症治疗和积极防治并发症。中医药主要根据患者的表现辨证治疗，疗效满意，预后较佳。如今主动免疫广泛开展，疫苗接种有很好的预防效果，其发病率也大大减少。

二、中医病因病机

历代医学家根据临床实践，认为本病之所以出现与一般咳嗽不同的特殊性咳嗽，发病机理与感染时邪，肺失清肃，痰浊羁留阻滞气道，与肝经郁热，气火上逆，或素体虚弱，气阴亏损有关，说明百日咳是在内因和外因的相互作用下产生的。其病位主要在肺，常犯胃伤肝。病情可寒可热，而以热证多见。初期证多属实，后期则可见虚证或虚实夹杂证。常见如下病机。

1.感受时邪，肺失清肃　百日咳的致病因素，外因多为时令气候变迁，感受风寒或温疫之气，侵袭卫表，深蕴肺家，未得透达而成。正所谓：“小儿触冒风寒，先客皮肤，随气入肺，卒得喘咳暴嗽。”肺主皮毛，皮毛先受邪气，邪气得从其入。肺为华盖，位于至高，肺气以降为顺，上升则逆。如肺为邪气所客，则清肃之令不行，使气上而不下，冲壅气道，故而发生咳嗽。由于邪气深伏太阴肺经，肺郁不宣，故咳声连续阵作不已。邪阻肺络，肺气闭塞，进而即可产生发热气急、鼻翼扇动等证候。

2.痰浊羁留，阻滞气道 痰为病理过程中的产物，也是致病因素之一，所谓“痰为百病之源”。正由于痰是病理产物，其病变不是孤立的，而往往与其根本致病因素紧密联系。小儿体禀纯阳，伏痰内蕴，再与外邪搏结则必郁而化热，煎熬津液，酿为痰浊，阻遏气道，壅塞不宣，势必肺气上逆，而痉咳阵作。久而不愈，胶固不化，形成顽痰，阻塞气道，故须待黏稠痰涎尽量吐出，气机通畅，而痉咳将得暂时缓解。有时痰涎壅盛，甚至闭塞喉间，常有立时窒息毙命的危险。尤其2岁以下婴幼儿，由于脏腑娇嫩，形气不充，更易发生。

3.肝经郁热，气火上逆 小儿内有伏痰，则肝常郁热，久必化火而影响肺系，故患儿每于剧烈咳嗽以后，伴有呕吐、面赤、胁肋胀痛等肝经症状。由于肝经郁热，气火上逆，气为血之帅，气机失调，进而血行不畅，可见面红耳赤、颈脉怒张、咳时弓背弯腰、涕泪交流、呕逆作吐、汗出涔涔，甚至大小便遗出等症，气郁火升，迫血妄行，则吐血、衄血、咯血、目如拳伤而白睛出血等。小儿肝常有余，郁热不解，严重时可以上蒙清窍，肝风内动，出现抽搐神昏等危症。

4.素体虚弱，气阴亏损 小儿素体虚弱，肺脾不足，以致卫外功能不固，易被外邪所侵，袭于肺卫，肺气失宣，则咳逆不已。脾运不健，则痰涎内生，排出不畅，故痰阻气道，咳逆泛吐，甚至郁闭肺气，出现呼吸短促不匀等症。若时行邪气恋肺，痰浊羁留化热，久咳不已，则损伤肺络，可见咯血、衄血等症。新病属实，久病必虚，故咳久每易损及肺脾，出现肺脾气阴亏损证候。

三、中医辨证论治

百日咳初期，在症状上因无明显痉咳，故与一般感冒咳嗽相仿，可分为风寒与风热两类。到了痉咳期，则以阵发性痉挛性咳嗽为主，同样也有寒热之分，加之痰浊羁留，咳则呕逆，则有虚实之别。嗣后咳嗽逐渐减轻，病情趋向恢复，进入恢复期，则以肺脾两虚表现为主。故辨证中，应该以辨痉咳、辨痰浊、辨呕逆、辨声息为要点。

（一）外邪束肺型

外邪束肺，肺失治节，清肃之令不行，先见咳嗽喷嚏、流涕，间有微热，咳嗽以晚间较剧，尚未出现特殊的痉挛性咳嗽，这是百日咳早期证型，与普通的伤风感冒无大差异。若注意流行情况，以及患儿有无百日咳传染接触史等，可诊断是否发生本病。

本病可分为风寒袭肺和风湿犯肺两型。形体壮实的患儿，多见面赤唇红、咳嗽痰稠、口干咽痛、舌红苔黄、脉象浮数、指纹浮紫，其证偏于风热；体质较差的患儿，则多见面白唇淡、咳嗽痰稀、舌淡苔白、脉浮无力、指纹青淡，证偏于风寒。

1.风寒袭肺证

【证候】发热，恶寒，头痛，鼻塞，流涕，喷嚏，咳嗽，无汗，舌苔薄白，脉浮，指纹浮红。

【治法】祛风散寒，顺气止咳。

【方药】止嗽散加减。

桔梗3g（炒），荆芥5g，紫菀5g，百部5g，白前5g，炙甘草3g，陈皮3g。

【加减】风寒甚者，加麻黄3g，苏梗6g，葱头3个，淡豆豉10g。呕吐者，加生姜2片。

2.风温犯肺证

【证候】发热恶风，咳嗽气促，微有汗出，口渴咽红，舌苔薄黄，脉象浮数，此属风温犯肺轻症。重症则见高热不退，咳嗽频频，气急鼻扇，涕泪俱无，喉中痰鸣，口渴烦躁，面色红赤，舌质红而干，脉象滑数。

【治法】轻症治宜辛凉清解，重症则辛苦泄热，佐以涤痰解毒。

【方药】轻症用桑菊饮或银翘散，重症可选用麻杏石甘汤加味。

桑菊饮（《温病条辨》）：桑叶10g，菊花10g，杏仁10g，薄荷3g（后下），连翘10g，桔梗3g，甘草3g，芦根15g。

银翘散（《温病条辨》）：金银花10g，连翘10g，桔梗3g，牛蒡子5g，薄荷3g（后下），竹叶5g，荆芥5g，生甘草3g，淡豆豉10g。

麻杏石甘汤（《伤寒论》）：麻黄3g，杏仁10g，生石膏25g（先煎），生甘草3g。

【加减】桑菊饮是辛凉轻剂，解表清热作用逊于银翘散，但清肺止咳作用却又胜于银翘散。咳嗽重者，可加贝母以宣肺镇咳化痰。津伤口渴者，可加天花粉以生津解渴。里热已甚者，加山栀、黄芩以清泄里热。

麻杏石甘汤侧重于治疗热型喘嗽，如果见息促、脉象洪数，有肺经风热表现者，用其先肃清肺中郁热，再加钩藤、蝉蜕等祛风镇咳解痉之药，当收速效。反之，湿热蒸郁为痰，喘息咳嗽者，肺气只宜轻宣，可用千金苇茎汤加减，不宜辛凉肃肺太重。

（二）痰阻顿咳型

邪毒侵肺，肺失清肃，痰浊阻滞气道，肺气不能通畅，故咳嗽逐渐加剧，并出现较特殊的咳嗽。本型又可分为寒痰束肺与热痰恋肺证。寒痰束肺，则咳嗽剧作，咳时面红握拳，目赤睑浮，涕泪交作，咳声连续不断，咳后有吸气时鸡鸣音，痰液稀薄，鼻有清涕，脉象浮紧，舌苔薄白而滑。热痰恋肺，则咳嗽阵作，咳时面红握拳，目赤睑浮，涕泪交作，咳声连续不断，有鸡鸣尾声，痰液黏稠，不易排出，痰中带血，甚或咯血，鼻常衄血，目干舌燥，喝欲饮水，脉象滑数，舌苔干燥。

1.寒痰束肺证

【证候】咳嗽剧作，咳时面红握拳，目赤睑浮，涕泪交作，咳声连续不断，咳后吸气时有特殊的回声，痰液稀薄，鼻有清涕，脉浮紧，舌苔白滑。

【治法】温肺化痰，顺气降逆。

【方药】小青龙汤加减。

麻黄3g，桂枝5g，芍药6g，细辛3g，干姜1g，炙甘草3g，五味子5g，制半夏5g。

【加减】咳后呕吐者，加旋覆花。痰多气逆者，加白芥子、大贝母。阵咳不已、睑浮者，可加车前子，大量使用，有镇咳利水消肿作用。

2.痰热恋肺证

【证候】咳嗽阵发，连续不断，与上型相似。但痰涎黏稠，不易排出，痰中带血，甚或咯血、衄血，口干舌燥，渴欲饮水，脉滑数，舌苔干燥。

【治法】清热泻肺，化痰降逆。

【方药】千金苇茎汤加减。

苇茎30g，生薏苡仁10g，桃仁10g，瓜瓣10g。

【加减】痰中带血或鼻衄时，可加鲜茅根、山栀、仙鹤草、侧柏叶。痰多面浮者，加葶苈子。呕吐者，加姜竹茹。本方加入鱼腥草，则宣肺散结、清热解毒之效更好。咳且面唇俱红，舌绛脉数，宜清金降火，可加用鹭鸶咳丸，早晚各1粒，临床甚为有效。

（三）气逆血瘀型

肝经郁热，气逆于上，则咳前胸胁胀满，性急心烦，咳时弯腰屈背，舌向外伸，目珠红赤，涕泪交流，必待咳出黏稠痰液，始能宽畅缓解。上逆之气，触犯及胃，则见呕逆，痰食混出。肺主气，心主血，气行则血行，气滞则血滞，气逆则火升，气逆火升则动血，可见衄血、痰中带血，甚或咯血、目中出血。邪毒久羁，血分被瘀，则咳时面紫、头颈筋脉怒张、舌有瘀斑、脉涩不利。

1.火升血瘀证

【证候】咳时面色青紫，舌向外伸，弯腰屈背，头颈筋脉怒张，目珠红赤，呕逆痰食，胸胁胀痛，甚则发为抽搐，舌红质紫，苔黄，脉象弦数。

【治法】清肝泻火，顺气解郁。

【方药】蒿芩清胆汤或龙胆泻肝汤加减。

蒿芩清胆汤：青蒿10g，半夏3g，陈皮3g，黄芩10g，枳壳5g，赤茯苓10g，竹茹5g，碧玉散10g（包）。

龙胆泻肝汤：龙胆草5g，栀子3g，柴胡10g，泽泻10g，车前子10g，木通5g，生地黄10g，当归尾10g，黄芩10g，甘草3g。

肝胆郁热，气火上逆，以致痰浊不去而血瘀者，证有轻重，轻者可用蒿芩清胆汤，重者用龙胆泻肝汤。

【加减】大便秘结者，可加制大黄以清热通腑，也可以配服鹭鸶咳丸以加强疗效。

2.木火刑金证

【证候】气逆作咳，面红喉干，咳时引胁作痛，甚则痰血混出，衄血，咯血，手足抽搐，舌苔薄黄少津，脉象弦数。

【治法】平肝养肺，清金降火。

【方药】丹栀逍遥散合泻白散，配以鹭鸶咳丸。

丹栀逍遥散：柴胡6g，当归10g，白芍10g，白术6g，炙甘草3g，茯苓10g，煨生姜2片，薄荷1.5g（后下），山栀5g，牡丹皮10g。

泻白散：桑白皮10g，地骨皮10g，甘草3g，粳米10g。

鹭鸶咳丸：杏仁、山栀、石膏、蛤粉、天花粉各二两，牛蒡子三两，生甘草四两，麻黄八钱，青黛、射干各一两，细辛五钱。共研细末，和入鸬鹚涎三两加蜜为丸，如弹子大。早晚各一丸。

【加减】气逆火升者，可加黛蛤散、山栀、黄芩以清火降逆，使气火下降，肺气得以清肃，则咳逆自平。咳逆频作影响进食者，可加枇杷叶、竹茹、代赭石。胸满胁胀者，可用柴胡、瓜蒌、龙胆草。吐血、衄血者，加白茅根、侧柏叶。痰黏咳出不易者，加胆星。目胞浮肿者，加车前草、茯苓。咳而声哑者，加木蝴蝶、锦灯笼。大便秘结者，加知母、枳实、大黄。食少腹胀者，加佛手、麦芽。昏迷抽搐者，可加安宫牛黄丸，早晚各半粒。如咳仍不止，症见心烦少寐、舌尖红、口干或生热疮者，此乃心火上炎为患，应加黄连、竹叶之类，以清心降火。

（四）气阴亏损型

百日咳转入恢复期，虽然阵发性咳嗽渐减，鸡鸣声亦渐消失，呕吐减少，但此时已肺肝两虚，出现气阴亏损，治疗一般分为气虚和阴虚两型。

1.气虚证

【证候】形体虚弱，咳而声低，痰少而稀，手足久温，神疲面白，自汗无力，食少胀满，大便溏薄，小便清，舌苔薄白，脉沉无力，指纹淡。

【治法】益肺健脾，利气止咳。

【方药】生脉散。

人参10g，麦冬6g，五味子5g。

【加减】对于久咳肺虚阴伤之证，如果咳嗽有痰，微有气喘，可于本方中加杏仁、橘皮，名五味子汤（《活人书》），以利气止咳化痰。

2.阴虚证

【证候】干咳无力，手足心热，夜卧不安，心烦盗汗，颊赤唇干，舌红苔薄黄，脉数无力，指纹紫淡。

【治法】滋阴清热，润肺止咳。

【方药】沙参麦冬饮合补肺阿胶散化裁。

沙参麦冬饮：沙参10g，麦冬10g，玉竹10g，生甘草3g，冬桑叶10g，生扁豆10g，天花粉10g。

补肺阿胶散：阿胶10g，马兜铃10g，炙甘草3g，牛蒡子6g，杏仁10g，粳米15g。

【加减】久咳肺络受伤，可见出血，宜加山栀炭、侧柏炭。血止后再清润养阴，如雪羹汤（海蜇、荸荠）、五汁饮（藕汁、梨汁、芦根汁、荸荠汁、麦冬汁），甘寒养阴。

四、临床举要

王氏将百日咳分为6型，并善用经方加减治疗：寒毒袭肺证，选用小青龙汤与葶苈大枣泻肺汤合方；肺气虚寒证，选用小青龙汤与四君子汤合方；热毒伤肺证，选用麻杏石甘汤、葶苈大枣泻肺汤与桑菊饮合方；肺气虚热证，选用麻杏石甘汤、桑菊饮与四君子汤合方；热毒伤阴证，选用麻杏石甘汤与养阴清肺汤合方；寒毒夹热证，选用小青龙汤、紫参汤与白虎汤合方。

王付.怎样分型辨治百日咳[J].中医杂志，2010，51（7）：662.

张氏将百日咳分为寒痰束肺型、痰热阻肺型和气阴两虚型，并自拟顿咳汤加减，治疗78例，结果总有效率94.9%。有效的74例中，服药量少者3剂，最多24剂。

张晓库.顿咳汤治疗百日咳78例[J].医学信息，2009，22（6）：1045-1046.

萧氏等分期辨治小儿百日咳32例，初期辛凉宣肺解毒，痉咳期养阴下火、化瘀解毒，恢复期润肺养阴。结果中药治疗有效率96.9%，疗程最短7天，最长36天。

萧功熊，赵明科.分期辨治小儿百日咳32例[J].四川中医，2000，18（3）：40.

徐氏认为，百日咳当以清火化痰、肃肺镇咳为要，用自拟痉咳方治疗小儿百日咳综合征82例，10天为1个疗程，结果总有效率96.4%。

徐铁华.痉咳方治疗小儿百日咳综合征82例[J].实用中医药杂志，2000，16（12）：11.

项氏主张以清热泻肺、解痉化痰法，用自拟杠百方治疗百日咳221例，结果全部治愈，疗程最短者5天。

项秀荷.自拟杠百方治疗百日咳221例[J].湖北中医杂志，2000，22（1）：36.

陈氏主张以清肺化痰、止咳宁嗽法，采用自拟方旋桑百地汤治疗小儿百日咳60例，结果总有效率98%。

陈根生.旋桑百地汤治疗小儿百日咳60例[J].吉林中医药，2000（5）：42-43.

桂氏等采用镇咳涤痰、泻肺降逆法，用自制镇咳涤痰汤治疗小儿百日咳综合征100例，并与愈酚待因口服液对照。结果表明，镇咳涤痰汤在总体疗效和治疗时间方面都有明显优势。

桂玉萍，李志山.镇咳涤痰汤治疗小儿百日咳综合征100例[J].中国中医药信息杂志，2002，9（8）：43.

马氏等采用百枇甘草糖膏治疗百日咳62例，结果1周内显效37例，2周内显效25例，3周内全部治愈。

马虹，毛大鸣.百枇甘草糖膏治疗百日咳62例临床观察[J].贵阳中医学院学报，2002，24（2）：25-26.

五、医案精选

案一：肺胃热盛，痰浊阻肺

郭某，女，4岁。初诊时间：1985年10月21日。

家长代述：剧烈咳嗽10天，高热7天。患儿于10天前出现咳嗽，逐日加剧，并于发病后3天出现高烧，经西医诊断为百日咳合并肺炎，采用青霉素、链霉素肌肉注射及口服西药治疗，但咳嗽高热不减，乃转中医治疗。

刻诊：高热烦渴，咳嗽频作，入夜尤甚，咳声连续难已，剧则呕吐食物，痰黄而稠并夹有血丝，面目浮肿，左目内眦及白睛充血，小便深黄，舌质红，苔黄，脉数。治以清胃泄肺，佐以凉血止血。

药用：生石膏30g（先熬），知母9g，瓜蒌壳9g，葶苈4.5g，金银花15g，连翘10g，鱼腥草10g，薏苡仁10g，冬瓜仁10g，苇根20g，桃仁3g，白茅根15g。

服此方3剂，热退，咳减，胃热已去，继用前方，去石膏、知母，加桑白皮6g，浙贝母5g。

郑宏，郑攀.郑启仲教授从肝论治百日咳经验[J].中华中医药杂志，2010（4）：26.

案二：痰郁遏肺，肺阴耗伤

吕某，男，2岁，1994年4月26日初诊。

患儿父亲代诉：咳嗽20余天，加重半个月。近则每次连续剧咳数十声，咳后发出吸气性鸡鸣声。咳时面红流泪，俯首弯腰，满身大汗。经某医院诊断为百日咳，治疗多次，每夜服镇静剂亦无法镇咳，故转求中医诊治。刻下：咳声连续不断，面红流泪，舌干燥无津，脉细数。此为痰浊瘀血阻滞上焦之顿咳，治拟清肺化痰、活血降逆。

处方：炙百部6g，光杏仁6g，天冬6g，神曲6g，矮地茶9g，吉祥草15g，红花3g，益母草15g，糯稻根15g。每日1剂，水煎2次，取汁混匀，每3小时服40mL。5剂。

再诊：服药第3天，咳减小半，饮食略增。5剂服毕，咳嗽显著减轻，微汗出，已不流泪，舌质红，苔少，脉细数。

拟方：炙百部6g，光杏仁6g，天冬6g，神曲6g，炒谷芽6g，冬瓜仁15g，竹茹6g，吉祥草15g，冰糖10g。每日1剂。

药尽5剂，咳嗽消失。因病久体弱，尚未复原，食欲不振，给予补肺健脾之剂：北沙参9g，山药9g，麦冬6g，茯苓6g，大枣15g，冬瓜仁15g，炙甘草3g。每日2剂，共服5剂。10个月后随访，未再咳嗽。

谢昱.谢任甫老中医辨治百日咳经验[J].中国中医急症，2003，12(6)：547.

六、简方治疗及其他疗法

（一）单方验方

1.胆汁阿部丸　鲜猪胆汁2份，百部粉3份，白糖25份。先将白糖加热溶化，再加入百部粉、猪胆汁，文火熬2～3分钟，去火稍冷后制成丸剂，如桐子大。1～3岁每服2丸，3～6岁每服4丸，日服3次。适用于痉咳期。

2.痉咳灵 百部15g，紫菀12g，沙参12g，麦冬12g，枳实15g，黄精15g，甘草10g，蜈蚣1～2条。水煎服，每日1剂，分3～4次服，适用于百日咳痉咳期。

3.润肺止咳汤 麦冬9g，生地黄9g，牡丹皮9g，白茅根9g，诃子肉2g，甘草2g。水煎服，每日1剂，分2次服。适用于百日咳恢复期。

4.百部煎剂 百部6g，瓜蒌皮6g，橘皮5g，天冬6g，麦冬10g，法半夏5g。水煎服，每日1剂，分2次服。适用于百日咳恢复期。

（二）名家经验

1.谢任甫经验 谢任甫老中医业医40余年，曾治疗过很多百日咳患者。他认为本病的治疗，初期一般宜宣发肺气，使邪从外达；中期宜清燥润肺，以减轻病势；后期宜养阴清肺，以促进恢复。

2.郑启仲经验 郑启仲教授从事中医儿科临床40余年，对百日咳的治疗有丰富的经验。他从病因病机、临床见症、治疗经验等方面，根据《素问·咳论》“五脏六腑皆令人咳”的理论，深入研究其临床特征，提出了“从肝论治”的见解，创立了镇肝止咳汤（柴胡3～6g，生白芍6～12g，代赭石6～12g，青黛1～3g，僵蚕6～9g，胆南星1～3g，月石0.5～1g，甘草3～6g。以上剂量为3～5

岁用量，可随年龄增减。每日1剂，水煎，分2～3次服），运用于临床，疗效显著。

（三）针灸疗法

体针疗法 取肺俞、定喘、丰隆、天突为主穴，配列缺、合谷、大椎。用平补平泻法，不留针，每日1次，7次为1个疗程，用于痉咳期。

（四）按摩疗法

清肺经、清肝经、运内八卦、清板门、清天河水、揉天突，用于百日咳初期；清补肺经、推补脾经、逆运内八卦、揉一窝风，用于痉咳期；推补肺经、推补肾经、揉水天心、揉小横纹，用于恢复期。

（五）穴位贴敷疗法

紫菀15g，椒目10g，乌梅10g，钩藤15g，共研细末，用鸡胆汁调成糊状，贴敷于天突、肺俞、身柱、膻中穴，每日1次。

（六）药膳

1.万寿菊汤

材料：万寿菊15朵，红糖适量。

制法：将万寿菊水煎取汁，调入红糖服用。每日1剂。

功效：平肝清热，祛风止咳。

适应证：百日咳之痉咳期，症见咳嗽阵作，咳时面赤发怒，弯腰屈背，涕泪俱出，阵咳以后吸气时有哮鸣，咳甚呕吐有黏痰或食物，眼睑可能水肿，甚至眼结膜出血、衄血等。

2.橄榄汤

材料：橄榄20枚，冰糖适量。

制法：水煎服。每日1剂。3次分服。

功效：清热利咽，润肺祛痰。

适应证：百日咳之痉咳期。

3.荸荠甘蔗饮

材料：荸荠250g，甘蔗250g，雪梨1只，冰糖少许。

制法：荸荠、甘蔗去皮洗净，绞汁，雪梨洗净去核，切块，与荸荠、甘蔗汁一起隔水蒸，加冰糖调味，熟后吃梨饮汁。

功效：清热生津，凉血解毒。

适应证：适用于初咳期。

4.罗汉果茶

材料：罗汉果1个，生橄榄15枚，冰糖少许。

制法：罗汉果、生橄榄洗净同蒸，熟后去渣，加冰糖调味饮用。

功效：清热解毒，润肺止咳。

适应证：适用于痉咳期。

5.雪梨芹菜饮

材料：雪梨、荸荠、白萝卜、芹菜各200g。

制法：将上述材料洗净绞汁，混合后隔水蒸约10分钟，即可饮用。

功效：清火消炎，活血化瘀。

适应证：适用于咳嗽恢复期。

七、预防措施

1.控制传染源 百日咳传染性很强，应及时隔离40天，接触者观察2～3周。

2.保持室内清洁 患儿待过的环境及使用过的物品，应采取通风、日晒等清洁措施。

3.预防接种 可按计划免疫程序接种白百破混合疫苗。

4.预防服药 鱼腥草10g，水煎，分3次口服。或用大蒜液滴鼻，或用冬瓜子15g，研末，冲服，每日2次。

第八节 流行性脑脊髓膜炎

一、概述

流行性脑脊髓膜炎简称流脑，是由脑膜炎奈瑟菌引起的急性化脓性脑膜炎。临床以突起高热、剧烈头痛、频繁呕吐、皮肤黏膜瘀点、不同意识障碍、脑膜刺激征及脑脊液呈化脓性改变等为其特征。带菌和流脑患者是本病的主要传染源，病原菌主要借飞沫直接经空气传播，人群普遍易感，属于呼吸道传染病。本病在世界各地均有流行，呈流行或散发，经空气传播，冬春季为高峰，儿童发病率较高，如不及时治疗，死亡率较高。

流脑的病情复杂多变，轻重不一，一般可表现为三个临床类型，即普通型、暴发型和慢性败血症。此外，尚有非典型表现者。潜伏期1～7天，一般为2～3天。本病诊断：①流行病学资料：本病在冬春季流行，患者主要为儿童，但在大流行时成人亦不少见，应予注意。如本地区已有本病流行，尤应提高警惕。②临床资料：突起高热，头痛，呕吐，皮肤黏膜瘀点、瘀斑，颈项强直及其他脑膜刺激征。③实验室资料：白细胞计数明显升高，脑脊液呈化脓性改变，皮肤瘀点和脑脊液沉渣有革兰阴性双球菌发现，以及血液和脑脊液细菌培养阳性，后者为确诊的主要依据。由于本病病程发展迅速，尤其是暴发型，故在流行期间，患者有突起高热、中毒症状严重，伴有迅速出现皮肤黏膜瘀点、瘀斑者，不论有无脑膜刺激征，脑脊液是否有异常发现，均应于采集标本后立即按流脑积极进行治疗，对于有上述临床症状而伴有早期休克时，更应分秒必争，按暴发休克型抢救。

中医学没有流行性脑脊髓膜炎的病名，但在中医文献中，对于流脑的各种症状有较详细的描述。本病属温病范畴，与风温、春温相近。因其传染性强，故也属温疫。有关本病的论述肇端于《内经》，如"冬伤于寒，春必病温"，"藏于精者，春不病温"。余师愚《疫疹一得》"疫证初起，有似伤寒太阳阳明证。然太阳阳明证头痛不致如破，而疫则头痛如劈，沉而不能举，伤寒无汗，而疫则下身无汗，上身有汗，唯头汗更盛。少阳之呕胁必痛，疫证之呕胁不痛，因内有伏毒，邪火干胃，毒气上冲，频频而作"的描述，与流脑甚为相合，而余氏所创的著名治疫方剂清瘟败毒饮，现在仍为治疗流脑的重要方剂之一。有不少学者认为，流脑与"痉病"关系甚为密切。因为以项背强直、口噤不开，甚至角弓反张为主症的痉病，在临床表现上与流脑甚为相似，吴鞠通认为"六气皆能致痉"，故本病也包含在痉病的范围之内。

本病的治疗，西医主要以病原治疗及对症治疗为主，在充分肯定西医治疗的基础上，应用中医治疗，在控制症状、缩短病程、提高疗效、减少后遗症的发生和降低死亡率等方面都有较大的优势。

二、中医病因病机

1.病因 中医学认为，本病因感受温疫时邪而发病。由于小儿肌肤薄弱，脏腑之气未充，感受温疫时邪而起病。若先天禀赋不足，或后天调摄不慎，卫外不固，更易罹患本病。盖小儿易痉，由于肌肤薄弱，脏腑嫩小，传变最速，故临证以发病急、变化快为特点。

在感受途径上，有伏邪和新感两种认识。无论是伏邪或是新感，皆是疫毒所作。吴又可《温疫论》说："疫者，感天地之疠气，邪自口鼻而入，舍于伏膂之内。"其发病大多暴急，传变迅速，卫气营血之间常无明显界限，而以热毒内盛、陷营动血、内犯厥阴为其常。若天行疫疠之气已衰，或感之轻者，则病情可见轻缓。

2.病机 疫疠之邪首先侵入人体，多从口鼻而入，致卫气郁阻，皮毛开合不利，肺失宣降，出现发热、恶寒、咳嗽等肺卫征象，邪犯太阳经脉则见颈项强直。但本病卫分症状极短且不显，迅速传入气分，临床多见卫气同病。如发热即见高热、烦渴、有汗不解，多属伏寒化热的伏气温病。卫气分邪热不解，邪热化火，入于营分、血分，出现气营同病、营血同病。气营有热，心神被扰则壮热、神昏谵语、咽燥口渴。热邪也可化火犯胃，火性上炎，则头疼、呕吐频繁，甚至呈喷射性呕吐。邪入营血，热毒炽盛，里气壅闭，胃热津伤则口渴、唇燥、颈强。疾病末期往往消灼肝肾之阴，出现抽搐、瘛疭、惊厥，甚至角弓反张。

暴发型流脑多起病急骤，热毒直迫营血，迅速出现“逆传心包”，出现神昏谵语、惊厥抽搐，或全身瘀斑迅速扩大及出血等。因邪热疫毒炽盛，病情进展急剧，邪毒蒙蔽清窍，阳气不达四末，出现壮热、剧烈头痛、频繁抽搐、四肢厥冷、胸腹灼热、面赤气粗、牙关紧闭等热甚厥深之症。或正气不足，邪毒内陷致阳气暴脱，出现面色青灰、大汗出、血压下降、呼吸衰微、肢冷脉厥，甚至气不摄血，全身瘀斑迅速增多或出血、衄血。

流脑的病变脏腑较为广泛，主要涉及脑、肺、心、肝等。起病急暴、传变迅速，是本病病理演变的突出特点，内闭外脱是本病重症病理演变的突出表现，也是抢救的关键时刻。

三、中医辨证论治

本病初起邪袭肺卫，治疗当辛凉解表、泄热解毒并用。一要注意应用清热解毒之品，二要注意配伍适当的透表药物。本证虽属温邪袭表，但忌一味寒凉，应佐以辛散透邪之荆芥、防风、苏叶、桔梗等，以防温邪被遏不解而致误治之变。本病之卫气同病阶段是治疗的关键，治疗得当既可防病邪深传，又可引邪由卫而解。虽为卫气同病，但病邪重在气分，且极易伤及营血，故此时治疗当以清气解毒为要，用药要强力果断，以防气分之邪内陷营血，亦可早用清营凉血之品，以固未病之地，截断邪深之路。且因表证未解，还应注意辛凉解表药物的运用，使邪有出路。本病常见发斑动血症状，因其为热入营血，邪毒炽盛所致，故而治疗唯有清热解毒、凉血止血，方可使斑疹消而出血止，切不可滥用辛温发散和补益收涩之品。

1.邪袭肺卫

【证候】发热微恶寒，鼻塞流涕，咽喉红肿疼痛，苔薄白，脉浮数。

【治法】辛凉解表，泄热解毒。

【方药】银翘散。

金银花10g，连翘10g，桔梗6g，薄荷6g，竹叶4g，生甘草5g，荆芥4g，淡豆豉5g，牛蒡子9g，芦根10g。

【加减】可加用清热解毒药，如板蓝根15g，大青叶15g，野菊花15g等；头痛重者，加葛根15g，蔓荆子10g；咽痛者，加山豆根6g，射干10g。

2.卫气同病

【证候】恶寒高热，头痛项强，恶心呕吐，口渴，烦躁不安，皮肤或有斑疹，舌质红，苔白或黄，脉数。

【治法】清热解毒，疏表达邪。

【方药】银翘散合白虎汤。

金银花10g，连翘10g，桔梗6g，薄荷6g，竹叶4g，生甘草5g，荆芥4g，淡豆豉5g，牛蒡子9g，芦根10g，石膏50g，知母18g，炙甘草6g，粳米9g。

【加减】可加用清热解毒药，如板蓝根15g、大青叶15g、野菊花15g等；若头痛较甚者，加钩藤10g，菊花10g，龙胆草5g；呕吐频繁者，加竹茹10g，姜半夏10g，重者加服玉枢丹1g；易惊者，加钩藤10g，蝉蜕3g；有斑疹者，加牡丹皮10g，生地黄10g，大青叶15g，栀子10g。

3.气营（血）两燔

【证候】壮热不退，咽燥口渴，头痛如劈，颈项强直，频繁呕吐，斑疹密布，神昏谵语或神志昏愦，手足抽搐，舌红绛，苔黄燥，脉数。

【治法】清气凉血，泄热解毒。

【方药】清瘟败毒饮。

水牛角30g（先煎），生地黄30g，赤芍12g，牡丹皮9g，石膏30（先煎），黄连6g，栀子10g，桔梗6g，黄芩10g，知母12g，玄参20g，连翘10g，甘草6g，竹叶12g。

【加减】大便秘结者，加生大黄5g；热毒内闭心包，神昏谵语者，可用安宫牛黄丸3g；热毒动风，手足抽搐者，加钩藤10g，羚羊角3g；呕吐者，加玉枢丹1g吞服；头痛剧烈者，加龙胆草5g，珍珠母20g（先煎）；斑疹成片者，加大黄5g（后下），紫草6g，大青叶15g；痰热蒙闭者，加竹沥30g，天竺黄3g，胆南星3g。

4.热盛动风

【证候】突然高热，剧烈头痛，呕吐频繁，躁扰不安，频频抽搐，甚则角弓反张，神志昏迷，舌绛苔黄，脉弦数。

【治法】清热解毒，凉肝息风。

【方药】羚角钩藤汤。

羚羊角粉1.5g（冲服），桑叶6g，川贝母12g，生地黄15g，钩藤9g，滁菊9g，茯神9g，白芍9g，生甘草3g，竹茹15g。

【加减】可加用清热解毒药，如板蓝根30g、大青叶30g、野菊花15g等；神志昏迷者，加安宫牛黄丸3g；痰涎壅盛者，加竹沥30g，天竺黄3g。

5.内闭外脱

【证候】起病急骤，高热或体温骤降，神昏谵语，全身斑疹密布，融合成片，面色苍白，指端青紫，四肢厥冷，气息微弱，冷汗出，甚至出血、衄血，苔灰黑而滑，脉微欲绝。

【治法】益气固脱。

【方药】生脉散合参附汤。或用生脉注射液并配合西药积极抢救。

人参9g，麦冬9g，五味子6g，炮附子9g。

6.气阴两虚

【证候】身热已退或低热，或夜热早凉，神倦气弱，肌肉酸痛，甚则筋脉拘急，心烦易怒，口干，易汗出，纳少，尿黄便结，舌红绛少津，或光剥无苔，脉细数。

【治法】益气养阴，清泄余热。

【方药】三甲复脉汤。

炙甘草18g，干地黄18g，生白芍18g，麦冬15g，生牡蛎15g，阿胶9g（烊化），麻仁9g，生鳖甲24g，生龟板30g。

【加减】低热不退者，加白薇10g，地骨皮10g，青蒿10g；汗多者，加五味子3g，黄芪10g，牡蛎15g，浮小麦15g；纳差者，加鸡内金6g，山楂10g，炒薏苡仁10g；气虚明显者，加浮小麦15g，黄芪15g，大枣10g；肌肉酸痛、肢体不利者，加丝瓜络10g，忍冬藤20g，木瓜10g，桑枝15g。

四、临床举要

张氏观察中医辨证治疗流行性脑脊髓膜炎患者的临床疗效。临床辨证拟疏表清热，采用银翘散加减；清热凉血，采用清瘟败毒饮加减；回阳固脱，采用参附龙骨牡蛎汤；清热凉血，开窍息风，采用清瘟败毒饮加减。同时配合单方验方和饮食疗法。结果显示：经过中医治疗后，有44例患者完全恢复健康，满意出院；1例患者进行转院治疗。

张粹昌.流行性脑脊髓膜炎的中医治疗[J].中国伤残医学，2014，22（12）：153-156.

孙氏等探讨清瘟败毒饮加减治疗流行性脑脊髓膜炎的作用及体会。清瘟败毒饮去犀角、小生地黄、真川黄连、桔梗、赤芍，加水牛角、芦根、金银花、夏枯草、寒水石、葛根。日服1剂，水煎3次，分3次服，连服半个月。结果显示：本组62例中经清瘟败毒饮加减治疗后痊愈58例，明显好转3例，1例治疗1周后无效。结果表明，清瘟败毒饮加减治疗流行性脑脊髓膜炎，能大解热毒而清气血，共奏清瘟败毒之功。

孙智，孟英芳.清瘟败毒饮加减治疗流行性脑脊髓膜炎62例[J].四川中医，2007，25（5）：48-50.

谭氏等观察以清瘟败毒饮为基本方治疗流行性脑脊髓膜炎5例。邪入心包证2例，加息风止痉、醒脑开窍中药；气营两燔证2

例，加透营转气、解毒化斑中药；卫气同病1例，加疏风透表中药，以及大黄泻下通便以急下存阴。西医治疗以大剂量青霉素、磺胺嘧啶抗感染治疗及抗休克、维持水电解质。结果：1天之内神志转清；较快退热，最短1天，最长5天，平均2.4天，且热退后无反复；平均住院天数8天。结论：以清瘟败毒饮为主中西医结合治疗流行性脑脊髓膜炎，具有退热较快、神志转清迅速、病情无反复的特点，可缩短疗程，提高疗效。

覃小兰，韩凡，庞嶷.中西医结合治疗流脑5例总结[J].四川中医，2006，24（2）：51-52.

谭氏采用蒲公英、金银花各20g，黄芩、大黄各10g，川黄连12g，山栀、大青叶、川黄柏各15g。制用法：将上药水煎至200mL，分2～4次服，每日1剂或2剂。如有昏迷可改行鼻饲法，每隔8小时1剂或1/3剂，直至症状、体征消失为止。用本方治疗流行性脑脊髓膜炎患者46例，其中痊愈44例，死亡2例。体温下降至正常平均服药天数为3.5天，神经反射转阴性者为5.4天，脊髓液正常平均为6.3天。疗程中未见不良反应。

谭异伦.中国传染病秘方全书[M].北京：科学技术文献出版社，2003.

谭氏采用生石膏（先煎）、鲜芦根、蒲公英、金银花各25g，大青叶、板蓝根各15g，川黄柏、知母、龙胆草、黄芩、栀子各10g，连翘6g，薄荷3g。加减：若表未解者，加防风、荆芥各8g；若昏迷者，加水牛角，磨汁服；若抽搐者，加全蝎、钩藤、蜈蚣各6～10g；若舌赤干绛者，加生地黄、玄参、牡丹皮、赤芍各10g；若呕吐者，加竹茹、代赭石各10g；若大便秘结者，加生川大黄（后下）、芒硝（冲服）各10g。制用法：将上药水煎，每日1剂，分2～3次服。婴儿用量酌减。

谭异伦.中国传染病秘方全书[M].北京：科学技术文献出版社，2003.

五、医案精选

案一：春温（流脑普通型）

王某，女性，12岁，住院号828号，于1967年3月14日下午1点30分入院。

其母代诉：1967年3月13日下午起神疲乏力，不思饮食，嗜睡，头痛，傍晚颈项及下肢亦痛，曾呕吐2次。入院时高热，微汗，头颈疼痛较剧，纳差，小便色黄。检查：体温39℃，脉搏每分钟110次，呼吸每分钟35次，血压110/70mmHg，患者呈急性病容，神智清楚，项强明显，咽红，舌质淡，苔白，脉细而数，腹部及四肢均有散在瘀点，克氏、格氏征阳性。

中医诊断：春温（气血两燔）。

治疗经过：入院后即内服紫金锭2分，流脑2号合剂20mL，黄连素8片，分2次服，2∶1溶液50mL静脉点滴。1小时后病情恶化，体温39℃。烦躁不安，渐入半昏迷状态，血压120/80mmHg，即鼻饲紫雪丹3g，流脑2号合剂（生石膏60g，知母15g，大青叶30g，鲜生地黄30g，赤芍9g，牡丹皮20g，黄连12g，黄芩12g，连翘15g，竹沥15g，甘草9g，桔梗9g，水牛角120g），加水取汁200mL，并针刺十宣放血。至1967年3月13日下午5点10分，体温已降至38.6℃，脉搏每分钟120次，呼吸每分钟63次，血压116/66mmHg。神智仍不清楚，即灌服安宫牛黄散1.5g，曾呕吐少许，针刺内关，体温曾降至37.5℃，神智渐清醒，并解小便1次。

至1967年3月15日清早4点已完全清醒，即拔除胃管。自诉头痛减轻，体温38℃，血压106/65mmHg，患儿面红，口苦，口渴，喜热饮，舌尖红，苔薄黄略干，脉缓，病情有显著好转。改服竹叶石膏汤1剂（竹叶、石膏、西党参或北沙参、麦冬、法半夏、生姜、甘草）加水牛角水300mL，蛇胆陈皮末3支口服。当晚9点又进流脑合剂3号1剂[山羊角24g，干地龙18g，石决明90g，夏枯草24g，赤芍12g，生石膏30g，知母15g，龙胆草9g，鲜生地黄60g，蚤休9g，全蝎末3g，水牛角水100mL，蛇胆陈皮末4支，竹沥1支（20mL）]。

1967年3月16日，头微痛，项微强，精神好，大便未解。改用桑叶9g，菊花6g，钩藤9g，牡丹皮9g，赤芍6g，玄参9g，清宁丸9g。服后大便仍未解，原方清宁丸改用生大黄6g，再进1剂。自此体温正常，头痛消失，项软，唯大便时结时解，食后胃脘胀痛，精神好转，先后进流脑1号合剂3剂（金银花15g，连翘15g，牛蒡子9g，竹叶9g，菊花9g，钩藤15g，荆芥6g，蝉蜕6g，甘草3g，薄荷3g），保和丸2粒，蛇胆陈皮末5支，病告痊愈。

按：流脑属于中医学温病中“风温”“冬温”“春温”“瘟疫”等范畴，治疗以清热解毒凉血为主。按照姚荷生老中医的治疗经验，流脑合剂2号具有清热解毒、凉血消疹的作用。临床实践确有退热、消疹的效果。本病治疗原则是卫分证宜汗解，气分证宜清热泄热，营分证宜清营透热，以祛邪透出气分而解，血分证则宜凉血散血。故有“在卫汗之可也，到气才可清气，入营犹可透热转气，入血直须凉血散血”之说。但我们通过治疗300余例的体会，临床上往往采用防微杜渐、药在病前的治法，因而不少风热在表、兼入营分的患者，也使用了流脑2号合剂，并未产生引邪入里之弊，紫金锭治热厥，紫金锭为解毒药，多用于外敷，此次选用是在发病之初，出现热深厥深的情况下，用以通阳开闭，阳达肢温，疗效甚为满意。

黄存垣.临床治验四例[J].江西医药，1980（2）：30-32.

六、简方治疗及其他疗法

（一）单方验方

1.大蒜适量，捣烂取汁，用开水配成20%的溶液，成人每次服20mL，4小时1次，病重者3小时服1次。主治流脑。

2.樟脑霜、葱白汁各适量。拌和，1日3次涂鼻孔。预防流脑。

3.生大蒜，每天嚼吃2～4瓣，连吃数天。主治流脑。

4.苦瓜根3个，红糖30g。将苦瓜根捣烂取汁，加红糖，用开水冲服，连服数次。主治流脑。

5.石膏24g，龙胆草9g。水煎服，可连服3～4次，每次不拘量。主治流脑。

6.马齿苋60g，石菖蒲12g。水煎服，服时可加红糖。主治流脑。

7.青蒿6g，贯众15g，甘草3g。水煎，每次服一茶碗，每日2次，可连服2～3天；患儿酌减。主治流脑。

8.菊花9g，龙胆草、天麻、黄芩各6g。煎汁，冲玉枢丹1.5g，内服。每日2～3次。主治流脑。

9.橄榄6枚，萝卜250g。将二者洗净，萝卜切成片，与橄榄一同水煎30分钟，滤汁当茶频饮。每日可饮数次。治疗流行性脑膜炎，有清热解毒、凉血平肝功效。

（二）外治法

1.黄藤500g。上药加水2500mL，煮沸30分钟即可。每次服1～3匙，日服2次，也可取少量喷鼻、喷喉。消热解毒，可预防流行性脑脊髓膜炎。

2.选用麝香0.3g，梅片30g，明矾60g。上三药共研成细末，蘸药末用鼻吸微量或吹入鼻腔中，每日数次，病愈停止使用。用于流脑头痛、呕吐、昏迷者。

（三）针灸疗法

体针疗法 高热者，取大椎、曲池、合谷等穴；呕吐者，取内关、气海、足三里；躁动抽风者，取内关、大椎、神门、十宣等；呼吸衰竭者，取人中、会阴，灸膻中、关元；昏迷者，取人中、涌泉、十宣、太冲等穴。

七、预防措施

预防流脑应当辨证论治。对未感邪者，此为预防之重点，故专施相应的药物来预防温病，并不能达有效预防的目的。

1.防寒保暖 根据春温伏而后发这一发病特点，在春天乍暖还寒之时要注意防寒保暖，避免外邪的侵入。

2.开窗通风 开窗通风不仅可以把各种致病因子排出室外，减少微生物等对人体的侵袭，还可以调节呼吸系统和中枢神经系统。

3.勤洗手 注意勤洗手，尽量不到人多拥挤、空气浑浊的场所去，非去不可时，戴上口罩和手套。

4.加强锻炼 依据自身情况，进行适当的体育活动，如打太极拳、慢跑、散步等。在天气异常时，可以在室内进行相宜的运动。体育锻炼可以舒活筋骨，流畅气血，增强体质，提高机体的抵抗力。

5.早晚按摩 经常用手指轻轻摩擦鼻根处，或每晚洗脸时，用热毛巾搓耳朵，上下轻轻摩擦双耳郭，感到微热为止；坚持冷水洗脸，睡前热水洗脚，能帮助提高身体抗病能力。

6.清淡饮食 日常生活中应注意少食油腻，忌食辛辣。可以多吃些时令蔬菜及水果，如小白菜、菠菜、水萝卜等。

7.预防接种 老年人接种流脑疫苗、流感疫苗对春温也有较好的预防作用。

第九节　传染性非典型肺炎

一、概述

传染性非典型肺炎（严重急性呼吸综合征，SARS）简称非典，是由SARS冠状病毒（SARS-CoV）引起的一种具有明显传染性、可累及多个脏器系统的特殊肺炎，世界卫生组织（WHO）将其命名为严重急性呼吸综合征（severe acute respiratory syndrome，SARS）。

临床上以发热、乏力、头痛、肌肉关节酸痛等全身症状和干咳、胸闷、呼吸困难等呼吸道症状为主要表现，部分病例可有腹泻等消化道症状；胸部X线检查可见肺部炎性浸润影、实验室检查外周血白细胞计数正常或降低，抗菌药物治疗无效是其重要特征。重症病例表现为明显的呼吸困难，并可迅速发展成为急性呼吸窘迫综合征（acute respiratory distress syndrome，ARDS），截至2003年8月7日，全球累计发病例数为8422例，依据报告病例计算的平均病死率达到了9.3%。

非典，从其流行病学特点及临床表现分析，属于中医学“温疫”范畴。但与古医籍记载的普通温疫又不尽相同，因而把握病机是中医辨证论治的关键。

西医学临床上应以对症治疗和针对并发症的治疗为主。在目前疗效尚不明确的情况下，应尽量避免多种药物（如抗生素、抗病毒药、免疫调节剂、糖皮质激素等）长期、大剂量地联合应用。

二、中医病因病机

1.病因 《温疫赘言》认为“疫皆热毒”，从其成因看，温疫的形成往往在一定的季节、地理环境及气候条件下生成并发展。如冬季应寒反温，春季气候应温反热，气温上升过早、过快或起伏过大，就容易引发传染病的发生和流行。从患者的体质看，若人的抵抗力低下或者温邪的侵袭能力超过了正常人的防御能力就容易招致温邪而为病。“冬不藏精，春必病温”“藏于精者，春不病温”，导致对疫毒抵抗力相对低下的因素，一般是阳气亢盛，或阴虚内热。这两种热性体质所潜伏的“内热”对其热势的增高及变化有加速的作用。临床依其症状辨别阳邪、热邪、毒邪，热由毒生，热毒是致病之因。因此，临床发病起病急，变化快，病情重，传染性强，并以高热为首发症状，伴有头身疼痛、口渴等明显的热毒炽盛特征。从疾病的过程看，温热邪毒与热性体质相合形成“热毒”。早期以热毒袭肺，气遏热阻为特征；中期以疫毒袭肺，热毒炽盛为主要病机；极期以热毒壅盛，邪盛正虚，气阴两伤，内闭外脱为其病机；恢复期以气阴两伤，肺脾两虚，热毒瘀未尽为其病机特点。可见，热毒病机贯穿于“非典”早、中、极、恢复期始终，只是在不同病理阶段，热毒表现的盛衰不同而已。

2.病机 叶天士《温热论》指出：“温邪上受，首先犯肺。”肺为五脏之华盖，上连咽喉，开窍于鼻，主宣发与肃降而司呼吸，外合皮毛而主卫表之功能。

初起病，风热病邪侵袭人体，从口鼻或皮毛而入，首犯肺卫，卫气受阻，肺气不宣，故可见发热或微恶风、咳嗽、头身疼痛等肺卫表证。表不解，风可化热，邪热愈甚，与湿邪相合，湿热郁阻少阳，临床见寒热似疟、胸腹灼热、肢体困倦；或湿热蕴蒸，邪伏膜原，症见壮热不退、热不为汗衰、脘痞腹胀、舌红苔白如积粉，此为邪在半表半里之证。若风热夹湿不明显，病程迅速进入气分，肺失宣降，肺热灼津为痰，痰热交阻而致邪热壅肺证，则见壮热不恶寒、咳嗽、喘促气急、鼻翼扇动（小儿可见）、胸痛。若热盛灼伤肺络，则痰中带血。若正不胜邪，或邪热过盛，湿已化燥，热毒内炽，可传入营血。热扰心神，则身热夜甚、心烦躁扰、舌绛而脉细数，重则热入心包，蒙蔽清窍，则有身热、神昏谵语，或昏愦不语。抢救若不及时，邪热闭阻于内，阳气不能达于肢末，出现身灼热而四肢厥冷，造成热深厥深之证，亦可因高热骤降，汗出太过，阴液损耗，气阴两伤，脉微欲绝，为阴竭阳脱之危候。若正能胜邪，正胜邪却，热邪虽渐退，但余热未净，虚热内生，可见低热、手足心热尤甚、口干舌燥等症，如兼有气短乏力、语声低微则为气阴两虚之候。

三、中医辨证论治

中医治病的主旨是辨证论治，有是证、用是方是临床思维最根本的方法。非典的中药治疗，即按照中医卫气营血辨证、三焦辨证，不同时期给予不同的方药。只有方药对证，才能达到预期效果。由于非典的分型分期尚未规范化，目前还没有形成固定的有效方药。因此，要研制出固定的针对非典的中药新药，必须对非典的中医诊断、分期、证候、辨证进行规范化研究，再对证开发相应的新药。

1.邪犯肺卫　本证多为初起，以冬春季为多见。

【证候】起病急骤，发热，微恶寒，头痛，全身酸痛，无汗或少汗，咳嗽，胸痛，口干，舌边尖红，苔薄白或微黄，脉浮数。

【治法】辛凉解表，宣肺止咳。

【方药】银翘散加减。

金银花12g，连翘15g，荆芥穗10g，薄荷6g（后下），牛蒡子6g，前胡10g，芦根30g，淡竹叶10g，蝉蜕6g。

【加减】兼湿者，加川朴花10g，藿香10g，云苓20g；热盛者，加石膏30g（先煎），黄芩12g，鱼腥草15g；痰黄稠者，加浙贝母10g，瓜蒌壳16g，桑白皮15g；干咳者，加百部10g，蝉蜕6g，僵蚕10g，芒果核30g；咽喉肿痛者，加岗梅根20g，火炭母15g，桔梗10g。

2.邪阻少阳 邪在半表半里，邪热偏盛者，多为表不解而邪热有入里之势，此时邪热渐盛而正气未虚，或内蕴湿热之体或抗生素使用不当，寒凉冰伏致湿遏热伏。

【证候】寒热似疟（呈弛张热），脘痞心烦，身热午后较甚，入暮尤剧，天明得汗诸症俱减，肢体困倦，胸腹灼热不除，苔白而腻，舌稍红，脉弦数。

【治法】和解少阳，分消湿热。

【方药】蒿芩清胆汤。

青蒿12g（后下），黄芩15g，淡竹茹12g，法半夏10g，枳实10g，陈皮6g，云苓20g，碧玉散（滑石、甘草、青黛）。

【加减】往来寒热甚者，加柴胡10g，大青叶15g，贯众15g；气促者（25～30次/分），加葶苈子10g，桑白皮15g，海浮石30g（先煎）；头痛甚者，加苍耳子10g，钩藤15g（后下），羌活10g；胸痛者，加姜黄10g，桃仁10g，丝瓜络15g；关节酸痛者，加带皮茯苓20g，海风藤15g，络石藤15g。

3.湿热遏阻膜原 为邪在半表半里，湿浊偏盛者。

【证候】寒热起伏，或壮热不退，身痛，肢体沉重，脘胀呕恶，舌红，苔白厚腻而浊，或白如积粉，脉濡缓。

【治法】疏利透达。

【方药】达原饮。

槟榔12g，厚朴10g，草果仁10g，知母10g，白芍10g，黄芩12g，甘草5g。

【加减】呕恶甚者，加法半夏12g，藿香叶10g；身重酸痛者，加苍术10g，羌活10g；往来寒热而发热较高者，加柴胡10g，青蒿10g（后下）。

4.邪热壅肺

【证候】高热，不恶寒反恶热，咳嗽，胸痛气促鼻扇，咳痰黄稠，或带血丝，咽干口渴，汗出面赤，舌红苔黄，脉洪大或滑数。

【治法】清热解毒，宣肺化痰。

【方药】麻杏石甘汤加味。

麻黄10g，生石膏30g（先煎），北杏仁10g，甘草12g，黄芩12g，鱼腥草30g，金银花15g，蒲公英10g，桑白皮12g，瓜蒌壳15g，芦根30g。

【加减】胸痛甚者，加郁金10g（先煎），桃仁10g；咳血者，加白茅根30g，侧柏叶15g，仙鹤草15g；汗多烦渴者，加天花粉15g，知母10g；大便秘结者，加大黄12g（后下）。

5.肺热移肠

【证候】身热咳嗽，口渴，下利黄臭，肛门灼热，腹不硬痛，苔黄，脉数。

【治法】清热止利。

【方药】葛根芩连汤加味。

葛根30g，黄芩12g，黄连12g，炙甘草6g，金银花15g，连翘

12g，桑叶12g，桔梗12g。

【加减】腹痛甚者，加白头翁15g，火炭母30g，布渣叶15g；呕恶者，加藿梗10g，姜竹茹10g；腹痛，痛则下利不止者，加正露丸，3粒/次，每日3～4次。

6.热入营血

【证候】高热咳嗽，身热夜甚，烦躁不安，神昏谵语或昏愦不语，口唇发绀，面色白，或衄血，齿龈出血，舌红绛，苔少，脉细数。

【治法】清营泄热，清心开窍。

【方药】清营汤加味。

水牛角30g（先煎），黄连10g，生地黄20g，玄参20g，麦冬10g，金银花10g，连翘12g，鱼腥草10g，石菖蒲10g。

【加减】痰涎壅盛者，加瓜蒌壳15g，浙贝母10g，鲜竹沥口服液2支；大便秘结者，加生大黄12g（后下），玄明粉15g（冲）；高热神昏者，加紫雪丹、安宫牛黄丸，温开水送服。

7.正气虚脱

【证候】体温骤降，血压下降，颜面苍白，大汗淋漓，四肢厥冷，表情淡漠或神昏不语，呼吸急促，喉间痰鸣，舌质暗淡，脉微欲绝。

【治法】益气固脱，回阳救逆。

【方药】参附龙骨牡蛎救逆汤合生脉散加味。

高丽参15g（另炖），熟附子12g，麦冬12g，五味子15g，天竺黄12g，海浮石30g（先煎），海蛤壳15g，龙骨30g（先煎），牡蛎

30g（先煎）。

8.后期伤阴

【证候】低热或午后潮热，手足心热，咳嗽气促，痰少而黏，唇干口渴欲饮，动则汗出，舌淡红而瘦小，苔少，脉细。

【治法】益气养阴，清肺化痰。

【方药】沙参麦冬汤加味。

北沙参20g，麦冬10g，桑叶15g，玉竹30g，扁豆30g，甘草5g，天花粉15g，竹茹10g，浙贝母10g。

【加减】低热不退者，加银柴胡10g，白薇10g，地骨皮12g；汗出多者，加北芪30g，太子参15g，浮小麦30g；纳呆者，加鸡内金15g，山楂15g，谷芽、麦芽各30g；干咳少痰者，加紫菀10g，百部10g，款冬花10g，芒果核30g。

彭胜权.中医对非典的认识及论治[J].中国社区医师，2003，18（11）：14-16.

四、临床举要

广州中医药大学第二附属医院收治的103例患者中，除7例患者在入院时即诊断为重症患者而最终死亡外，其余96例采用中西医结合疗法，早期辨证论治并全程配伍使用益气养阴、固本达邪之品，如西洋参汤炖服、静脉点滴参麦注射液等，均痊愈出院。

杨淑慧，刘一.论扶正法在非典防治中的应用[J].江西中医药，2005，36（265）：16-18.

在中华中医药学会有关专家撰写的《传染性非典型肺炎（SARS）中医诊疗指南》中，对上千例非典病例病因病机进行分析及临床实践，明确提出及早扶正的治疗原则，在其推荐的用于早中期的方剂中，也都加入了沙参、西洋参、太子参等扶正之品。

杨淑慧，刘一.论扶正法在非典防治中的应用[J].江西中医药，2005，36（265）：16-18.

上海在运用中药对抗激素副作用方面积累了较丰富的经验。大量输液所造成的水液代谢障碍，实为湿邪困脾，运化失职，津液不归正化所致。故采用健脾除湿的方法，一方面用黄芪、党参、山药、白术等健脾益气，一方面用茯苓、苍术、陈皮、半夏、薏苡仁、蔻仁等以化水湿，双管齐下，使全身津液运行、代谢归于正常。同时，对于血糖升高、白蛋白减少者，加用黄芪、生地黄、麦冬、地锦草、人参、山药等药物，均收到良好的疗效。

杨淑慧，刘一.论扶正法在非典防治中的应用[J].江西中医药，2005，36（265）：16-18.

上海有报道，有患者大便秘结，五六日不解，使用开塞露及西药杜秘克后，仍须屏气鼓腹用力排便而并发气胸，症状不断加重。非典以肺为病变中心，肺与大肠相表里，故肺的病变亦可影响至肠。同时，便秘的形成也与使用大量抗生素后抑制了肠道菌群生长，以致肠道吸收水分过多有关。肺失肃降导致大便不通，而大便不通又加重肺气的闭郁，上失宣，下失泄，故病情加重。当务之急应攻下腑实，开宣肺气。正如《温热论》所说："再论三焦不得从外解，必致成里结。里结于何，在阳明胃与肠也。亦须用下法，不可以气血之分，就不可下也。”根据这一理论，上海中医药大学采用通腑泻热法，运用宣白承气汤、增液承气汤等配合宣降肺气之品治疗非典的肺热腑实型，患者诸症缓解，且肺部炎症也得到明显改善。用承气汤之类峻猛的方剂急下热结，实乃釜底抽薪，速驱实邪以防正气进一步损伤，深含于泻寓补之要义。

杨淑慧，刘一.论扶正法在非典防治中的应用[J].江西中医药，2005，36（265）：16-18.

五、医案精选

案一：邪犯肺卫，湿热内蕴

患者首诊中，发热3天（体温38℃～39℃，两肺炎症呈进展趋势），微恶寒，咳嗽明显，咳少量白黏痰，纳呆，大便黏滞不畅，苔白腻，舌淡红，脉弦滑略数。中医辨证属邪犯肺卫，湿热内蕴。拟疏风散邪，清肺化湿之法。

处方：银翘散合藿朴夏苓汤加减。金银花15g，连翘15g，芦根30g，荆芥9g，开金锁30g，黄芩15g，藿香9g，厚朴9g，半夏15g，茯苓15g，生薏苡仁30g，苍术、白术各15g，陈皮10g，葶苈子15g，紫菀15g，桔梗6g，炙枇杷叶15g。

服药后次日患者开始热退，邪散湿化，诸症好转。以后该患者在清肺化痰、活血软坚及健脾化湿等中药治疗下痊愈出院。

按：该非典病例是中医早期介入，以中医治疗为主而痊愈的成功案例。

石克华.中医治疗传染性非典型肺炎临床体会[J].第七次全国中西医结合呼

吸病学术交流大会论文汇编[C]，2004，251-252.

六、简方治疗及其他疗法

（一）单方验方

1.芦根20g，金银花15g，连翘15g，蝉蜕10g，僵蚕10g，薄荷6g，生甘草5g，水煎代茶饮。方中芦根养阴生津、润肺排毒，金银花、连翘清热解毒，蝉蜕、僵蚕、薄荷清轻入肺、祛邪辟秽，生甘草泻火解毒、调和诸药，共奏预防之效。适用于体质平和之人。

2.苍术12g，白术15g，黄芪15g，防风10g，藿香12g，沙参15g，金银花20g，贯众12g，水煎服。方中白术、黄芪补脾肺之气，合沙参则气阴双补，苍术、藿香芳香辟秽解毒，金银花、贯众清热解毒。适用于气阴两虚，或偏于气虚的健康人群。

3.贯众10g，金银花10g，连翘10g，大青叶10g，苏叶10g，葛根10g，藿香10g，苍术10g，太子参15g，佩兰10g，水煎服。方中贯众、金银花、大青叶、连翘清热解毒，味多力专，苏叶、葛根解表宣透，苍术、佩兰芳香化浊辟毒，太子参养阴润肺，适用于体质阳亢、火热内扰的健康人群。总之，三方各有偏重，健康人群应择宜而用。

（二）针灸疗法

1.早期　发病后1～5天。常见湿热阻遏肺卫、表寒里热夹湿两型，治疗应强调宣透清化。

（1）湿热阻遏肺卫证

证候：发热，微恶寒，身重疼痛，乏力，口干饮水不多，或伴有胸闷脘痞，无汗或汗出不畅，或见，大便溏泄，舌淡红，苔薄白腻，脉浮略数。

治疗原则：宣化湿热，透邪外达。

主穴：大椎、风门、肺俞、水分、阴陵泉。

配穴：胸闷脘痞、呕恶纳呆加内关、中脘；无汗或汗出不畅加合谷、复溜。

（2）表寒里热夹湿证

证候：发热明显、恶寒，甚则寒战壮热，伴有头痛、关节痛、咽干或咽痛，口干饮水不多，干咳少痰，舌偏红，苔薄黄微腻，脉浮数。

治疗原则：解表、宣肺、化湿。

主穴：合谷、曲池、外关、耳尖、尺泽、列缺、照海。

配穴：湿邪偏重者加水分、阴陵泉。

2.中期 发病后3～10天。治疗强调清化湿热、宣畅气机。

（1）湿热蕴毒证

证候：发热，午后尤甚，汗出不畅，胸闷脘痞，口干饮水不多，干咳或呛咳，或伴有咽痛，口苦或口中黏腻，舌红，苔黄腻，脉滑数。

治疗原则：清热、化湿、解毒。

治疗方法：骑竹马灸法。骑竹马灸法是让患者骑跨于竹杠上施灸的方法，本法首见于宋代《卫济宝书》。记载较为全面而详细者，当属闻人耆年所撰的《备急灸法》。该书记载，本法对于治疗外科疮疡肿毒疾患“可以起死就危，有非常之功，累试累验”。施灸穴位相当于膈俞穴，其在古代对多种疮疡肿毒的危急症有较好疗效，对感染性疾患的危急时期，通过调整全身功能以解除危症，故极力推荐此法。

（2）邪伏膜原证

证候：发热恶寒，或有寒热往来，伴有身痛，呕逆，口干苦，纳差，或伴呛咳，气促，舌偏红，苔白浊腻或如积粉，脉弦滑数。

治疗原则：和解少阳，透达膜原湿浊。

主穴：外关、阳陵泉、丘墟、中脘、水分、阴陵泉。

配穴：伴呛咳、气促者，加天突、膻中。

（3）邪阻少阳证

证候：发热，呛咳，痰黏不易咳出，汗出，胸闷，心烦，口干口苦不欲饮，呕恶，纳呆便溏，疲乏倦怠，舌偏红，舌苔白微黄或黄腻，脉滑数。

治疗原则：清泄少阳，分消湿热。

主穴：外关透内关、阳陵泉、中脘、足三里、丰隆。

3.极期（高峰期） 发病后7～14天。

证候：气促喘憋明显，或伴有紫绀，重者可出现邪入营血，气竭喘脱。

治疗原则：通畅呼吸，益气固脱。

主穴：针刺天突、膻中、定喘、大椎；灸神阙、气海。

4.恢复期 发病后10～14天以后。临床以气阴两伤，气虚夹湿、夹瘀多见。治疗强调扶正透邪，并重视化湿、活血。

主穴：中脘、气海、足三里、阴陵泉，以灸法为主；血海、膈俞用三棱针点刺放血。

针灸治疗时，临证选穴处方较为灵活，随时可以根据病情变化而加减穴位，改变方法。

七、预防措施

1.谈话尽可能保持1m以上距离。

2.打喷嚏、咳嗽时，要用纸巾捂住口鼻。

3.不随地吐痰。

4.实行分食或公筷、公匙。

5.勤洗手。

6.疾病流行期间减少亲密接触，尤其是接吻。

7.少吸烟或戒烟。因为吸烟会破坏呼吸道的固有防御屏障（如纤毛等），降低呼吸道抵抗力。

8.经常漱口，特别是在去过人员密集的场所或医院后。因为病原体进入上呼吸道后，先要在黏膜上附着，才能与人体细胞膜融合或被吞入，漱口有可能促进病原体排出体外。

9.消毒，尤其是对被飞沫等污染过的物品和场所。

10.勿用手挖鼻、揉眼和接触口腔。

11.常开窗或人工通风。

12.去医院、人员密集场所或自己有咳嗽等症状时应戴口罩。

在与SARS的斗争中，多项措施起到了有效的预防作用。实际上，这些预防SARS的措施应成为卫生习惯，坚持下去，尤其是分食与公筷、公匙，以及洗手、消毒三种卫生习惯。

第十节　人感染高致病性禽流感

一、概述

人感染致病性禽流感，是由禽流感病毒引起的人类疾病。禽流感病毒属于甲型流感病毒，根据禽流感病毒对鸡和火鸡致病性的不同，分为高、中、低三级及非致病性。由于禽流感病毒的血凝素结构等特点，一般感染禽类，当病毒在复制过程中发生基因重配，致使结构发生改变，获得感染人的能力，才可能造成人感染禽流感疾病的发生。至今发现能直接感染人的禽流感病毒亚型有H5N1、H7N1、H7N2、H7N3、H7N7、H9N2和H7N9。根据现有人感染H7N9和H5N1禽流感病例的调查结果认为，潜伏期一般在7天以内。

目前研究发现，人感染禽流感的传染源为携带病毒的禽类，而传播途径仍在研究。研究认为，人感染H5N1亚型禽流感的主要途径是密切接触病死禽，高危行为包括宰杀、拔毛和加工被感染禽类。少数案例中，当儿童在散养家禽频繁出现的区域玩耍时，暴露的家禽的粪便也被认为是一种传染来源。目前研究多数证据表明存在禽-人传播，可能存在环境（禽排泄物污染的环境）-人传播，以及少数非持续的H5N1人间传播。目前认为，H7N9禽流感患者是通过直接接触禽类或其排泄物污染的物品、环境而感染。人感染H7N9禽流感病例仍处于散发状态，虽然出现了个别家庭聚集病例，但目前未发现该病毒具有持续的人与人之间传播能力。

患者发病初期表现为流感样症状，包括发热、咳嗽，可伴有头痛、肌肉酸痛和全身不适，也可以出现流涕、鼻塞、咽痛等。部分患者肺部病变较重或病情发展迅速时，会出现胸闷和呼吸困难等症状。呼吸系统症状出现较早，一般在发病后1周内即可出现，持续时间较长，部分患者在治疗1个月后仍有较为严重的咳嗽、咳痰。在疾病初期即有胸闷、气短及呼吸困难，常提示肺内病变进展迅速，很快发展为严重缺氧状态和呼吸衰竭。重症患者病情发展迅速，多在5～7天出现重症肺炎，体温大多持续在39℃以上，呼吸困难，可伴有咳血痰；可快速进展为急性呼吸窘迫综合征、脓毒症、感染性休克，部分患者可出现纵隔气肿、胸腔积液等。有相当比例的重症患者同时合并其他多个系统或器官的损伤或衰竭，如心肌损伤导致心力衰竭，个别患者也表现为消化道出血和应急性溃疡等消化系统症状，也有的重症患者发生昏迷和意识障碍。

本病属于中医温病学“冬温”“温疫”等范畴。《黄帝内经》有“五疫之至，皆相染易”的认识，是指感受时疫邪毒所引起的急性热病。温邪侵入人体发病与否取决于人体的抗病能力，若脏腑功能正常，正气内固，温邪往往不得入侵发病，即所谓“正气存内，邪不可干”。

目前市场上销售的达菲为罗氏制药生产的抗流感药物，其通用名称为磷酸奥司他韦（Oseltamivirphosphate）。奥司他韦（Oseltamivir）于1999年在瑞士上市，2001年10月在我国上市。达菲是一种非常有效的流感治疗用药，并且可以大大减少并发症

（主要是气管与支气管炎、肺炎、咽炎等）的发生和抗生素的使用，因而是目前治疗流感的常用药物之一，也是公认的抗禽流感、甲型H1N1病毒的有效药物之一。

二、中医病因病机

1.病因 结合运气学说，夏秋多雨多湿，入冬以来应寒反暖，非时之气侵袭人体，肺卫失和，易致温病的发生。

2.病机 温邪上受，首先犯肺。温热或疫毒之邪从口鼻而入，侵袭肺卫，肺气失宣。病变初起见发热、恶寒、咽痛、咳嗽等肺卫证候；兼夹湿邪者，湿困中焦，运化失常，可见恶心、腹痛、腹泻等症。疾病演变可分为初期、进展期、极期和康复期等过程。初期以邪袭肺卫为主，中期表现为邪毒壅肺和气血两燔，极期可分为喘脱和神昏两型，恢复期为余热未清、肺胃阴伤。

三、中医辨证论治

本病应及早使用中医药治疗，根据病机特点采用截断方法，防止疾病传变。早期温邪在表，邪袭肺卫，肺气失宣，治宜轻清宣透、清热解毒、利咽止咳，勿用滋腻药物。重症邪入营血、热陷心包，治宜凉血解毒、清心开窍。兼湿者，宜芳香化湿。因温邪易于伤津，故应始终顾护津液。

分期辨证治疗

1.初期

（1）邪袭肺卫证

【证候】发热，恶寒，鼻塞，流涕，咳嗽，咽痛，头痛，肌肉酸痛，口干口渴，舌苔白或黄，脉浮数或浮紧。

【治法】辛凉解表，轻清宣透。

【方药】银翘散合升降散加减。

金银花10～15g，连翘10～15g，蝉蜕10～15g，僵蚕10～15g，桔梗10～15g，淡竹叶10～15g，荆芥10～15g，淡豆豉10～15g，牛蒡子10～15g，芦根10～15g，薄荷10～15g（后下），甘草10～15g。

【加减】恶寒重、肌肉酸痛明显者，加羌活10g，独活10g，防风10g；咽喉肿痛者，加射干10g，山豆根10g；关节酸痛者，可加桑枝10g，威灵仙10g；胸膈满闷、苔腻者，加藿香10g，佩兰10g；湿热下利、腹痛泄泻者，加葛根15g，黄芩10g，黄连3g；咳嗽声重者，加浙贝母15g，杏仁10g，前胡10g。

（2）邪毒壅肺证

【证候】高热，咳嗽，喘憋，汗出，烦渴，咳痰黄稠或带血，或胸闷腹胀，肢酸倦怠，小便黄赤，或身目发黄，舌红苔黄或黄腻，脉滑数。

【治法】清热解毒，泻肺平喘。

【方药】炙麻黄3～10g，生石膏15～60g，杏仁6～10g，金银花10～30g，连翘10～30g，知母10～15g，桑白皮10～15g，鱼腥草10～15g，葶苈子10～15g，清半夏6～10g，甘草6～10g，大枣5枚。

【加减】咯血者，加白茅根10g，侧柏叶10g，仙鹤草10g；肢酸倦怠，小便黄赤或身目发黄者，可合甘露消毒丹加减。

中成药：口服药可选用清肺消炎丸等；注射剂可选用鱼腥草

注射液、痰热清注射液等。

（3）气血两燔证

【证候】高热，口渴，汗出，烦躁不安，甚或神昏谵语，舌质绛红，苔黄糙，脉洪滑或滑数。

【治法】气营两清，凉血解毒。

【方药】清瘟败毒饮和犀角地黄汤加减。

生石膏30～60g，生地黄10～15g，水牛角粉10～30g（先煎代水），黄芩6～10g，黄连9～10g，栀子6～10g，知母6～10g，连翘10～15g，玄参10～15g，赤芍10～15g，牡丹皮10～15g，甘草6～10g。

中成药：双黄连注射液等。

2.极期

（1）喘脱证

【证候】喘促，烦躁，胸闷憋气，汗出如珠，意识模糊，心悸，舌质紫暗，脉细数或沉细。

【治法】益气养阴固脱。

【方药】生脉注射液配合丹参注射液，麻杏石甘汤合葶苈大枣泻肺汤加减。

（2）神昏证

【证候】神昏谵语或昏愦不语，烦躁不安，气短息促，手足厥冷，冷汗自出，舌绛，脉细疾或沉弱。

【治法】凉营解毒，清心开窍。

【方药】清营汤加减送服安宫牛黄丸或紫雪丹。

【加减】气短息促，脉细急者，可选生脉散加减；手足厥冷，冷汗自出，脉沉弱甚至脉微欲绝者，可选参附汤加减，分别送服安宫牛黄丸或紫雪丹。

中成药：醒脑静注射液合参脉注射液。

3.康复期（余热未清，肺胃阴伤）

【证候】低热或不发热，干咳或痰少而黏，胃纳不佳，心烦，心悸失眠，口舌干燥而渴，或腹泻，舌干红少苔，脉细数。

【治法】滋养肺胃，兼清余热。

【方药】竹叶石膏汤或沙参麦冬汤加减。

淡竹叶6～10g，生石膏15～30g，清半夏6～10g，沙参10～15g，玉竹10～15g，麦冬10～15g，甘草6～10g。

【加减】腹泻明显合用葛根芩连汤加减；心烦明显可合栀子豉汤加减；余热未清，低热明显，可合蒿芩清胆汤加减。

中成药：生脉注射液等。

四、临床举要

奚氏等对7例人感染H7N9禽流感重症患者,在西医常规抢救、治疗的同时，根据感受温热之邪，卫气营血证温病学的发生、发展规律，采用中医药进行辨证施治，疗效显著。本病可分为初期、进展期、危重期和恢复期。初期多从卫气、卫营同病辨治。温邪入营，仍需泄卫透邪，清热透营，通达募原，扶正祛邪。热与瘀搏，当加入散血、凉血之品。邪盛正虚，要顾其阳气，安未受邪之地。恢复期应注意预防食复、劳复。

奚肇庆，周贤梅，王醒，等.中医药治疗人感染H7N9禽流感重症分析[J].

江苏中医药，2015，47（8）：14-15.

五、医案精选

案一：风温（卫营同病）

季某，男，72岁，南京市军队离休干部。2014年1月17日因“恶寒发热伴干咳1周”收住入院。

发病前3天有活禽宰杀接触史。2014年1月18日诊，恶寒发热，体温维持在38.6℃～39.7℃，咳嗽痰黏，时有头昏乏力、心慌胸闷，高热时腰酸明显，纳差，腹泻，夜寐烦躁，舌淡，苔白厚，脉浮弦。查体：体温39.7℃，呼吸72次/分，脉搏22次/分，血压130/80mmHg。神志清楚，颈软，无抵抗，两肺呼吸音稍粗，两下肺可闻及湿罗音。心律齐，无杂音。腹部平软，无压痛及反跳痛，肝脾肋下未及，肝及双肾区无叩击痛。神经系统检查生理反射存在，病理反射未引出。SPO_2在90%～93%之间波动。入院诊断：人感染H7N9禽流感，重症肺炎，急性呼吸窘迫综合征，呼吸衰竭，冠状动脉粥样硬化性心脏病（不稳定性心绞痛），高血压2级，甲状腺癌术后。中医诊为外感高热，风温，喘脱。证属卫营同病。治宜辛凉泄卫，清热透气。

处方：桑叶、桑皮各10g，金银花10g，牛蒡子10g，桔梗6g，淡竹叶10g，芦根15g，杏仁10g，浙贝母10g，板蓝根15g，大青叶15g，贯众10g，藿兰、佩兰各10g，陈皮6g，焦山楂、神曲各12g，甘草4g。2剂，1日1剂，水煎分2次服。

2014年1月20日，患者病情加重，进展迅速，转至ICU。外送痰标本及血标本检测甲流病毒，次日下午接南京市卫生局及医院感染控制办公室通知，确诊为人感染H7N9禽流感。恶寒发热，午后为重，体温38.3℃，呼吸喘促，气急憋闷，咳嗽咳痰、色白量少夹有血丝，口干口微苦，小便色黄，大便稀溏，肌肤无斑疹。舌质淡紫黯，苔灰黄垢腻、中裂、少津，脉细滑少数。已使用无创呼吸机辅助通气。辨为温邪未退，伏于募原。治以益气扶正、通达募原。

处方：西洋参6g，黄芪12g，苍术、白术各10g，黄芩10g，柴胡10g，川厚朴8g，槟榔10g，石膏30g，鸭跖草15g，石菖蒲10g，鸡苏散15g（包）。4剂。予复方薤白胶囊（0.35克/粒），6粒，1日3次。

2014年1月24日，患者精神良好，无发热，双鼻塞吸氧5L/min，间断使用无创呼吸机，夜间阵发性咳嗽，痰液稀薄，无咯血，无胸痛，喘促动后尤甚，纳差，大便稀溏，口干，舌见裂纹。高热已平，气虚津伤，痰闭毒蕴。以益气健脾，行气化湿，兼清余热，佐以活血通络。复方薤白胶囊续服。

1月20日方去柴胡、石膏、鸭趾草、鸡苏散，加炒山栀12g，淡豆豉10g，茯苓12g，丹参12g，生甘草4g，3剂。

2014年1月28日，病情尚平，呼吸稳定，无发热，夜间咳嗽有缓，无血丝痰，大便偏软，日1～2次。舌质淡黯红，苔前腻渐化、根灰黄、中裂，脉细滑。治益气泄浊。上方去炒山栀、淡豆豉、甘草，加生薏苡仁15g，桑白皮10g，六一散12g，3剂。复方薤白胶囊续服。2014年1月29日，服用益气泄浊之品颇佳，已脱机，咳嗽平，咳痰量少，唯动则气喘，大便溏软，日二三行。舌质淡黯红，苔中裂、根淡黄腻，脉细滑。邪伏募原，而苔腻浮滑，应防灰中有火，复入泻肺平喘之品。复方薤白胶囊续服。

处方：西洋参6g，葶苈子、苏子各10g，黄芪12g，苍术、白术各10g，黄芩10g，茯苓12g，薏苡仁15g，槟榔10g，石菖蒲10g，丹参15g，生甘草4g。5剂。

2014年2月3日，患者咳嗽喘息不著，偶有胸闷，咳痰量少，能进食稀饭汤类，唯站立下肢乏力，时有汗出，小溲不畅、色黄，或觉腹胀难出，大便1～2次、质软，舌淡紫红，苔中裂，舌根淡黄腻，脉细弦滑。复入淡渗之品。

处方：西洋参6g，葶苈子、苏子各10g，麦冬10g，苍术、白术各10g，赤茯苓、白茯苓各12g，生薏苡仁15g，槟榔10g，枳实10g，淡竹叶12g，炒山栀12g，丹参15g，黄芩10g，黄芪12g，甘草4g。5剂。

2014年2月8日，患者已能下床站立，活动后觉乏力，加之亲友探视，心慌，胃纳有增，大便偏软日一行，腹胀已除，大便小溲解之无力，夜寐欠佳。舌淡紫黯红，苔根黄腻稍化。仿叶天士温热病后期，予宁心化瘀之品。2月3日方去赤茯苓、槟榔，加连翘12g，茯神12g，5剂。另琥珀粉5g（蜜调）分2次口服。之后2次送痰标本复查甲流指标均为阴性。胸部CT复查：两肺肺炎，两侧胸腔积液，少量心包积液，与前片比较两肺感染有所吸收。

奚肇庆，周贤梅，王醒，等.中医药治疗人感染H7N9禽流感重症分析[J].江苏中医药，2015，47（8）：14-15.

六、简方治疗及其他疗法

（一）单方验方

1.大蒜：大蒜有抗菌消炎的作用，保护肝脏，调节血糖，保护心血管，抗高血脂和动脉硬化，抗血小板凝集。营养学专家发现，大蒜提取液有抗肿瘤的作用，建议每日生吃大蒜3～5g。

2.芦荟：芦荟与大蒜、洋葱、野百合一样属于百合科多年生草本植物，主要生长在干燥炎热的地区，具有极强的生命力，可清热排毒、缓泻、消炎抗菌，增强免疫力，还可护胃保肝和护肤美容。

3.香菇：提高机体免疫力。香菇多糖可提高腹腔巨噬细胞的吞噬功能，还可促进T淋巴细胞的产生，并提高T淋巴细胞的杀伤活性。

4.番茄：含有丰富的维生素、矿物质、碳水化合物、有机酸及少量蛋白质。有促进消化、利尿、抑制多种细菌的作用。有研究指出，番茄内含有可产生维生素A的类胡萝卜素，主要是α-胡萝卜素和β-胡萝卜素。若在某段时间摄取番茄汁，体内番茄红素会明显增加，同时T淋巴细胞的免疫功能亦得到增强。

5.新鲜萝卜：因其含有丰富的干扰素诱导剂而具有免疫作用。

6.新鲜蜂王浆：含有王浆酸和抗菌活性物质，具有很强的杀菌、抑菌作用，能有效增强人体免疫功能。

饮食宜忌

在本病流行期间，尽量少吃肉类食品，多吃些蔬菜，增强抵抗力。

1.“春夏养阳”，勿食寒凉损伤阳气。

2.饮食要清淡：由冬季的膏粱厚味转变为应季时蔬的清温平淡。如菠菜、蒜苗、香葱、小油菜等。

3.饮食宜多甘少酸：春季宜吃甘味食物，以健脾胃之气，温补阳气；肝主升发，与春相应，酸入肝，少食酸性食物，既防阳气生发太过，又能养肝，提高抗病能力。

4.金银花、连翘、板蓝根等煎服，预防传染。各大超市有售的1/2金银花植物饮料等纯植物熬煮的天然饮料可以取代平时喝的饮料。

七、预防措施

结合禽流感病毒的特点和现有研究，目前认为，携带病毒的禽类是人感染禽流感的主要传染源。减少和控制禽类，尤其是家禽间禽流感病毒的传播尤为重要。随着社会、经济发展水平的提高，急需加快推动传统家禽养殖和流通向现代生产方式转型升级，从散养方式向集中规模化养殖、宰杀处理和科学运输的转变，提高家禽和家畜的养殖、流通生物安全水平，从而减少人群的活禽或病死禽暴露机会。同时，要持续开展健康教育，倡导和培养个人呼吸道卫生和预防习惯，做到勤洗手、保持环境清洁、合理加工烹饪食物等。需特别加强人感染禽流感高危人群和医护人员的健康教育和卫生防护。

同时，要做好动物和人的流感监测。及时发现动物感染或发病疫情，以及环境中病毒循环的状态，尽早采取动物免疫、扑杀、休市等消灭传染源、阻断病毒禽间传播的措施。早发现、早诊断禽流感患者，及时、有效、合理地实施病例隔离和诊治。做好疾病的流行病学调查和病毒学监测，不断增进对禽流感的科学认识，及时发现聚集性病例和病毒变异，进而采取相应的干预和应对措施。

在做好科学防控的同时，还要认真开展流感大流行的应对准备。

第十一节　单纯性疱疹

一、概述

单纯性疱疹亦称为发热性水疱，是由单纯疱疹病毒（HSV）所致的一种急性疱疹性皮肤病。皮疹好发于皮肤黏膜交界处，可以在全身出现，但最常见于牙龈上、口腔外侧、嘴舌外侧、鼻子、颊或手指上，也可累及眼部及生殖器、会阴、外阴周围、股部、臀部皮肤等。临床多见者为局限性单纯疱疹。局部开始有灼痒紧张感，随即出现红斑，在红斑或正常皮肤上出现簇集性小水疱群，疱液清澈透明，后来变浑浊，擦破后出现糜烂、渗液、结痂，也可继发化脓感染，此时附近淋巴结可肿大。本病愈后可遗留暂时的色素沉着斑。

人类HSV系DNA类病毒，分为HSV-Ⅰ和HSV-Ⅱ两个亚型。

70%～90%的成人皆曾感染过HSV-Ⅰ。Ⅰ型主要引起生殖器以外的皮肤、黏膜（口腔黏膜）和器官（脑）的感染。Ⅱ型主要引起生殖器部位皮肤黏膜感染。人是单纯疱疹病毒唯一的自然宿主，此病毒存在于患者、恢复者或是健康带菌者的水疱液、唾液及粪便中，传播方式主要是直接接触传染，亦可通过被唾液污染的餐具而间接传染。病毒经鼻、咽、眼结膜及生殖器等黏膜或皮肤破损处而进入人体，在人体黏膜处生长繁殖，后经血液或者神经播散。

本病临床上可分为原发型与复发型两种。初发单纯疱疹潜伏期为2～12天，平均6天，几乎所有的内脏或黏膜表皮部位都可分离到HSV。初次感染时宿主急性期血清中无HSV抗体，常伴有全身症状，且往往比复发性疱疹明显。原发型单纯疱疹皮肤黏膜损害常需2～3周愈合，而复发型单纯疱疹的皮损大多于1周内即可消失。凡体表部位具有典型疱疹损害者不难诊断。常见的单纯疱疹多为复发型，依其临床皮损特点，发作部位即可诊断。对某些少见的原发感染者，或损害仅存在于腔道深处（如生殖道、呼吸道等），或仅有内脏疱疹损害而体表无损害者，则有可能误诊，若能通过实验室检查分离到HSV即可确诊。通常单纯性疱疹并不严重，但对于患有艾滋病或免疫系统因其他疾病或药物受抑制时，这种感染可能是致命的。对于在分娩时接触病毒的婴儿来说，感染可能传播到其他器官，会导致严重并发症甚至死亡。

单纯性疱疹，中医谓之“热疮”。《圣济总录》说：“热疮本于热盛，风气因而乘之，故特谓之热疮。”其中发生于口腔部位的，如单纯疱疹病毒性口炎、咽炎等，属中医学“口疳”“口糜”“口疮”等范畴。发生于眼部的，如单纯疱疹病毒性角膜炎，《证治准绳》有“聚星障”之名，其症状与其类似。此外，亦有“花翳白陷”“混睛障”之称谓。《原机启微》阐述了本病的病因病机为“风热不制”。生殖器疱疹中医学则称之为“阴疮”“阴疳”“狐惑”“瘙疳”等，以外阴部糜烂、溃疡、灼热疼痛为主症。

二、中医病因病机

关于单纯性疱疹的病因病机，中医学认为多由过量食用辛辣烤炙食物或情志抑郁化火等引起，体内蕴热，外感时邪，热毒相结，阻于肺胃，上蒸头面，或下注二阴所致。正如《诸病源候论》所说：“诸阳气在表，阳气胜者表热，因运动劳役，腠理则虚而升，为风邪所克，风热相搏，留于肌肤，则生疮。出作瘭浆黄汁出，风多则痒，热多则痛，血气乘之，则多脓血，故名热疮也。”

其中口疳多由心脾蕴热，复感风热，湿热上攻于口，熏灼肌膜，溃破成疱，或热性病后，气阴两虚，阴虚火旺，虚火上灼，肌膜溃破而发。如清代何梦瑶《医碥》曰：“口疳，多食肥甘，积热所致，用口疳药吹之。”《诸病源候论》亦有“脾脏有热，冲于上焦，故口生疮”的记载。聚星障则多为肝经蕴热，风热外侵，风火相搏，上攻于目，或肝肾阴虚，虚火上炎而发。阴疮主要由不洁性交，感受热邪秽浊之气，郁邪外发肌肤；或湿热下注阴部，热炽湿盛，湿热郁蒸而发疱疹；或素体阴虚，或房劳过度，损伤阴精，且湿热久恋，日久则热盛阴伤，正气不足而邪气缠绵，导致正虚热盛而病情反复，经久难愈。

三、中医辨证论治

本病多属热证。凡初发症急者，多属实热，其证较重，疼痛较甚；凡病久或屡发者，症状较轻而易复发者，多属虚热，灼痛较轻。结合单纯疱疹的症状特征和反复发作之性，体虚湿毒之气内染是产生该病的关键所在，治疗以清热利湿解毒、补虚为主。临证时务求详问病史，明察症状，综合辨证，方不致误。

（一）口疳

1.心脾蕴热

【证候】初起口内肌膜出现许多成簇的小水疱，继之破溃成疮，融合成片，周围鲜红，灼痛流涎，患儿常因痛而拒食哭闹，伴口渴思饮，心烦不安，便秘尿赤，舌红，苔黄腻，脉滑数。

【治法】清泻心脾，佐以疏风散热。

【方药】导赤散合泻黄散化裁。

生地黄15g，淡竹叶9g，木通9g，山栀子12g，金银花15g，连翘10g，芦根15g，生石膏30g，甘草6g。

【加减】便秘者，加大黄9g；溲赤者，加车前子12g；口干欲饮者，加北沙参、麦冬、石斛各10g，亦可用凉膈散加减治之。局部可用板蓝根煎液漱口，清洁溃疡面。

2.虚火上炎

【证候】开始唇周或口内出现成簇小水疱，溃后成疮，融合成片，四周淡红，以痒为主，灼痛较轻，反复发作，病程缠绵，伴神疲、颧红，口唇干燥，恶寒发热，咽干口渴，舌质红而干，或花剥，脉细数。

【治法】滋阴降火，疏风清热。

【方药】知柏地黄汤加减。

知母9g，黄柏9g，生地黄15g，牡丹皮9g，当归9g，玄参10g，石斛9g，人中黄6g，怀牛膝10g。

【加减】失眠较重者，加五味子、炒柏子仁各10g，同时亦可用锡类散、朱黄散、绿泡散等外敷。若外感症状重者，加银翘散或桑菊饮。

（二）聚星障

1.肝经风热

【证候】患眼卡涩疼痛，畏光流泪，抱轮红赤，黑睛点状浑浊，常伴恶风发热、咽痛鼻塞等，舌质红，苔黄，脉浮数。

【治法】祛风散热，退翳明目。

【方药】银翘散加减。

金银花20g，连翘20g，桔梗12g，薄荷15g，淡竹叶12g，甘草5g，荆芥9g，豆豉9g，牛蒡子9g，芦根12g，羌活9g。

【加减】风热之邪较重者，可加菊花12g、紫草12g清热解毒，赤芍9g、牡丹皮9g凉血止痛，柴胡9g、黄芩9g增强祛肝经风热之效；偏于风寒者，加防风15g、白芷15g祛风散寒。

2.肝火炽盛

【证候】患眼胞睑红肿，畏光流泪，干涩疼痛，白睛红赤，黑睛翳障加深加大，呈树枝状或地图状，常伴口苦咽干、胁肋疼痛，舌质红，苔黄，脉弦。

【治法】清肝泻火，退翳明目。

【方药】石决明散加减。

石决明15g，草决明15g，赤芍12g，青葙子15g，麦冬9g，羌活9g，栀子15g，木贼12g，大黄8g，荆芥9g。

【加减】大便秘结者，可加芒硝12g峻下通便；便通者，可去大黄、芒硝，加金银花12g、蒲公英12g清热解毒，蝉蜕12g退翳明目；小便黄赤者，可加瞿麦10g、萹蓄10g清利小便。

3.肝胆湿热

【证候】患眼胞睑肿胀，畏光流泪，泪热胶黏，抱轮红赤，黑睛呈地图状浑浊，久病不愈，常伴头重如裹、胸闷痰多、纳呆便溏，舌质红苔腻，脉滑数。

【治法】清热除湿，明目退翳。

【方药】龙胆泻肝汤加减。

柴胡15g，泽泻12g，车前子12g，木通12g，生地黄12g，当归19g，龙胆草20g，黄芩12g，栀子15g，羌活9g，刺蒺藜15g，蝉蜕15g，甘草5g。

【加减】抱轮红赤明显者，可加黄连12g清热燥湿；黑睛肿胀者，可加金银花15g、秦皮10g清热解毒。

4.正虚邪恋

【证候】患眼畏光，干涩不适，黑睛生翳日久，病情时轻时重，反复发作，迁延不愈，舌质红，苔少，脉细。

【治法】扶正祛邪，退翳明目。

【方药】玉屏风散加减。

黄芪15g，白术12g，防风15g，金银花15g，麦冬10g，菊花15g，蝉蜕15g，木贼10g。

【加减】眼干涩者，可加党参15g益气生津；虚火较盛者，可加黄柏10g、知母15g滋阴降火。

（三）阴疮

1.湿热下注

【证候】男性阴茎、冠状沟，女性阴唇、阴阜及阴道等处或兼臀股处红斑，上布芝麻、绿豆大小水疱，群集分布，间有糜烂、破溃、渗液、结痂，疼痛较剧，伴有烦躁、胸闷、发热，口燥咽干，小便淋沥不畅，舌红苔黄腻，脉滑数。腹股沟压痛阳性，可触及肿大淋巴结。

【治法】清热泻火，利湿解毒。

【方药】龙胆泻肝汤加减。

龙胆草15g，栀子11g，黄芩12g，生地黄12g，柴胡10g，木通10g，车前子10g（包），紫草10g，苦参15g，金银花12g，板蓝根10g，生甘草6g。

【加减】烦躁易怒者，柴胡加量，再加白芍15g；心烦失眠者，加远志15g，茯神15g。

2.邪毒炽盛

【证候】男性龟头、冠状沟、包皮，女性大小阴唇、阴道等处或兼臀股处红斑，少许水疱，约粟粒大小、肿胀。自觉瘙痒，搔之则疼痛，时有发热，头晕目胀，口苦，大便干结，舌红，苔黄，脉弦数。

【治法】清肝解毒，凉血消疹止痛。

【方药】黄连解毒汤加减。

黄连12g，黄芩9g，黄柏9g，栀子12g，柴胡12g，赤芍12g，苦参12g，金银花12g。

【加减】兼见口干渴饮者，加生地黄12g，芦根12g；大便秘结者，加大黄6g。

3.脾虚血瘀

【证候】外阴、肛门或兼臀股等处反复出现水疱，时愈时起，缠绵不已，红斑不明显，轻度疼痛，四肢酸楚无力，纳差腹胀，患处见水疱散在、糜烂、结痂、渗水，舌淡白，苔白腻，脉涩。

【治法】健脾助运，化湿活血。

【方药】参苓白术散合桃红四物汤加减。

黄芪15g，党参12g，土炒白术12g，炙甘草10g，茯苓10g，丹参15g，莲子10g，薏苡仁30g，砂仁5g（后下），桃仁10g，红花12g，当归尾15g。

【加减】兼见食欲不振纳呆者，加山药12g，麦芽8g；小便白浊者，加萆薢9g，瞿麦9g。

4.阴虚火旺

【证候】外阴、肛门或兼臀股等处出现水疱，水疱塌陷、糜烂、结痂、渗水，基底暗红，伴口干渴、唇干，舌干红，苔少或无，脉细数。

【治法】滋阴降火，佐以利湿。

【方药】知柏地黄汤加减。

知母20g，黄柏15g，干地黄20g，山萸肉12g，山药15g，牡丹皮12g，茯苓15g，泽泻10g，益元散10g（包），黄连10g。

【加减】心烦少寐者，加黄连9g，莲子心9g。

（四）热疮（颜面、手等处）

1.风热湿毒

【证候】口周或鼻旁周围、脸颊、手出现成群小水疱，基底潮红，灼热或微痒不适，伴发热、头痛、咽痛口干，舌红，苔薄黄，脉浮数。

【治法】祛风清热，利湿解毒。

【方药】银翘散加减。

金银花15g，桑叶12g，菊花15g，连翘12g，牛蒡子12g，板蓝根15g，土茯苓20g，生地黄15g，茵陈蒿20g，麦冬15g，竹叶10g，甘草5g。

【加减】咽痛甚者，加马勃10g；头痛者，加白芷9g，川芎9g。

2.胃肠积热

【证候】水疱发生在口周、唇黏膜部位，或脸颊、手等处，伴口臭、胃纳差，脘腹胀闷不适，大便干结或稀烂不畅，舌红苔黄腻，脉滑数。

【治法】通腑清热，利湿解毒。

【方药】通腑利湿汤。

土茯苓15g，茵陈25g，枳实15g，大黄10g（后下），生地黄15g，紫草15g，鱼腥草20g，板蓝根20g，连翘12g，甘草3g。

【加减】大便稀烂不畅者，去大黄、生地黄，加火炭母15g，金银花15g，以助土茯苓、茵陈清利胃肠湿热。

3.肝经郁热

【证候】口周、面颊等处水疱每在经前或经后出现，伴有月经不调、心烦易怒、口干胁痛、月经量多而鲜红、大便干结，舌红，苔黄，脉弦细。

【治法】疏肝清热，调理冲任。

【方药】丹栀逍遥散加减。

柴胡12g，郁金12g，茯苓15g，泽泻15g，牡丹皮10g，山栀子12g，香附15g，生地黄15g，赤芍10g，白术10g，薏苡仁20g，甘草3g。

【加减】经血量多有黑块者，则加桃仁9g，赤芍9g；兼胁肋胀痛、乳房胀痛者，加延胡索12g，青皮9g。

4.气阴不足

【证候】口周、鼻颊、手等处水疱反复发作，口干体倦，心烦少寐，舌红苔黄，脉细数无力。

【治法】益气养阴清热。

【方药】生脉饮加味。

太子参20g，麦冬15g，五味子10g，山药15g，薏苡仁20g，茯苓15g，丹参12g，石斛12g，知母12g，甘草6g。

【加减】兼大便干结者，加生地黄12g，玄参12g，麦冬12g；倦怠乏力者，加黄芪12g，白术12g。

四、临床举要

张氏用三七叶外用治单纯疱疹：取新鲜三七叶捣成糊状，

先清洁病损处，疱疹较大者可刺破水疱后将三七叶点在皮损上。对照组服用病毒灵、维生素，外用四环素软膏。治疗组治愈率达98%，优于对照组，且可以明显缩短病程。

张富春.三七叶外用治疗单纯疱疹50例[J].河南中医，2001，21(5)：65-66.

赵氏用中药外洗加内服治疗单纯疱疹。外洗方药：马齿苋、板蓝根、紫草、败酱草各30g，煎水待凉，用纱布蘸凉水湿敷，每次20分钟，每日2～3次。内服药物：贯众、防风、重楼、粉葛、前胡、灵芝、芦根、连翘、金银花、板蓝根各15g，大青叶、桑叶、郁金各12g，蜈蚣2条。结果痊愈率为97%，总有效率为100%。

赵红梅.中医治疗单纯疱疹170例疗效观察[J].云南中医中药杂志，2005，26（3）：14.

张氏用双黄连口服液（成分为金银花、黄芩、连翘）外用治疗单纯疱疹：消毒患处后挑破疱疹，吸干渗液，再消毒患处1次，最后用双黄连口服液湿敷患处20分钟。对照组用阿昔洛韦乳膏直接涂于患处。结果治疗组总有效率为100%，对照组总有效率为47%，治疗组疗效显著优于对照组。

张新荣.双黄连治疗单纯疱疹70例疗效观察[J].国际医药卫生导报，2007，13（24）：83.

邢氏将67例单纯疱疹病毒性角膜炎患者随机分为观察组37例和对照组30例，观察组上皮型以银翘散加减口服治疗、浅层型以龙胆泻肝汤加减口服、深层型口服龙胆泻肝汤合泻白散，对照组仅采用西药治疗。结果显示，观察组疗效明显优于对照组，平均治疗天数亦有显著性差异。

邢彦仓.中药治疗单纯疱疹性角膜炎疗效观察[J].北京中医，2006，25（3）：159.

樊氏等用复方龙胆洗液（龙胆草、黄芩、生栀子、夏枯草、金银花、马齿苋、威灵仙、徐长卿、僵蚕、枯矾各30g。每日1剂，水煎外洗和坐浴）配合口服泛昔洛韦片治疗生殖器单纯疱疹，疗程7天，有效率为100%。对照组单纯口服泛昔洛韦片，有效率为80%。

樊冬香，吴凡，胡家才，等.复方龙胆洗液合泛昔洛韦治疗生殖器单纯疱疹15例[J].中医杂志，2001，42（8）：504-505.

五、医案精选

案一：单纯性疱疹

王某，女，16岁，学生。1994年3月20日就诊。

两天前感冒发热，经服用犀羚解毒丸等中成药热退，诸症消失，但觉身痒。继之头面及外阴部始起丘疹，继而成晶莹水疱，基底红，痒剧，并有灼热刺痛。继之后背、手脚均起数个。诸药停后，仍续发起，舌苔黄腻，脉滑。

中医辨证：湿热内蕴，复感风热，邪阻于肌肤。

中医治法：清热利湿，祛风止痒。

处方：龙胆泻肝汤加味。龙胆草10g，黄芩9g，栀子9g，生地黄9g，车前子9g，泽泻9g，木通9g，柴胡6g，当归6g，蝉蜕9g，桑叶10g，菊花10g，蛇床子10g，地肤子10g，苦参10g，甘草6g。水煎服，每日1剂，忌辛辣腥腻。服1剂后痛痒止，2剂后水疱萎缩，基底红晕消退，服3剂后疱疹结而干缩。

按：本病为肺胃蕴热，肝旺侮脾生湿，复加外感风热，互相搏结，热毒郁于肌肤并下注阴部，则起水疱，疮基底红晕，局部灼热刺痒疼痛，故用龙胆泻肝汤清利湿热。加桑叶、菊花、蝉蜕辛凉解毒祛风热，加蛇床子、地肤子、苦参清热燥湿止痒。诸药配合，使湿热得清，风邪被除，疱疮亦随之而愈。

王秀英.龙胆泻肝汤加味治疗单纯性疱疹[J].吉林中医药，1994（5）：26.

案二：生殖器疱疹

刘某，男，52岁，市公安局干部。1992年2月2日初诊。

患者多于季节交替时阴茎、龟头处出现水疱，已反复十余年，复发三月余，局部瘙痒、疼痛、肿胀，开始为水疱，现破溃流水，难行房事，且伴随双腿、前胸腹及后背出现丘疹，瘙痒难忍，咽痛。多遇寒遇热而复发。此前曾在外院皮肤科治疗，经用抗生素（APN，PN）及抗病毒药无效。经本院皮肤科做疱液涂片，最后确诊为“生殖器疱疹”。经外用无环鸟苷，内服抗病毒冲剂无效。患者身体高大壮实、面色稍黄、精神欠佳、双腿及躯干散在丘疹，其色暗有明显抓痕。阴茎及龟头处肿胀糜烂，舌红，苔黄稍厚，脉细。证属内蕴湿热，外感风热毒邪，阻于肌肤；热传于肝胆，肝胆湿热下注于二阴；久病不愈，耗伤阴血。治应养阴血，祛风热，泻肝火。方用当归饮子去首乌以养血祛风，同时加熟地黄加强滋阴补血之功；加赤芍清热凉血止痛；加白鲜皮、土茯苓助清热燥湿之功，且可解毒止痒。诸药合用，共奏滋养阴血、清热燥湿、祛风止痒之功效。

处方：当归12g，生地黄、熟地黄各18g，赤芍、白芍各12g，川芎12g，荆芥、防风各10g，炙黄芪18g，白蒺藜12g，龙胆草12g，黄连10g，土茯苓20g，白鲜皮2Og，甘草6g。3剂，水煎服，1日1剂，早晚温服。

1992年2月9日再诊：患者服3剂后瘙痒明显减轻，阴茎肿胀亦减轻，无新的水痘及丘疹出现。后在某处辨为湿热中阻，用平胃散加清热药，服3剂无效。观其脉症同前，效不更方，继服前方5剂，煎服法同前。

1992年2月15日三诊：药后症状全部消失，糜烂亦愈合，自觉出气热、咽干。继上方生地黄、熟地黄加到20g，再加玄参12g、麦冬12g，加强滋阴作用，继服5剂，以调善后。

1992年8月9日：阴茎处又起疱疹，局部症状基本同前，但无全身症状，脉舌同前，予前方10剂而愈，继服7剂以善后，随访3年未复发。

按：此患者患病日久，反复10年，不能痊愈，此次发病持续三月余，且破溃流水，耗伤阴血，加之湿热毒邪留恋肝胆，湿热下注，则阴茎、龟头处出现水疱及溃烂、肿胀；风湿热邪阻于肌肤，则躯干、下肢同时出现血疹瘙痒。故用养阴血、祛风热、燥湿解毒之法。方用当归饮子加减，寒热并用，攻补兼施，以达到扶正不恋邪、祛邪不伤正之效。扶正与祛邪并举，沉疴得以治愈。

戴晓萍.归饮子加减治愈顽固性生殖器疱疹[J].陕西中医函授，1996（2）：31.

案三：单纯疱疹病毒性角膜炎

男，36岁。因咳嗽、鼻塞、发热5天，眼睛不适、畏光、流泪、眼痛、头痛、视物模糊，在某医院诊断为“病毒性角膜炎”。经用疱疹净、氯霉素眼药水，肌注聚肌胞、病毒灵注射液等，症状有所改善，但数天后又复发，时好时坏，延续月余，来我院就诊。查：视力右0.4、左1.0，右睑结膜充血（+），右球结膜混合充血（++），角膜瞳孔区有数个椭圆形排列不规则的灰白浑浊点，大小为0.5mm以下，稍突起，荧光染色（+），左眼（-）。诊断为慢性单纯疱疹性角膜炎，治疗予局部点15%磺胺醋酞钠眼药水，散瞳，抗生素眼膏，口服多种维生素，中药“消翳饮”每日1剂，早晚分服，连进5剂，症状明显减轻。继进5剂（加减），眼痛、头痛好转，充血消失，角膜基本平复，荧光染色（-）。再服中药5剂，局部加用黄氧化汞眼膏，每天热敷两次，1个月后复查，角膜变清，视力1.0，随访5年未复发。

按：本病中医学称为“聚星障”，黑睛风轮有星翳，或聚或散，成簇排列，一旦星翳破溃，融合成片呈枝状，又称“花翳白陷”。本病多因肝肺郁热，复受风邪，风火相煽，上攻于风轮为患；或因外感病后，体虚气弱，外邪侵袭而复发。本病例采用中西结合方法治疗，中药“消翳饮”中柴胡、钩藤、金银花、蒲公英、板蓝根有消毒解热、息风平肝、散结解郁功效，当归、赤芍、川芎有养血活血、柔肝舒气止痛功效。从现代药理学来看，柴胡、蒲公英等能抑制单疱病毒，金银花、板蓝根有抗菌、抗感染作用，钩藤、川芎、赤芍有镇静、抗惊、对抗组织胺、提高组织缺氧耐受性作用；当归有镇痛、改善微循环、调节细胞免疫及体液免疫的作用。无论从“消翳饮”的传统药理或现代药理来看，其功能在于抑制外邪，调动机体免疫系统，提高自身抵抗力，改善循环和代谢，促进溃疡的愈合，临床实际也证明如此。

马烈明.消翳饮为主治疗单纯性疱疹性角膜炎[J].中西医结合眼科杂志，1994，（1）：19-21.

六、简方治疗及其他疗法

（一）单方验方

1.马齿苋30g，板蓝根30g，紫草根30g，蒲公英30g，紫花地丁30g，甘草30g。水煎，早晚服。

2.荆芥10g，黄连10g，青黛6g。前两味研末，加入青黛粉调匀，装瓶备用。临用时取药粉适量，香油调糊敷患处，每日换药1次，连用2～3次。

（二）外治法

1.石榴皮、紫花地丁、菊花各30g，水煎洗熏患处，1天3次。

2.黄连40g，打成细面，加医用凡士林250g混合调膏外搽。1日3次。

3.蛇床子散外洗：地肤子10g，黄柏10g，蛇床子15g，白鲜皮12g，地骨皮10g，苦参10g，桑白皮10g，五倍子10g，仙鹤草12g，明矾10g。上药用冷水泡10分钟，煨15分钟，取汁外洗，每天3～4次，每次4～5分钟，连用3～4天。

4.注射用七叶皂苷钠，用生理盐水稀释成水溶液后，以纱布蘸药液湿敷患处。

5.雄黄500g，明矾500g，共为细面，每次取10g，加凉开水适量，外涂患处。

6.苦参、马齿苋、蒲公英、败酱草各60g，大黄、龙胆草、土茯苓各30g，冷水浸泡1小时，煎20分钟，水凉后坐浴，早晚各1次。治疗生殖器疱疹。

（三）针灸疗法

1.患处皮肤常规消毒，用梅花针叩刺。一般患处及周围皮肤手法由轻到重。边叩刺边用消毒干棉球擦净渗出液体，至局部皮肤潮红，轻微渗血为宜。每日1次。治疗过程中还可根据病情叩刺患处及邻近穴位。

2.皮损发生于口鼻旁者，针刺双侧合谷穴；若发生于外生殖器周围者，针刺双侧三阴交穴。

（四）中成药疗法

1.双料喉风散：取药适量，用食醋或水调成糊状，敷贴于皮损处，每日1～2次。如水疱破损，有组织液渗出，则直接取双料喉风散喷涂于创面上，每日1次。

2.紫金锭：皮损早期，水疱、潮红明显者，外用紫金锭蜜水调搽。

3.金黄散：取药适量，蜜水调涂皮损处。

（五）药膳

药粥：生地黄、木通、竹叶、甘草、莲子心各6g，粳米50g，白糖适量。前5味药煎汤取汁，再入粳米，白糖煮粥，空腹食之，每天1剂，连用3～4天。治疗小儿疱疹性口炎。

七、预防措施

1.新生儿及免疫功能低下者、烫伤和湿疹患者，应尽可能避免接触HSV感染者。

2.对患有生殖器疱疹的产妇，宜行剖腹产，以避免胎儿分娩时感染。

3.安全套可减少生殖器疱疹的传播，尤其是在无症状排毒期。一旦出现疱疹皮损，应避免性生活。

4.严禁口对口喂饲婴儿。

5.可选用HSV疫苗进行预防接种。

6.居室保持透气通风，适时用艾叶熏蒸。

7.忌食辛辣发物、油炸食品，忌饮酒。

8.起居有时，劳逸适度，积极锻炼身体，培固正气，提高免疫力。

第三章　肠道传染病中医证治

第一节　病毒性肝炎

一、概述

病毒性肝炎是由多种肝炎病毒引起的以肝脏病变为主的一种传染病。临床上以食欲减退、恶心、呕吐、上腹部不适、肝区痛、乏力为主要表现。部分患者可有黄疸、发热、肝大及伴有肝功能损害。有些患者可慢性化，甚至发展成肝硬化，少数可发展为肝癌。

本病具有传染性强、传播途径复杂、流行面广、发病率高等特点。传染源为患者和病毒携带者。病毒性肝炎的病原学分型，目前已被公认的有甲、乙、丙、丁、戊5种肝炎病毒，分别写作HAV、HBV、HCV、HDV、HEV，除乙型肝炎病毒为DNA病毒外，其余均为RNA病毒。己型肝炎曾有报道，但至今病原分离未成功。甲型和戊型肝炎以粪-口传播为主；乙型、丙型和丁型肝炎以体液传播为主，亦可通过胎盘母婴传播。甲型肝炎主要发生的人群为儿童和青少年；乙型、丙型、丁型和戊型以成人发病居多。甲型肝炎感染后可获持久免疫力；乙型肝炎感染后对同一亚型HBV获得一定免疫力；丙、丁型肝炎免疫情况目前尚不明了；

戊型肝炎病后免疫不持久。病毒性肝炎是世界上流行最广的传染病，无明确的地域。

病毒性肝炎的诊断主要依靠临床病史、临床表现和实验室检查：①临床病史：甲肝和戊肝病前可能有不洁饮食史，或与患者有密切接触史。乙、丙、丁肝病前可能有输血及血制品史、手术及注射史，或与患者（家人、亲友、同事）有密切接触史。乙肝可有家庭聚集现象。②临床表现：急性肝炎既往无肝炎病史。起病多较急，可有发热、全身乏力，以及食欲减退、恶心、厌油等消化道症状，继之出现尿黄，巩膜、皮肤黄染。肝可轻度肿大伴触叩痛，部分患者脾亦可轻度肿大。半年以内完全恢复。乙、丙、丁型肝炎患者如既往已经感染，或此次病期超过半年仍未恢复者均为慢性肝炎。不少乙、丙型肝炎患者，既往无急性感染表现，体检发现HBsAg阳性，或HCV-RNA阳性，应视为慢性肝炎。③实验室检查：血清转氨酶升高，急性者可高达正常高限10倍以上，慢性升高多在2倍以上；血清总胆红素可升高到17.1～20.0μmol/L，包括直接胆红素及间接胆红素，无黄疸者可不升高；碱性磷酸酶、转肽酶等亦可升高；慢性肝炎者血浆白蛋白可降低；甲肝抗HAV-IgM阳性；乙肝HBsAg、HBeAg和HBV-DNA阳性；丙肝抗HCV和HCV-RNA阳性；丁肝抗HDV-IgM、HDAg阳性；戊肝则抗HEV阳性。

中医古籍有许多与本病类似的文献记载，散见于黄疸、胁痛、湿温、郁证、鼓胀、急黄、瘟黄、肝积及癥积等病证中。如《素问·六元正纪大论》说：“湿热相交，民病黄疸。”其后还论述了黄疸型肝炎的临床特征和主要病机。张仲景提出“诸病黄家，但利其小便”的治疗原则，其创制的茵陈蒿汤、茵陈五苓散、麻黄连翘赤小豆汤等一直沿用至今。孙思邈《千金要方》云：“凡遇时行热病，多必内瘀发黄”，指出黄疸具有传染性。后世医家对本病的认识逐步发展，并做了详细的分类。1999年《中医内科疾病诊疗常规》将病毒性肝炎的中医病名纳入国家标准，根据病毒性肝炎的不同程度提出不同的中医病名。如将急性病毒性肝炎列属“肝热病”，慢性病毒性肝炎列属“肝著（或肝着、肝胀）”，重型肝炎则属“肝瘟”。

二、中医病因病机

1.病因 中医学认为，病毒性肝炎的形成是由于湿热疫毒隐伏、饮食不节和劳伤过度，正气不能抗邪所致。其病变不仅涉及肝胆，且多乘胃、克脾、累肾，从而产生一系列全身性变化。

2.病机 急性病毒性肝炎，临床又分为急性黄疸型肝炎和急性无黄疸型肝炎。急性病毒性肝炎的基本病机为湿热疫毒外邪侵入，引起正邪交争，定位于肝。急性黄疸型肝炎多见肝气郁滞，脾胃升降失常，湿热蕴结等病机变化；肝郁气滞，湿阻脾胃，则多见于急性无黄疸型肝炎。在病毒性肝炎急性期，病邪虽盛而正气尚实，若治疗及时恰当，则邪去而疾病向愈；倘失治或误治，则使病邪留滞，脏腑失调。素体脾虚，或饮食失节及过劳等因素，均可使病程迁延而发为慢性肝炎。

慢性病毒性肝炎，其病机虚实错杂，病程较长，病变广泛。湿热疫毒之邪残留于肝内继续损害肝脏本身，病变日久脾胃亦受损；湿热瘀结，又使病深难解，亦可因肝脾功能失调，运化失职，呈现肝阴不足、肾阴亦亏，肾阴不足、肝阴亦虚，如此反复，气郁而湿滞，湿滞郁久化热，热郁而生痰，痰结而血不行。慢性病毒性肝炎，多表示正气已衰而湿热未清，余邪未尽。慢性病毒性肝炎后期，由于湿热血瘀相搏，气难行，血难生，病变日趋深化，肝脾功能日衰，从而影响机体津液的正常输布，血流壅滞，络脉瘀阻，形成痞块，结于肋下，谓之肝脾肿大，且出现全身瘀血征象，如出现皮下瘀斑、肢体血缕、红掌、肌肤甲错、舌质暗紫有瘀点、脉弦涩等。气血水相因，癥积、鼓胀相继而成。

重型肝炎则多因湿热结痰，痰热蕴毒，湿热弥漫三焦，毒火攻心以致内闭；或因气血虚，阴阳俱损，湿热未清，痰湿蒙闭清窍所致。湿热毒盛，弥漫三焦，侵犯脾胃，损伤肝胆，致胆汁排泄，不循常道，浸渍于肌肤，而症见发热、身目俱黄、尿黄赤；因脾胃受损，运化失司，故神疲乏力、胸闷不饥、腹胀满，甚则水湿内停而现腹水。如邪热侵犯营血，迫血妄行，则兼见齿鼻衄血、便血，或皮肤出现赤疹瘀斑。若疫毒内陷，侵犯心包，轻者烦躁不安或倦困嗜睡，甚则抽搐躁动、神志不清，昏迷不醒而死亡。

三、中医辨证论治

中医治疗病毒性肝炎重视辨证与辨病相结合。急性黄疸型肝炎以湿热为主，多标实证，重在辨湿、热的孰轻孰重；急性无黄疸型肝炎，重在辨湿阻与气滞；慢性病毒性肝炎病程长，反复发作，病机复杂，多属虚实夹杂证，重在辨气血阴阳的虚实；重型肝炎以湿热毒盛、瘀热互结为主。

病毒性肝炎的治疗可遵循以下几个原则：①本病为湿热疫毒之邪入侵，蕴积体内，故以清热利湿解毒为基本原则，且“祛邪务尽”。②分清虚实，调节脏腑功能，肝宜疏，胆宜利，脾宜运，胃宜和。③肝以阴血为养，肝肾同源，久病之体更宜注重滋养肝肾，以达到扶正祛邪之目的。一般来说，病毒性肝炎急性期以治标为主，慢性期宜标本同治。急性肝炎（肝热病）重在清热解毒利湿，其中急性黄疸型肝炎以清热利湿退黄为主，无黄疸型肝炎以健脾利湿行气为宜；慢性肝炎（肝著）当扶正与祛邪相结合，如根据具体辨证予以清热利湿、健脾疏肝、滋养肝肾、活血化瘀、温补脾肾等；重型肝炎（肝瘟）则应重用凉血化瘀之品。

（一）肝热病

1.肝胆湿热

【证候】身目俱黄，黄色鲜明如橘色，倦怠乏力，口干口苦，恶心欲呕，厌油，脘闷纳少，腹部胀满，右胁肋疼痛，或伴寒热，小便黄赤，舌红，苔黄腻，脉弦数或滑数。

【治法】清热利湿，解毒退黄。

【方药】茵陈蒿汤加味，或甘露消毒丹加减。

茵陈蒿汤：茵陈蒿30g，栀子15g，大黄20g，黄芩12g，金钱草12g，蒲公英15g，板蓝根15g，赤芍12g，虎杖12g，滑石15g，车前草30g。

甘露消毒丹：茵陈30g，滑石15g，黄芩15g，石菖蒲15g，木通15g，贝母12g，射干9g，连翘15g，薄荷12g，白豆蔻12g，藿香15g。

【加减】热重于湿者，加强清热之力，栀子加至20g，加石膏15g；湿重于热者，加强祛湿之力，加茯苓15g，猪苓15g；胸脘满闷甚，伴大便不爽者，加全瓜蒌10g，法半夏10g，黄连12g；恶心呕吐明显者，加竹茹12g，黄连12g；腹胀甚者，加厚朴10g，枳实10g；皮肤瘙痒者，加苦参10g，白鲜皮10g；胁痛甚者，加延胡索12g，川楝子12g；纳呆不饥者，加谷芽12g，麦芽10g。

2.湿阻脾胃

【证候】脘闷不饥，脘痞腹胀，恶心欲吐，胃纳不佳，胁肋隐痛，肢体困重，倦怠嗜卧，或见浮肿，口中黏腻，或身目发黄，小便短少，大便溏泄，苔腻，脉濡缓或滑。

【治法】健脾利湿。

【方药】胃苓汤加减，或藿朴夏苓汤加味。

胃苓汤：苍术15g，厚朴12g，陈皮15g，甘草5g，生姜12g，大枣12g，肉桂9g，白术20g，泽泻20g，茯苓20g，猪苓15g。

藿朴夏苓汤：藿香20g，厚朴15g，法半夏15g，茯苓20g，砂仁15g，白豆蔻15g，薏苡仁20g，陈皮15g，木香12g。

【加减】兼见黄疸者，加茵陈30g；恶心呕吐者，加石菖蒲12g；腹胀甚伴浮肿者，加大腹皮15g，车前子15g；纳差者，加鸡内金15g；便溏者，加白扁豆12g，莲子肉12g。

3.寒湿困脾

【证候】身目发黄，色泽晦暗，或无黄疸，脘闷不饥，畏寒喜温，大便溏薄，舌质淡，舌体胖，苔白滑，脉沉缓无力。

【治法】健脾和胃，温中化湿。

【方药】茵陈术附汤加减。

茵陈20~30g，附子、干姜、甘草各6g，茯苓、泽泻各20g，藿香、厚朴、白术各10g，炒谷芽、炒麦芽、鸡内金各12g。

【加减】若无黄疸，茵陈可减至15g；兼恶心呕吐者，加生姜12g；胁肋疼痛者，加陈皮12g，延胡索12g。

4.肝郁气滞

【证候】胁胀脘闷，胸闷不舒，善太息，情志抑郁或烦躁易怒，不欲饮食，或恶心欲呕，或口苦喜呕，或纳呆厌油，头晕目眩，脉弦，苔白滑；妇女月经不调，痛经或经期乳房作胀。

【治法】疏肝理气。

【方药】柴胡疏肝散加减。

柴胡、香附、枳壳、川芎、白芍、栀子、半夏各10g，全瓜蒌30g，茯苓、白术各15g，生姜、大枣各6g。

【加减】胁痛固定不移者，加延胡索15g，丹参15g；纳呆、厌油者，加山楂15g，藿香12g；嗳气口苦者，加黄芩12g，制半夏12g；烦躁易怒者，加栀子12g，黄芩12g；失眠多梦者，加炒酸枣仁15g，百合15g。

5.肝胃不和

【证候】胃脘胀满不适，两胁窜痛，嗳气吞酸，恶心呕吐，厌油腻，食欲不振，乏力倦怠，舌淡红，苔薄白，脉弦。

【治法】疏肝和胃。

【方药】四逆散加减。

柴胡15g，白芍15g，枳实12g，甘草5g。

【加减】脘胀、嗳气者，加香附12g，厚朴9g，神曲12g；恶心呕吐、厌油腻者，加制半夏10g，藿香12g，山楂15g。

（二）肝著

1.肝胆湿热

【证候】右胁胀痛，按之疼痛，脘闷，恶心厌油，纳呆，身目发黄而色泽鲜明，尿黄，口黏口苦，发热而渴，或饮而不多，大便秘结或呈灰白色，肢体困重，倦怠乏力，舌红，舌苔黄腻，脉象弦数或弦滑数。

【治法】清利湿热，凉血解毒。

【方药】茵陈四逆散加减。

茵陈30g，猪苓20g，茯苓20g，白术15g，泽泻15g。

【加减】发热者，加黄芩15g，龙胆草15g，栀子15g；胁胀作痛者，加郁金12g，柴胡12g，枳壳12g；便秘者，加大黄6g，枳实10g；恶心呕吐者，加制半夏10g，藿香12g，白豆蔻12g。

2.肝郁气滞

【证候】两胁隐痛，胁下有肿块，腹胀不舒，脘痞便溏，嗳气频作，舌苔薄白或薄黄，脉弦细。

【治法】疏肝理气解郁。

【方药】柴胡疏肝散加减。

柴胡15g，白芍15g，川芎12g，香附12g，枳壳12g，甘草5g。

【加减】胁痛甚者，加郁金12g，延胡索12g；腹胀便溏者，加白术12g，山药15g，苍术12g，茯苓12g；嗳气者，加代赭石9g，旋覆花9g；烦躁易怒者，加青皮12g，牡丹皮9g，栀子12g。

3.肝郁脾虚

【证候】胁肋胀满疼痛，胸闷太息，精神抑郁，性情急躁，纳食减少，口淡乏味，脘痞腹胀，午后为甚，少气懒言，四肢倦怠，面色萎黄，大便溏泻或食谷不化，每因进食生冷油腻及不易消化食物而加重，舌淡苔白，脉沉弦。

【治法】疏肝理气活血，健脾和中解毒。

【方药】逍遥散或柴芍六君子汤化裁。

柴胡、枳壳、焦术、香附、佛手、生麦芽、生谷芽各10g，白芍、茯苓、党参各15g，山药30g，炙甘草6g。

【加减】胁痛明显者，加川楝子12g，郁金12g；胁痛固定，痛如针刺者，可加红花6g，延胡索12g；脘痞腹胀甚者，加佛手12g，砂仁12g，生麦芽12g；体倦乏力者，加太子参18g。

4.肝肾阴虚

【证候】右胁隐痛，腰膝酸软，四肢拘急，筋惕肉瞤，头晕目眩，耳鸣如蝉，两目干涩，口燥咽干，失眠多梦，潮热或五心烦热，男子遗精，女子经少、经闭，舌体瘦，舌质红、少津、有裂纹，花剥苔或少苔，或光红无苔，脉细数无力。

【治法】养血柔肝，滋阴补肾。

【方药】一贯煎或滋水清肝饮化裁。

枸杞、沙参、麦冬、牡丹皮、白芍、女贞子、制首乌各15g，当归、生地黄、枳壳各10g，炙远志、炒枣仁各6g。

【加减】胁痛明显者，加郁金12g，延胡索12g，白蒺藜12g；大便干结者，加瓜蒌仁15g，麻仁15g；低热者，加银柴胡15g，地骨皮15g，知母12g。

5.肝络瘀阻

【证候】胁部刺痛，胁下肿块，按之疼痛加剧，面色晦暗，或见赤缕红丝，肝脾肿大、质地较硬，蜘蛛痣，肝掌，女子经行腹痛、经水色暗有块，舌暗或有瘀斑，脉沉细涩。

【治法】活血化瘀，散结通络。

【方药】血府逐瘀汤或膈下逐瘀汤化裁。

五灵脂、川芎、赤芍、桃仁、红花、郁金、牡丹皮、大黄各10g，乌药、延胡索、泽兰、香附、茜草、枳壳各15g，炮山甲、炒鳖甲、益母草各12g。

【加减】胁肋刺痛明显者，加川楝子15g；肝脾肿大明显者，加生牡蛎15g，夏枯草15g；鼻衄者，加白茅根15g，三七粉10g（冲服）；兼有痰浊者，加法半夏12g，陈皮12g；气阴两虚，倦怠少力者，加太子参15g，黄芪15g。

6.瘀热痰阻

【证候】黄疸较深，经月不退，自觉症状较轻，皮肤瘙痒或有灼热感，抓后有细小出血点及瘀斑，或右胁胀痛，肝脏肿大，稍感乏力，口咽干燥，小便深黄，大便色浅或灰白，舌质暗红，苔少，脉实有力。

【治法】清热利湿，化瘀涤痰。

【方药】茵陈蒿汤加味。

茵陈、金钱草、赤芍、丹参各30g，山栀、枳实、大黄、郁金各10g，竹茹、地龙各12g，全瓜蒌25g，黄连6g。

【加减】痰甚者，加制半夏15g，竹沥15g；胁肋疼痛剧烈者，加延胡索15g，牡丹皮15g。

7.寒湿瘀滞

【证候】黄疸较深，色泽晦暗，滞留不退，皮肤瘙痒，抓后有出血点及瘀斑，或有右胁不适，形寒肢冷，食少脘痞，小便黄而清冷，大便色浅或灰白，舌质暗淡，苔白滑，脉沉缓。

【治法】温中健脾化湿。

【方药】茵陈术附汤加减。

茵陈、金钱草各30g，白术、附子、干姜、秦艽、法半夏各10g，赤芍、丹参各25g，陈皮、茯苓各15g，炙甘草6g。

【加减】皮肤瘙痒严重者，加白鲜皮15g，地肤子15g；寒甚者，加吴茱萸15g，陈皮15g。

8.脾肾阳虚

【证候】全身黄染，色泽晦暗，精神萎靡，肢冷乏力，纳少便溏，或完谷不化，全身可见蛛丝赤缕，齿鼻衄血不止，肌肤瘀斑，或呕血便血，或腹胀大，脉络显露，舌质淡，苔薄，脉沉细。

【治法】温肾健脾，利湿退黄。

【方药】附子理中汤合真武汤加减。

茵陈、金钱草各30～60g，人参、白术、茯苓、牛膝、泽泻、大腹皮各15g，附子、肉桂各10g，炮姜、炙甘草各6g。

【加减】胁肋疼痛，肝脾肿大，按之痛甚者，加延胡索20g，生牡蛎20g，炮山甲20g；齿鼻衄血不止者，加白茅根20g。

（三）肝瘟

1.湿热毒瘀

【证候】起病急，黄疸鲜明如金，高热口渴，四肢乏力困重，恶心呕吐，食欲极差，心满气急，口气臭秽，头昏目沉，右胁胀痛，腹部膨隆，大便燥实或黏滞不爽，小溲短赤，苔黄腻或黑，脉弦滑数。

【治法】清热化湿，解毒退黄。

【方药】茵陈蒿汤合甘露消毒丹加减。

茵陈60g，黄芩、黄连、山栀各10g，连翘20g，板蓝根、车前草、丹参各30g，淡竹叶、鸡内金、石菖蒲、木通、贝母、射干、大黄、枳实各12g，滑石15g。

【加减】高热不退者，加山羊角15g；腹部膨隆，小便短少者，去射干、贝母，加茯苓、泽泻各15g，厚朴12g。

2.毒入营血

【证候】身热夜甚，黄疸迅速加深，小便短赤，举动失常，嗜睡不语，或昏谵狂妄，手足颤抖，呕吐频作，腹胀如鼓，吐血衄血，皮下瘀斑，或可闻及“肝臭”，舌红绛，苔黄燥，脉弦细数。

【治法】清营凉血解毒。

【方药】犀角散加减。

水牛角尖30g，茵陈30g，栀子20g，黄连15g，升麻15g。

【加减】昏谵狂妄者，加服安宫牛黄丸1丸；手足颤抖者，加山羊角15g，钩藤15g；呕吐频作者，去升麻，加竹茹15g，芦根15g；吐血衄血者，加紫草15g，生地黄15g，白茅根15g；大便秘结或黏滞不爽者，加大黄6g。

3.疫毒内闭

【证候】高热不退，重度黄疸，神志昏迷，躁动不安或发狂，二便闭而不通，腹胀如鼓，可闻“肝臭”，肝浊音界迅速缩小，吐血衄血，舌绛，苔黄燥黑，脉细数。

【治法】解毒开窍。

【方药】安宫牛黄丸与至宝丹交替使用。

【加减】二便不通用大黄15g、茯苓20g、马鞭草20g煎液保留灌肠；若见舌苔厚腻者，则改用菖蒲郁金汤加减（茵陈30~60g，石菖蒲、郁金、藿香、白蔻仁各15g，连翘、牡丹皮、栀子、滑石、竹叶、菊花各10g，兑入竹沥10g、姜汁10g，玉枢丹9g），另服至宝丹1粒；如黄疸日久不退，加丹参、泽兰、田基黄各15g。

4.邪陷正脱

【证候】神志昏迷，气短息促，“肝臭”难闻，面垢颧红，汗多而黏，二便失禁，或齿鼻衄，呕血便血，腹部胀满，腹壁青筋暴露，舌淡苔白，脉促而芤或微细欲绝。

【治法】清热解毒，扶正固脱。

【方药】大剂参附汤加减。

人参30g，制附子15g，白术20g，干姜15g，蛤蚧15g，茵陈30g。

【加减】上述药物应浓煎，频频灌服。若舌干口燥，阴竭阳亡时，可合用生脉散。

四、临床举要

刘氏等用抑毒调平液健脾补气、活血清热治疗慢性乙型肝炎，发现可使慢性乙型肝炎患者血清HBeAg、HBV-DNA阴转率持续上升，且有明显的后续效应，即停药后仍在体内继续发挥作用至少3个月。

刘玉华，唐坤华，余光开，等.抑毒调平液对慢性乙型肝炎患者疗效的观察[J].泸州医学院学报，2003，26（3）：214.

肖氏等用健脾益气、活血解毒为主的肝舒胶囊治疗129例慢性乙型肝炎患者，结果显示：肝舒胶囊治疗后主要症状、体征改善明显，而谷丙转氨酶复常率、HBeAg转阴率与干扰素组比较，差异性无显著性意义，但HBV-DNA转阴率干扰素组优于肝舒胶囊组。

肖会泉，罗日永，邓铁涛.肝舒胶囊治疗慢性乙型肝炎129例疗效观察[J].新中医，2004，36（4）：40.

莫氏等运用温阳健脾、化湿活血法治疗病毒性肝炎难治性黄疸，将80例患者分为中医组和单纯西医组各40例，单纯西医组采用西医常规疗法，中医组在此基础上采用中医温阳健脾、化湿活血法疗法，中医组TBIL、ALT、AST、TBA、SCB显著低于单纯西医组（$P<0.05$），中医组患者症状的改善也更为明显。

莫冰泉，阮永队，谢炎烽，等.温阳健脾化湿活血法治疗病毒性肝炎难治性黄疸疗效观察[J].辽宁中医药大学学报，2015，17（6）：88-90.

五、医案精选

案一：乙肝

董某，男，42岁。

初诊：患者5年前体检发现乙型肝炎，HBsAg、HBeAg、HBcAb为阳性，求诊专科医院，使用过干扰素及拉米夫定等药物治疗，但5年来病情一直反复。每因劳累或情绪而见胁肋隐痛不适。两个月前因劳累过度，胁肋疼痛加重，伴见腰膝酸软，腰背坠痛，自觉乏力，偶有头晕目眩，便稀溏。查体：巩膜无黄染，无黄疸，未见肝掌及蜘蛛痣，肝脾未及，无压痛，舌体胖大有齿痕、色暗淡，苔白滑腻，脉弦细。实验室检查：ALT 90U/L，AST 44U/L，HBsAg、HBeAg、HBcAb均为阳性。HBV-DNA定量测定：3.2×10^5cps/mL。B超示：肝实质弥漫性损伤。

中医辨证：脾肾阳虚。

中医治法：温补脾肾。

处方：菟丝子15g，山药35g，山萸肉15g，柴胡15g，茯苓20g，焦术15g，泽泻10g，猪苓10g，煅龙骨、牡蛎各35g，炒杜仲15g，丹参20g，薏苡仁25g，狗脊15g，续断15g，川芎15g，金樱子10g，益智仁10g。上方日1剂，常规水煎150mL，早晚分服。嘱患者服药期间禁食辛辣肥腻之品，调情志，勿过劳。

二诊：14日后患者复诊，诉乏力及头晕目眩症状减轻，胁肋及腰膝酸软疼痛减轻，大便质软，舌淡，苔白腻，脉弦细。继续原方治疗。嘱14日后复查。

三诊：患者复诊，自觉精神好转，无头晕目眩感，胁痛及腰背疼痛明显减轻，大便质软，舌暗红，苔薄黄腻，脉弦细微数。为防化燥伤阴，原方加沙参20g，白芍15g，女贞子10g。

四诊：1个月后患者复查ALT 45U/L，AST 30U/L，HBsAg、HBeAg、HBcAb为阳性。HBV-DNA定量测定：5×10^4cps/mL。患者偶有胁肋隐痛，余无不适症状，舌暗红，苔薄白腻，脉弦细。嘱其保持继续治疗。

按：《诸病源候论·胸胁痛候》谓："胸胁痛者，由胆与肝及肾之支脉虚，为寒气所乘故也。"指出引起胁痛的脏腑除肝胆外，尚与肾脏有关。肝血与肾精互生互化，乙癸同源，故肝肾不足常常是联系在一起的，补肾即补肝。对于肝肾不足的慢性乙型肝炎患者，体液免疫力升高而细胞免疫力下降，通过滋补肝肾后，可抑制患者过高的体液免疫和提高过低的细胞免疫，以调控紊乱的免疫功能。

肝病及肾，往往会有脾虚因素存在，或有脾肾虚弱的症状出现，脾失运化而气血化生无源，肝血不足，肾失所养，最终又致肝肾两亏。病至肝肾亏损阶段，病位较深，病情较重。此时的治疗，当以扶正为主，祛邪为辅，但治疗中仍有许多矛盾之处。如滋补肝肾之精易阻滞脾胃，温阳不慎又加重伤阴，滋阴太过会助湿、伤阳等。故此阶段的扶正，仍需顾护后天之本。

另外，补肾时应抓住矛盾的主要方面，分清是以阴虚为主还是以阳虚为主。以阴虚为主时，在补阴的同时应适当加入一些补阳药；阳虚为主时，在补阳的基础上则应适当加入一些补阴药。此即所谓“善补阴者从阳中求阴，善补阳者从阴中求阳”。同时，此法亦可避免因单纯偏补而出现一方偏盛削弱另一方的情况。

苏抗抗.谢晶日教授治疗慢性乙型病毒性肝炎的经验研究[D].黑龙江中医药大学，2009.

案二：慢性丙型肝炎

曾某，男，45岁，2010年7月23日初诊。

患者15年前曾因外伤手术输血，2005年于外院检查丙肝抗体阳性，HCV-RNA 2.4×10^5cps/mL，肝功能轻度异常，诊断为慢性丙型肝炎。定期复查肝功能，因不能耐受干扰素副作用而未选择干扰素抗病毒治疗。2010年5月，因劳累后查肝功能，ALT 87U/L，AST 79U/L，先后服用甘利欣、护肝宁、联苯双酯等保肝降酶药物，肝功能时有波动，停药或减量时肝功能损害加重，ALT反复波动在50～120U/L之间，后至门诊诊治。就诊时：乏力，纳差，口臭，脾气急躁易怒，偶有胁肋胀满刺痛，夜寐差，梦多，大便干，小便黄，舌质暗红，苔薄黄，脉弦。肝功能：AST 104U/L，ALT 98U/L，TBIL 19.6μmol/L，ALB 40.3g/L，GLB 30.8g/L。腹部彩超示：肝脏回声增粗，胆壁毛糙。辨证属湿热瘀毒证兼肝郁气滞，治拟清化瘀毒兼疏肝健脾。

处方：水牛角、赤芍各30g，牡丹皮、丹参、虎杖各15g，垂盆草、田基黄各30g，柴胡10g，郁金12g，白芍10g，生地黄12g，生甘草6g，制大黄3g。水煎服，1剂/日。

14剂后，复查肝功能：AST 44U/L，ALT 48U/L，TBIL 13.2μmol/L，ALB 41.7g/L，GLB 29.7g/L。患者感胁痛缓解，纳食略增加，口臭改善，仍感乏力，口干，舌质红，苔薄黄，脉弦。续清化瘀毒兼疏肝健脾，以原方减大黄，加枸杞子、茯苓、炒白术各15g。

该方加减服用1个月后症状基本消失，肝功能基本正常，其后患者坚持服用中药，多次微调方药，治疗效果佳，症状基本控制。2011年4月5日复查肝功能：AST 31U/L，ALT 28U/L，TBIL 12.1μmol/L，ALB 42.1g/L，GLB 29.8g/L，HCV-RNA 1.4×10^{3}IU/mL，彩超示肝脏回声增粗。

按：薛教授认为，慢性丙型肝炎病程长，病机复杂，正虚邪实互见，湿热疫毒贯穿慢性丙型肝炎发病始终，治疗应根据临床证候辨证施治。首先，热与瘀毒互结，深入血分，阻滞肝络，常表现为胁肋刺痛、面色晦暗、赤丝血缕、手掌殷红、衄血、胁下瘕积等。其次，“瘀毒”是主要病理因素，慢性丙型肝炎容易发生肝纤维化，进而形成肝硬化或癌变，与“瘀毒”密切相关。故凉血解毒、调养肝脾为治疗基本大法，当选犀角地黄汤合四逆散之类组方。

李燚光，华忠，薛博瑜.薛博瑜辨治慢性丙型肝炎经验举隅[J].中西医结合肝病杂志，2012，22（4）：237-238.

案三：甲肝

张某，男，33岁，于1996年2月15日因巩膜黄染、不能进食、疲乏无力就诊。刻下患者口干口苦，恶心呕吐，腹胀，观其舌淡红，苔黄而腻，脉濡。中医辨证为肝胆湿热之阴黄，拟茵板紫垂汤（茵陈30g，板蓝根15g，紫草15g，垂盆草15g，半边莲15g，大黄、山楂、栀子各10g）5剂，并开肝功、乙肝五项检查，2月16日结果报告：GPT 1674 U/L，GOT 450 U/L，酐酶145 U/L，TBA 672μmol/L，间接胆红素43.9μmol/L，直接胆红素23.3μmol/L，乙肝五项第1项和第5项阳性，诊断为甲型肝炎。当患者服3剂药时，于2月17日上午电话告知，已能进食，症状改善，黄疸正在消退，3月4日复查肝功GPT 211 U/L，4月11日肝功报告正常。此后正常工作，生活如常。

按：此案为湿热邪毒（疫毒）所致。当湿热邪毒侵入人体，阻于肝胆之络，胆汁不循常道，以致外溢、浸渍于肌肤，发为黄疸。其病位虽在肝，而病机转归与脾胃相关。脾主运化，湿热熏蒸而脾胃受损，湿热阻于中州，大多肝炎患者多有恶心呕吐、食欲不振、腹胀乏力、口干、口苦黏腻等脾胃湿热之症。笔者临诊时抓住湿热邪毒，在古方茵陈蒿汤的基础上加重解毒疏肝和胃之品，自拟为茵板紫垂汤，用来治疗甲型肝炎，收到了满意的治疗效果。

张有明.茵板紫垂汤治疗甲肝验案举隅[J].河南中医，2008，28（12）：15.

六、简方治疗及其他疗法

（一）单方验方

1.茵陈10g，栀子6g，黄芩9g，垂盆草30g，日服1剂，连服15剂。适用于急性黄疸型肝炎患者。

2.鸡骨草9g，田基黄12g，丹参10g，白芍12g，龙胆草4.5g，滑石12g，木通6g。日服1剂，连服15剂。适用于慢性迁延性肝炎、慢性活动性肝炎患者。

3.生薏苡仁30g，赤小豆30g，加水适量，共煮至酥，不加糖，吃豆喝汤，每日1次。适用于各类肝炎以湿阻为主者。

（二）针灸疗法

体针疗法 主穴取至阳、肝俞、胆俞、阳陵泉、足三里。如湿热蕴蒸加大椎、曲池、外关；肝气郁结加期门、支沟、内关；湿邪困脾，加阴陵泉、三阴交、中脘。上穴均用泻法，每日1次，留针20分钟。

（三）中成药

1.垂盆草冲剂，每次1包，每日3次。

2.茵栀黄冲剂，每次1包，每日3次。

3.云芝肝泰冲剂，每次1包，每日3次。

（四）药膳

1.水发香菇50g（切丝）、粳米100g，共煮至稠，食粥，每日1次。

2.活泥鳅100g，加水适量，先炖泥鳅至七成熟，入豆腐适量，生山楂9g，金针菜30g，生姜末、盐少许，煮熟。分顿食。

3.苦瓜200g，猪肝200g，加少许料酒、酱油、盐，腌15分钟，冷开水淋冲后，加水适量，入笼蒸熟，食用。

4.甲鱼1只，灵芝12g，料酒、盐、调味少许，隔水炖至酥，食用。

七、预防措施

1.注意水源保护、饮水消毒、食品卫生、粪便管理。乙型和丙型肝炎，重点在于防止血液和体液传播。

2.对易感人群，可注射人血丙种球蛋白、甲肝疫苗、乙肝疫苗；急性肝炎或慢性肝炎活动期在发病后，应隔离30天左右。

3.注意身体锻炼，可进行动作幅度不大的体育运动，如太极拳、中医导引术等，以增强体质，培固正气。

4.注意饮食，以新鲜、清淡、容易消化为原则。少吃煎烤油腻食物，急性期患者采用低脂、高糖食谱。慢性肝炎患者饮食要保证足够热量，蛋白质摄入可适当增加。重症肝炎患者饮食宜低盐、低脂、高糖，保证充分的热量。

5.起居有时，患者应注意休息。

6.肝炎患者严格禁酒。

7.居所注意透气通风，可适时用艾叶熏蒸居室。

8.调畅情志，愉悦身心，避免情志过极对病情的不利影响。

第二节　伤寒与副伤寒

一、概述

伤寒是由伤寒沙门菌引起的急性肠道传染病，其病变主要在网状内皮系统，以肠道内淋巴组织的增生与坏死为主。临床以持续性发热、相对缓脉、特殊中毒症状、肝脾大、玫瑰疹、白细胞计数降低为特点。副伤寒由甲型副伤寒沙门菌、消化沙门菌、希氏沙门菌所致。临床表现与伤寒类同，但较轻。患者和带菌者是传染源，发病率以伤寒最高，占80%以上；副伤寒甲次之，约占10%；再次为副伤寒乙；副伤寒丙最少。伤寒与副伤寒人群普遍易感，病后二者均可获得相当持久的免疫力，但二者之间无交叉免疫性。伤寒全年都可发生，发病高峰为8～11月。如今由于预防接种普遍开展，发病率大大降低。但仍有散在发生，偶也见局限性暴发流行。

典型伤寒的自然病程约为4周，可分为4期，即初期、极期、缓解期、恢复期。由于患者免疫状态，菌株毒力、数量，治疗措施是否及时与适当，并发症的发生及是否原有慢性疾患等因素影响，临床表现轻重不一。伤寒临床类型主要为轻型、爆发型、迁延型、逍遥型、顿挫型及小儿伤寒、老年伤寒，潜伏期一般为7～14天，短者48小时，长者可达30天。副伤寒包括副伤寒甲、副伤寒乙、副伤寒丙，潜伏期为2～15天，一般为8～10天。

伤寒的诊断：①流行病学资料显示，伤寒在世界各地都有发生，以热带、亚热带地区多见，多在夏、秋季流行。人群普遍易感，以儿童和青壮年发病率最高；副伤寒甲分布比较局限，副伤寒乙呈世界性分布。我国成人的副伤寒以副伤寒甲为主，儿童以副伤寒乙较常见。②临床资料：持续性高热；相对缓脉；特殊中毒症状，出现伤寒面容、重听、谵妄等；脾大，也可有肝大；玫瑰疹；显著消化道症状，如纳差、腹胀、便秘等。③实验室资料：血常规：白细胞计数降低，以中性粒细胞减少、嗜酸性粒细胞减少或消失为特征。细菌学检查：第1周血培养阳性率高；第2、第3周尿、便培养可为阳性；骨髓培养阳性率高，见于全部病程。血清肥达反应自第2周开始，抗原“H”及“O”凝集价升高，动态观察逐渐升高，有辅助诊断意义。本病的发生与环境卫生、饮食卫生、个人卫生等密切相关，因此，保持室内外环境的清洁，灭蝇，养成饭前、便后勤洗手，不喝生水，不吃酸腐变质食物等个人卫生、饮食习惯，是避免和减少本病发生的关键。

我国古代医书中曾提及“伤寒”属，但是为多种外感热性病的总称。西医学所称“伤寒”属于中医学湿热病，即湿温的范畴。早在《伤寒论》中就记载了诸如葛根芩连汤、黄芩汤、黄芩加半夏生姜汤、小承气汤、苓桂术甘汤、理中丸等许多实用、有效的方剂。此后的《诸病源候论》《千金要方》《伤寒类证活人书》，特别是随着明清时期温病学说的兴起，吴又可、叶天士、吴鞠通、王孟英、薛生白等一大批温病学家的出现，以及芳香化湿、解毒逐秽、清热凉血、开窍醒神、息风解痉、淡渗涤浊等方法的广泛应用，使其治疗方法更加全面，疗效更加可靠。新中国成立后，随着中西医结合的逐步深入，在该病的诊治方面都取得了长足发展。

对于伤寒与副伤寒的治疗，西医以消毒隔离、对症处理、针对病原治疗为主。西药的优势体现在对伤寒杆菌的特效抗菌治疗及对症抢救措施方面，其不足在于伤寒沙门菌已经对很多抗生素产生耐药性，以及一些抗生素本身的不良反应限制了其使用范围。中医中药治疗伤寒亦有很好疗效，其优势在于改善伤寒的症状、防治并发症及复发等方面。同时单方验方的研究，发扬了中医治疗该病的优势，可尽量不用或少用抗生素，以减少耐药菌株的产生及西药毒副作用。

二、中医病因病机

1.病因 湿热疫戾之邪，经口鼻而入，蕴结中焦，阻滞气机，湿热熏蒸弥漫，小儿“纯阳之体”，湿温之邪易从热化。湿为阴邪，其性黏腻；热为阳，其性迫急。湿与热合，交相蒸灼，充斥表里，弥漫三焦，湿遏热伏，热势缠绵；湿热蒸腾，蒙蔽清窍，神志不清。热偏重，则湿可从阳化热；湿偏重，则湿亦从阴化寒。湿重者则病在太阴脾经，热重者则病在阳明肠胃。

2.病机 初起因邪从外侵，郁于卫表，虽可见卫分证候，但为时甚短，且多同时伴见湿阻中焦的气分证，所以本病初期表现卫气同病，继而外邪入里，留恋气分。其病机变化又常因人体体质的差异而有所不同，中气实者病多在胃，邪从热化而表现为热重于湿；中气虚者，病多在脾，邪从湿化而表现为湿重于热。若湿热郁蒸，日久不解，阻遏气机，充斥三焦，也可产生多种不同的病机变化。如湿热郁蒸于肌表，则可外发白痦；湿热夹积滞交阻肠道，可见便溏不爽、色黄如酱；湿热酿痰上蒙清窍，可出现神志昏蒙、时清时昧等。湿热稽留于里日久，必将化火化燥，或为热盛伤津，肠腑燥实，或为热迫营血，内闭心包，引动肝风。因本病重心在胃肠，故一旦化火入营动血，除外发斑疹，内则极易损伤肠道血络而致便血不止。如大便下血不止，阴血骤亏，气失依附，则可产生气随血脱的严重变证。疾病进入恢复期，邪衰正伤，多致气阴两亏。也有因湿邪偏盛，留恋日久，致湿胜阳微。

但近年来由于菌种变异、耐药菌株增加、毒血症加重等，本病的临床特点和传变途径已超越“湿温”范畴。一些医家从临床角度出发，有认为本病符合中医伤寒表现的；也有人提出“伏气温病”论，认为本病为“邪伏于里，自内达外”，发则里热炽盛，初起即见发热较盛、烦渴、尿赤、脉滑数，而非以身热不扬、身重肢倦、胸脘痞闷、苔腻、脉缓为主要表现。

本病病机以中焦脾胃为病变中心，而涉及上下二焦及脏腑气血。初期内外合邪，以卫气同病为主，表解后邪留气分，困阻中焦，若郁久化燥，则可传入营血。

三、中医辨证论治

本病临床上主要是湿热为患，治疗要注意辨别湿与热的偏重、卫气营血的传变及虚实的转化。邪在表卫者，宜芳香宣化，通利上焦肺气。邪在气分者，宜调气畅中，分消湿热，使湿开而热透，如湿重于热，湿邪不化者，亦可间用刚剂；如热重于湿，则以苦寒清热为主，佐以苦涩芳化；湿热胶结，可用攻下以去其湿热壅滞。在下焦者，则以通阳淡渗利湿为主。病入营血，治以凉血解毒。由实转虚，治以补气固脱。

1.湿遏卫表

【证候】恶寒，无汗，身热不扬，头身重痛，胸痞，不渴或渴不欲饮，四肢酸困，肌肉烦疼，舌苔白腻，脉濡。

【治法】芳香化湿，疏中解表。

【方药】藿朴夏苓汤。

藿香10g，厚朴10g，法半夏10g，茯苓10g，滑石6g，薏苡仁15g，竹叶15g，蔻仁10g，通草10g，冬瓜仁10g，淡豆豉10g，杏仁10g，甘草6g。

【加减】恶寒无汗者，加苍术10g，香薷10g，葱白10g；头痛身痛者，加羌活10g。

2.湿热蕴阻气分

【证候】发热渐高，汗出不减，小便短赤，口渴不欲多饮，心烦脘痞，恶心呕逆，大便溏而不爽，或外发白痦，见黄疸，或神志昏蒙，时清时昧，舌质红，舌苔黄腻，脉滑数。

【治法】清热化湿。

【方药】王氏连朴饮。

厚朴10g，黄连3g，石菖蒲10g，制半夏10g，炒香豉10g，焦山栀10g，芦根15g，甘草3g。

【加减】湿重于热，用三仁汤加减，如杏仁10g，蔻仁10g，薏苡仁10g，滑石6g，厚朴10g，通草6g，半夏10g；热重于湿，用白虎加苍术汤加减，生石膏60g，知母10g，粳米10g，炙甘草6g，苍术10g，枳实10g，厚朴10g，姜半夏12g，生地黄10g。湿热酝酿痰浊，上蒙清窍者，可合菖蒲郁金汤，清热化湿，豁痰开窍；神志昏蒙较甚，加服至宝丹以开窍醒神；湿热熏蒸肝胆而为黄疸者，合用茵陈蒿汤，茵陈15g，栀子10g，大黄6g；小便短赤者，加猪苓10g，茯苓10g，泽泻10g，通草6g，以分利小便。

3.热入营血

【证候】身热夜甚，心烦不安，时有谵语，或神昏不语，或手足抽搐，斑疹隐隐，舌绛少苔，脉细数。

【治法】清营泄热。

【方药】清营汤。

水牛角20g，生地黄15g，玄参10g，竹叶心10g，麦冬10g，丹参10g，黄连6g，金银花10g，连翘10g（连心用）。

【加减】如热动肝风，宜清热泻火、平肝息风，用羚角钩藤汤（羚羊角10g，钩藤10g，菊花10g，生地黄10g，桑叶10g，芍药10g，川贝母10g，茯苓10g，甘草6g）配合紫雪丹。

4.气阴两伤，余热未清

【证候】面色苍白，神疲懒言，或低热不退，舌质嫩红，苔黄而干或光剥无苔，脉细弱。

【治法】清热生津，清解余热。

【方药】竹叶石膏汤。

竹叶15g，石膏10g，半夏10g，麦冬10g，人参10g，甘草6g，粳米10g。

【加减】抗伤寒、副伤寒沙门菌，可选加千里光10g，黄芩10g，黄连6g，三颗针10g等；皮肤发疹，方中加牡丹皮10g，郁金10g；湿重恶寒无汗者，酌加苍术10g，香薷10g；热邪偏重，高热烦渴，舌红苔黄腻者，加石膏10g，知母6g；热盛动风，痉厥抽搐者，加地龙10g，僵蚕10g，全蝎10g。

四、临床举要

庄氏等对CNKI、万方及维普数据库中1995～2006年间三仁汤治疗感染性疾病的106篇资料进行整理研究，其中三仁汤应用于伤寒与副伤寒的病案共354例。其认为三仁汤所主的伤寒病之使用规律是：病机为湿热邪气内阻，湿重而热轻，病位主要涉及中焦脾胃，主要伴见症为发热、午后热甚、头痛、大便异常、苔腻、脉缓、汗出等；全方8味药物中，滑石、厚朴、竹叶都有使用，而薏苡仁、杏仁、通草、半夏、白豆蔻等也基本使用。三仁汤所治之副伤寒，病机为湿热合邪，湿重热轻，病变部位在中焦脾胃，其主要伴见症为发热、食欲不振、午后热甚、全身困重、苔腻等。

庄鹤麟，徐愿，宋乃光.三仁汤治疗感染性疾病的研究[J].吉林中医药，2009，29（11）：985-986.

陈祖皋先生治疗肠伤寒非常重视白痦的辨证意义，认为白痦乃湿温证中焦热盛，阳明湿热熏蒸，汗出不彻而致。掌握白痦的变化，有助于辨别邪之在气、营与血分而指导用药。陈氏常以辛开苦降、芳化清疏为大法，以藿朴夏苓汤为基础方，每加茵陈、淡芩、甘露消毒丹等，并配以紫雪散、六一散或辟瘟丹以加强清化之力。若热度过高、舌边尖红者，及早配用安宫牛黄丸，可防邪热入营，并有助于退热。陈氏治疗肠伤寒慎用汗、下法，认为宜以宣畅气机、辛开苦降、芳化清疏为主。

童舜华，陈祖皋.治疗肠伤寒经验拾零[J].山西中医，2006，22（5）：10-11.

江氏运用三仁汤加减治疗副伤寒症32例。诊断依据：夏秋季节，高热不退，持续发热，晨时热轻，午间后热甚，全身疲乏，厌食，胃脘部胀闷，眼涩或眼红，腓肠肌轻微触压痛，舌质淡，苔薄腻，脉弦缓。方用三仁汤加减治疗，组方：杏仁10g，白蔻仁10g，薏苡仁15g，滑石15g，半夏6g，厚朴10g，茯苓15g，通草6g，淡竹叶15g，甘草3g，早、晚各1剂。结果：痊愈（症状完全消失）29例，好转（全身疲乏，厌食减轻，无发热）5例。结论：三仁汤加减治疗副伤寒效果较满意，疗效可靠。

江文智.三仁汤加减治疗螺旋杆菌性副伤寒32例[J].实用中医内科杂志，2006，20（4）：425.

某医院采用中西医结合方法治疗50例伤寒、甲型副伤寒。方法：风热侵犯肺卫，用银翘散或桑菊饮加减，桑叶10g，菊花6g，连翘20～30g，芦根15～20g，桔梗6～10g，牛蒡子15g，生地黄15g，麦冬15g，白茅根30g。湿阻气营，用藿香正气散加减，藿香10g，苍术、白术各10g，茯苓15g，黄连10g，半夏10g，全瓜蒌10g，薤白10g，炒栀子10g，连翘20g，白茅根、芦根各30g。火郁伤津，内窜营血，用清营汤合白虎汤加减，水牛角30g，生地黄15g，玄参10g，麦冬15g，金银花15g，连翘15g，川黄连6g，淡竹叶10g，生石膏30g，知母15g，生薏苡仁30g，炒谷芽、麦芽各15～30g。血热妄行，犀角地黄汤加减，水牛角30g，生地黄15g，赤芍、白芍各15g；腹泻明显者，可加黄芩15g，白头翁20g，生薏苡仁30g；便血明显者，可加大小蓟各10g，生茜草15g，地榆10g，生槐米10g；如同时兼有气分症状（如口渴、饮冷等），可加金银花30g，连翘15g，竹叶10g；如有四肢抽搐、耗血、动血、动风表现者，可酌加丹参10g，当归10g，生龙骨牡蛎各30g。气阴两亏，用归脾汤或香砂六君子汤辨证加减。西医方面根据药敏结果，选择环丙沙星或氧氟沙星加哌拉西林或第3代头孢菌素联合治疗。结果：中西医结合治疗组患者平均退热时间明显短于以往单纯采用西药治疗者。结论：伤寒、副伤寒病可按温病卫分营血辨证方法施治，中西医结合治疗本病疗效更佳。

杨建民.中西医结合治疗伤寒副伤寒病50例疗效观察[J].现代中西医结合杂志，2004，13（24）：3295.

五、医案精选

湿温（伤寒轻型）

温某，女，19岁，学生。因持续发热7天，急诊入院。

患者开始畏寒发热，全身不适，食欲不振，认为感冒而未经治疗。继则持续发热，下午较高，烦渴腹胀，解酱色水样大便，尿黄短赤。检查：体温41℃，苔黄微腻，脉滑数，表情呆滞，面部潮红，胸部可见散在玫瑰疹2～3个，心肺正常，腹部稍胀气，肝脾未扪及。化验：白细胞计数3.7×10^9/L，中性粒细胞比例60%，淋巴细胞比例39%，单核细胞比例1%；肥达反应“O”“H”凝集效价为1∶640。

中医诊断：湿温（热重于湿）。

治疗经过：拟宣开利气、清化湿热法，予三仁汤合白虎汤加减：北杏仁6g，白蔻仁3g，薏苡仁20g，川厚朴3g，淡竹叶12g，通草6g，滑石20g，知母10g，生石膏30g，山栀子10g，黄连5g，连翘

15g。水煎冷服，1日2剂。

复诊：3剂药后体温降至39℃，有饥饿感。守原方略有出入3剂。

三诊：体温正常，食欲增加，腹胀消失，大便正常，尿黄，但觉疲乏，苔薄少津，脉缓少力。此属邪却气阴已伤，以竹叶石膏汤加减，以益气生津、清除余热，嘱其饮食调养善后，半个月病愈出院。

按：伤寒、副伤寒是由伤寒杆菌和副伤寒甲、乙、丙杆菌引起的急性肠道传染病。在运用三仁汤加减治疗伤寒、副伤寒过程中，应根据湿温病机，权衡湿热轻重，灵活加减用药，使湿热之邪从气分而解或“透热转气”。谨防邪热内陷，导致肠出血、肠穿孔、心肌炎等严重变证。本案患者呈现热重于湿之象，故于三仁汤基础上加用生石膏、知母、黄连、连翘、栀子以助清热之力；基本方由三仁汤化裁而来。据现代药理研究，加减方中杏仁、川厚朴、滑石、黄芩、黄连、知母、连翘、地榆等均对伤寒杆菌有较强的抑杀作用，石膏、栀子、竹叶、柴胡等亦有良好的解热作用。待患者湿热日久，耗伤阴津，故以竹叶石膏汤养阴生津，诸症痊愈。

罗良涛，刘伟.难病奇方系列丛书[M].北京.中国医药科技出版社，2013.

六、简方治疗及其他疗法

（一）单方验方

1.陈皮（或鲜橘皮）50g，白糖25g。陈皮洗净、切细末，与白糖加水（浸过陈皮）煮沸后再用文火煮至余液将干，将陈皮盛出待冷，再投入陈皮量的1/2白糖拌匀即可，每日早、晚各服1次。清热利暑，理气止痛。主治肠伤寒发热、腹胀、恶心呕吐、食欲欠佳。

2.蜂蜜1000g，乌梅500g。乌梅先用冷水泡发、去核，加水煮沸后以小火煎煮，每20分钟取煎液1次，再加水煎煮，共取煎液3次后合并，再以小火煎至膏状，兑入蜂蜜，煮沸后停火，冷却后以沸水冲服。每次1匙，每日2～3次，连服8～10日。健脾止泻。主治脾胃虚寒型肠伤寒。

3.鲜芦根、梨子、荸荠、鲜藕各50g，鲜麦冬20g。将芦根洗净，梨子削皮、去核，荸荠去皮，鲜藕去节、洗净，然后同切成细末，用净纱布包扎绞汁，随意饮用，每日数次。清热除烦，利湿消肿，生津止渴。主治肠伤寒、发热、头痛、全身无力、食欲欠佳、恶心呕吐、腹胀腹泻等症。

4.蜂蜜300g，鲜石榴皮100g（干品500g）。将石榴皮洗净、切碎，水煎2次，每30分钟取煎汁1次，合并煎汁，以小火煎至黏稠时加蜂蜜至沸停火，冷却后用沸水冲服，连服7～10日。理气疏肝。主治脾虚肝郁型肠伤寒。

5.番茄500g，西瓜（约1000g）1个。将西瓜取瓤去籽，用净纱布包扎后绞汁，番茄用开水冲洗剥皮、去籽，也用净纱布包扎绞汁。将两汁混合，代茶饮，每日数次。清热利暑，祛热除烦。主治肠伤寒。

6.马齿苋60g（鲜品加倍），扁豆花10～20g，共洗净，水煎20分钟，或马齿苋烧灰（存性）研末。汤液加红糖，每日分2次服；

灰末加糖调服，每次6g，每日2次。饭前空服。疏肝止泻。主治肠伤寒泄泻不止。

7.鲜山楂500g，陈皮、青皮、砂仁、石榴皮、乌梅各10g，白糖适量。将山楂洗净、去核，捣成泥，与余药加糖后放入1000mL水中煮30分钟，去渣，代茶饮，每日2次。理气疏肝，扶脾止泻。主治肝郁气滞型肠伤寒。

8.西瓜1个（约1200g），最好用白皮、白瓤、白籽的三白西瓜。取西瓜瓤、去籽，用净纱布包好后绞汁，代茶饮用。止渴生津，清热利暑。主治肠伤寒、副伤寒早期。

9.百合、白糖60g，糯米50g。将百合捣成细末，与糯米熬粥，加白糖搅匀温服，每日1次。滋润除烦，缓中止痛。主治肠伤寒腹中满痛。

10.绿豆250g，洗净，加水煮粥。清热，解毒，止渴。主治肠伤寒热病烦渴。

（二）外治法

1.刮背疗法 用瓷器片、铜钱、硬币、玻璃棍、汤匙等在患者背部从上向下顺刮，并配合在腘窝、后颈、肘窝用苎麻蘸香油擦之，能宣通透泄，发散解表，促进发汗，舒筋活血，调整脾胃等脏腑功能。适用于湿温初起。

2.热熨疗法 用老油松节210g，胡椒20粒，煮鸡蛋数个。蛋煮熟后趁热去顶壳约1/3，覆神阙穴（即肚脐眼）上，调面糊为圈护住，冷则易之。收尽阴气自愈。

（三）针灸疗法

先做热熨疗法后，再按“生物全息诊疗法”，取下肢的左右下腹穴。高热可针刺大椎、曲池、合谷；腹胀可针气海、灸神阙。常规消毒后，用2寸毫针刺入1.5寸左右，行平针左右转动，行针20秒，留针30分钟，每5分钟行针1次，加强针感。出针时用无菌干棉球按压针孔1分钟。

七、预防措施

伤寒与副伤寒属于中医学湿温范畴，多在夏、秋季节流行，湿热之邪侵袭人体是患病关键。因此，注意饮食起居和个人卫生，加强身体锻炼，提高自身抗病力，避免湿热之邪侵袭是预防本病的主要措施。

1.注意起居环境的改善，避免涉水淋雨或居室潮湿。

2.饮食清淡，戒除烟酒。少吃肥甘厚味、饮料及辛辣刺激性食物，可多食祛湿的食物如绿豆、冬瓜、丝瓜、赤小豆、西瓜，或饮绿茶、花茶等。

3.注意饮食及个人卫生。不喝生水，饭前便后要洗手。不生吃或半生吃毛蚶、牡蛎、蛏子等海产品，不要到卫生条件差的摊点、餐馆就餐。

4.加强锻炼，保持心理健康。依据自身情况，进行适当的体育活动，如打太极拳、慢跑、散步等。在天气异常时，可以在室内进行相宜的运动。

5.按摩刮痧。经常用手指轻轻摩擦鼻根处，或每晚洗脸时，用热毛巾搓耳朵，上下轻轻摩擦双耳郭，感到微热为止；经常在背俞穴和足三里等保健穴上刮痧，能够增强卫气，提高人体抵抗能力。

6.在疾病流行期间，也可用广藿香、青蒿适量泡于储水缸中，用此水作日常生活饮用水，有一定的预防作用。对伤寒常年发生地区的易感人群，应进行伤寒、副伤寒甲乙三联菌苗的预防接种，有一定保护作用。

第三节　细菌性食物中毒

一、概述

细菌性食物中毒是进食被细菌或细菌毒素污染的食物而引起的急性感染中毒性疾病。临床上可分为胃肠型和神经型两大类。胃肠型食物中毒以恶心、呕吐、腹痛、腹泻等急性胃肠炎症状为主要表现，多发生于夏秋季，常集体发病，潜伏期短。神经型食物中毒（肉毒中毒）是进食被肉毒杆菌外毒素污染的食物而引起的中毒性疾病，临床表现以眼肌及咽肌瘫痪等神经系统症状为主要特征。潜伏期12～36小时，可短至2小时或长至10天。潜伏期长短与外毒素的量有关，潜伏期越短，病情越重。抢救不及时死亡率较高。

细菌性食物中毒的传播途径是进食被污染的食物。引起胃肠型食物中毒的细菌很多，常见有沙门菌属、副溶血性弧菌、变形杆菌、大肠杆菌，以及金黄色葡萄球菌，其次为蜡样芽孢杆菌等。本病的诊断：①有进食污染食品史或有流行病学调查资料。②可有潜伏期，一般为1～24小时。③有恶心、呕吐、腹痛、腹泻等胃肠道症状，并可有发热、脱水、休克等全身表现。④粪常规可见脓细胞、红细胞。⑤可疑食物、呕吐物、粪便细菌培养出病原菌可确诊。

引起神经型食物中毒的肉毒杆菌是严格厌氧的梭状芽孢杆菌。各型肉毒杆菌产生抗原性不同的外毒素。引起人类疾病的主要是A、B和E型。本病的诊断：①有进食可疑食品史和同食者集体发病。②潜伏期多为12～36小时。③起病急剧，有前述特殊的肌肉瘫痪及神经系统症状，体温多正常，无或仅有轻微胃肠道症状。④病原菌分离培养发现肉毒杆菌有诊断意义。

中医文献中有许多类似细菌性食物中毒的记载，对本病主症腹痛、吐泻的病因、证治论述甚详。如《素问·举痛论》云："寒气客于肠胃之间，膜原之下，血不能散，小络急引，故痛。"又说："寒气客于肠胃，厥逆上出，故痛而呕也。"《内经》首先指出了本病风、热、寒、湿的致病特点。张仲景较系统地论述了呕吐、泄泻的辨证论治，提出了一些现在仍然行之有效的方剂，并且认识到呕吐有时又是人体排出胃中有害物质的保护性反应，此时治疗，不应止呕。明代张景岳在《景岳全书·呕吐》中论述甚详："呕吐或因暴伤寒凉，或暴伤饮食，或因胃火上冲，或因肝气内逆，或以痰饮水气聚于胸中，或以表邪传里，聚于少阳、阳明之间，皆有呕证，此皆呕之实邪也。"实者有邪，祛其邪则愈。《景岳全书·泄泻》中指出："泄泻之本，无不由于脾胃……若饮食失节，起居不时，以致脾胃受伤，则水反为湿，谷反为滞，精华之气，不能输化，乃至合污下降而泻痢作矣。”说明泄泻多因饮食所伤而致，其关键在于脾胃功能障碍。《杂病源流犀烛·泄泻源流》说：“湿盛则飧泄，乃独由于湿耳。不知风寒热虚，虽皆能为病，苟脾强无湿，四者均不得而干之，何自成泄?是泄虽有风寒热虚之不同，要未有不原于湿者也。”可见外邪引起泄泻，实与湿邪关系最为密切。《古今医统》明确指出：“虽有风、寒、湿、热之异，大抵伤暑居多，盖由夏暑内伤元气，脾胃俱虚，必因饮冷停寒酒色所伤，外因受凉，邪气所郁，不得发越。”《类证治裁·霍乱》说：“霍乱多发于夏秋之交……饮食生冷失节，清浊相干，水谷不化。”本病的发生，外邪与饮食两者密切相关，常常兼而有之，正如《仁斋直指方》所言：“胃伤暑毒，露卧卑湿，当风取凉，风冷邪气入于肠胃，加以嗜好肥腥，饮啖生冷，居处不节，溦而发焉，于是邪正相干，中脘即闭，气不得通，吐利暴作。”胃肠型食物中毒应属于中医外感热病中的“下痢”“呕吐”“泄泻”，严重者有明显的上吐下泻，可归属于中医“霍乱”范畴。神经型食物中毒属中医“痿证”等范畴。

现代细菌性食物中毒的治疗中，胃肠型食物中毒病原菌或肠毒素多于短期内排出体外，为自限性疾病，病程短，西医以对症治疗为主。神经型食物中毒西医主要以对症治疗及抗毒素治疗为主。长期的临床实践证明，中医对于一般的胃肠型食物中毒有效，对于一部分神经型食物中毒也有很好的疗效，其整体优势主要体现为改善临床症状，拮抗致病菌的内外毒素，而且中药的不良反应远较西医少且轻，费用低，有巨大的优势和潜力。

二、中医病因病机

1.病因 多因进食不洁食物或外感暑湿、寒湿秽浊之气所致。因外感时邪，内伤饮食，损伤脾胃，以致脾胃运化功能失常，升降失职，而突然发作吐泻。若吐泻频剧，可耗气伤阴，于短时间内出现亡阴或亡阳的危重证候。

外感时邪和饮食失慎是导致本病发生的主要原因，两者的关系又是相互联系，互相影响，密不可分的。外感暑湿秽浊疫疠之气，最易困遏脾胃，使中气不健而致饮食内伤；而饮食不当，损伤脾胃，又给外邪侵入以可乘之机。正如《丹溪心法·霍乱》所说："内有所积，外有所感，致成吐泻。"《医宗必读》也指出："霍乱多起于夏秋之间，皆外受暑热，内伤饮食所致。"

2.病机 外邪与饮食合而为病，导致脾胃升降失司，清浊相干，乱于胃肠。邪伤胃则上逆而为吐，邪在肠则下迫而为利，肠胃俱伤，上下奔迫则吐利交作。气机逆乱故致腹痛。湿热疫毒流窜经脉，经气不行，肢体失养而致肢体痿软。若素体阳盛，湿热内阻，蕴蒸于中者则见热证。中阳素馁，寒湿冷食伤中，阳失展运，则见寒证。若内有郁热，又复感寒，可见寒热错杂之候。饮食过多，宿食内停则见食滞证。如吐利频剧，津气耗伤，则可因伤阴、亡阳而转见脱象。一般而言，热多耗阴，寒易伤阳；至于邪食秽浊交阻，郁遏于中，上下窒塞不通者，则又另见一种闭证。

本病发病虽因邪实，但吐泻过甚，又迅即导致虚脱。热证主要耗伤阴津，但暴吐暴利之后，瞬即由阴伤而致阳亡，转见虚证、寒证。寒证主要伤阳，但吐泻必然消耗津液，同时并见阴伤之候。因此，必须把握虚实寒热的转化关系，不可机械对待。

三、中医辨证论治

本病主要与外邪或饮食有关。初起时常表现为实证。其起病急，病情发展较快，在某些患者极虚、毒邪极盛的情况下，治疗不及时可致脾气大伤、邪毒入血、损心害脑，迅速出现神昏谵语，或颈项强直、四肢抽搐，或心动紊乱、烦闷欲死等危候，故需及早发现、及时治疗，遵循"急则治其标，缓则治其本"的原则。急性期寒湿型当以散寒祛湿、湿热型当以清热利湿、食滞型当以消食化滞等法为急。缓解期，病初愈后治疗应以健脾和胃为其根本。

（一）胃肠型食物中毒

1.寒湿困脾

【证候】泄泻清稀甚至水样，腹痛，肠鸣，脘闷，恶心呕吐，吐清稀物，食少，舌苔薄白或白腻，脉濡缓。

【治法】温中化湿。

【方药】胃苓汤。

苍术10g，厚朴10g，陈皮10g，甘草6g，制半夏10g，茯苓15g，麝香0.1g（冲兑），木香10g。

【加减】兼食滞者，加山楂15g，神曲10g，莱菔子10g；脾胃气虚者，加太子参10g，薏苡仁15g。

2.脾胃湿热

【证候】大便稀溏，甚或水样，夹带黏液，恶心呕吐，发热，渴不多饮，口腻纳呆，脘腹胀痛，小便短黄，舌红，苔黄腻，脉濡数。

【治法】清利脾胃（湿热）。

【方药】燃照汤。

滑石15g，淡豆豉10g，厚朴10g，白豆蔻6g，栀子10g，黄芩10g，制半夏10g，佩兰10g。

【加减】兼食滞者，加山楂10g，莱菔子10g，鸡内金10g；阴津亏损者，加麦冬15g，沙参15g，石斛15g，山药15g。

3.食滞胃肠

【证候】大便稀溏，矢气腐臭，肠鸣，脘腹胀满，嗳气，呕吐酸馊，纳呆厌食，舌苔腐腻，脉弦滑或沉实。

【治法】消食和中。

【方药】保和丸。

山楂15g，神曲10g，制半夏10g，茯苓15g，陈皮10g，连翘15g，莱菔子10g，麦芽15g。

【加减】食积较重者，加生大黄6g（后下），枳实15g；神疲乏力者，加白术15g，扁豆10g。

4.脾虚湿困

【证候】便溏腹胀，食少脘痞，恶心呕吐，神疲乏力，肢体沉重，舌苔白腻，脉濡缓。

【治法】健脾利湿。

【方药】调中益气汤。

白芍10g，黄芪15g，人参10g，当归10g，橘皮10g，升麻6g，柴胡6g，白术10g，五味子6g，甘草6g。

【加减】常加茯苓15g，泽泻10g，苍术10g，藿香6g，厚朴10g；冷痛、肢厥者，加干姜10g，砂仁6g，吴茱萸6g；兼食滞者，加山楂15g，莱菔子15g，鸡内金10g。

5.津气亏虚

【证候】上呕下泻，口渴引饮，神疲气短，皮肤干瘪，眼球凹陷，舌红，苔干，脉细数无力。

【治法】益气生津。

【方药】生脉散。

人参15g，麦冬15g，五味子10g。

【加减】气虚为主，加黄芪30g，山药30g；阴虚为主，加石斛15g，山药15g，白芍15g，乌梅15g，甘草6g；有湿热者，加黄连5g，黄芩10g，藿香6g，佩兰10g，木通10g。

6.阳脱证

【证候】大便稀溏，滑脱不禁，恶心呕吐，面色苍白，四肢厥冷，冷汗淋漓，精神恍惚，舌淡，苔滑润，脉微或浮数无根。

【治法】回阳固脱。

【方药】回阳救急汤。

干姜10g，炙附子15g（先煎），人参10g，白术10g，茯苓15g，制半夏10g，陈皮10g，五味子6g，肉桂5g，麝香0.2g（冲兑），甘草6g。

【加减】汗出不止者，加山茱萸15g，煅牡蛎30g（包）；口干舌燥者，加麦冬15g，石斛15g；滑泄不禁者，加禹余粮15g，赤石脂15g（包），罂粟壳6g。

（二）神经型食物中毒

1.湿热浸淫

【证候】四肢软瘫，眼睑下垂，张目困难，瞳孔扩大，重者吞咽困难，咀嚼无力，言语及气息微弱，舌苔黄腻，脉滑数。

【治法】清热化湿，化瘀通络。

【方药】加味二妙散。

黄柏10g，苍术10g，牛膝15g，薏苡仁30g，木瓜15g，当归10g，防己10g，萆薢12g，龟甲15g。

【加减】常加以秦艽15g，海风藤15g，桑枝15g，络石藤15g等；若发热不退，加忍冬藤15g，连翘15g；上肢疼痛为主，加桑枝30g，姜黄15g：下肢疼痛为主，加重防己、木瓜用量。

2.脾虚湿滞

【证候】肢体痿软日久不复，倦怠乏力，纳谷不香，腹胀，舌淡，苔白腻，脉濡细。

【治法】健脾化湿，益气通络。

【方药】参苓白术散加减。

党参15g，茯苓15g，白术10g，甘草6g，薏苡仁30g，莲子肉15g，桔梗10g，砂仁6g，扁豆15g，怀山药30g，黄柏10g，牛膝15g。

【加减】上肢疼痛为主，加桑枝30g，姜黄15g；下肢疼痛为主，加防己15g，木瓜10g。

四、临床举要

邹氏认为食物中毒，致中土受损，而肝木随之乘脾犯胃，胸闷、腹痛、泄泻、脉象细弦、舌苔淡黄微腻，是其证候，故用柴胡、升麻疏肝郁、举脾胃下陷之气；越鞠丸解郁行气，宗气郁者香附为君之旨，以加重健运脾胃之力量；姜、枣补脾开胃，调和营卫。方药轻灵，而效果满意。

邹云翔.邹云翔医案选[M].北京：中国中医药出版社，2013.

董氏认为呕吐一证，其病在胃，病机关键是胃气上逆，所以临床根据通降理论治疗呕吐，疗效较佳。①清热通腑，和胃降逆法：临床常用黄连、黄芩、大黄、枳壳、紫苏梗、橘皮、竹茹、瓜蒌等。②芳化通降，和胃止呕法：临床常用藿香、佩兰、苍术、厚朴、白蔻仁、陈皮、半夏、枳壳、大腹皮等。若湿邪开始化热，舌苔白腻转黄腻，大便不爽，加槟榔、瓜蒌。③疏肝理气，和胃通降法：临床常用柴胡、白芍、香附、枳壳、青皮、陈皮、紫苏梗、半夏、砂仁等。若胸闷者，加旋覆花、广郁金；心烦易怒者，加牡丹皮、栀子。④清化湿热，和胃通降法：临床常用黄连、厚朴、竹茹、黄芩、滑石、茯苓、藿香、半夏、紫苏梗、陈皮等。尿黄者，加车前子、通草；胸闷纳呆者，加槟榔、大黄。⑤苦辛通降，和胃止呕法：临床常用黄连、黄芩、半夏、党参、炮姜、砂仁、陈皮、枳壳、紫苏梗等。⑥消食导滞，和胃降逆法：临床常用鸡内金、莱菔子、焦三仙、半夏、紫苏梗、枳壳、槟榔、连翘等。⑦调中降逆，和胃化痰法：临床常用旋覆花、代赭石、太子参、半夏、枳壳、竹茹、陈皮、茯苓等。

姜良铎.国医大家董建华医学经验集成[M].北京：中国中医药出版社，2010.

朱氏认为细菌性食物中毒主要分为两型：一是邪入少阳，秽浊犯胃夹积证。其主要临床表现为寒热往来，头晕心烦，吐泻并作，脘腹疼痛，按之更甚，舌苔黄白而腻，脉弦滑数。治宜和解少阳，化湿导滞。方用柴半汤加减：柴胡18g，半夏10g，党参10g，黄芩10g，干姜4g，甘草6g，大枣5枚，苍术15g，厚朴10g，陈皮10g，大黄5g。二是寒热互结，扰乱胃肠证。临床表现有吐泻并作，口干口苦，脘腹胀满，烦乱不安，舌苔白腻或黄腻，脉滑数。治宜苦辛通降。方用半夏泻心汤加味：半夏10g，黄连10g，黄芩10g，干姜10g，党参10g，大枣5枚，紫苏叶6g，神曲10g。

朱进忠.中医临证五十年心得录[M].北京：人民卫生出版社，2006.

五、医案精选

案一：呕吐（胃肠型食物中毒）

李某，女，19岁。

因呕吐、腹泻来诊。患者自诉在外进食后，不久即出现呕吐，呕吐数次，呕吐物为胃内容物，腹泻3次，舌红有瘀点，苔黄腻，脉滑数。

中医诊断：呕吐（湿热夹瘀）。

治疗经过：处方：厚朴10g，黄连6g，法半夏10g，石菖蒲10g，芦根15g，栀子10g，竹茹10g，连翘10g，苏梗12g，桃仁12g，虎杖15g，木香10g，山楂20g。日1剂，水煎服。服药2剂，呕吐、腹泻止，微感腹胀、纳谷不馨。于上方去竹茹、虎杖，加砂仁6g，白蔻仁10g，继服4剂，纳谷增加，精神转好。

按：本案系饮食不节，损伤脾胃，湿热夹瘀阻滞中焦，脾胃升降功能失常所致。故治疗拟王氏连朴饮辛开苦降、清热燥湿；加桃仁、山楂活血化瘀；加虎杖既能化湿又能活血化瘀；加竹茹、连翘清热和胃止呕；加苏梗、木香行气止呕。药后湿热得除、瘀血得化，脾胃升降功能恢复正常，则呕吐、腹泻自止。继予上方加砂仁、白蔻仁后纳谷增加、精神转好。

王晶.王氏连朴饮治疗湿热类疾病举隅[J].长春中医药大学学报，2013，29（1）：94-95.

案二：腹痛（胃肠型食物中毒）

李某，女，34岁，工人。

病史：因晚餐吃海蛤子，3小时后出现左中腹及脐周部绞痛逐渐加重，兼有恶心呕吐，腹泻水样便7次，心慌、头昏、全身无力，体温37.4℃，脉搏106次/分钟，血压50/40mmHg，面色苍白，神志尚清，语言低微，四肢厥冷，指甲压试毛细血管充盈时间为2秒，脉象沉细。

中医诊断：腹痛（寒凝腹痛）。

治疗经过：用刺血法治疗，主穴取中冲（双）、少商（双）；配穴取神阙、脐周四穴（水分、阴交、肓俞）。患者取仰卧位，穴位处皮肤常规消毒，先用三棱针点刺手四井穴，深度0.3～0.55分，然后医者用拇、食指在患者的腕部至指端方向推按顺压被点刺的穴位，使之充分出血，以血色由紫暗变淡红为度。同时，包括神阙穴在内拔玻璃火罐，观察神阙穴充血如红桃状。

脐周四穴针刺深度4分左右，加拔火罐，脐周四穴血流成行即可起罐。然后肌注阿托品1mg，腹部用热水袋保温。10分钟后腹痛、呕吐停止，30分钟后手足转温，毛细血管充盈时间为1秒，面色转红润，血压上升至82/60mmHg，脉缓有力，语言、神志正常。观察1小时后病情无反复，次日随访，夜卧甚安而愈。

按：十二井穴中的中冲（双）、少商（双）为主穴，能够振奋气血运行。神阙位于腹部中央，冲脉循环之地，元气归藏之根，古人认为本穴有主治百病、补虚泻实、可升可降，以及健运脾阳、和胃理肠之功。在任脉的水分、阴交和肾经的肓俞刺血加拔火罐，均具有回阳固脱、祛瘀、止痛、止泻之效。

陈少宗，巩昌靖.内科疾病针灸治疗学（上册）[M].天津：天津科技翻译出版公司，2008.

案三：霍乱（胃肠型食物中毒）

王某，男，39岁。

在某县参观，中午吃猪肉拌黄瓜，晚间赶回某招待所后，即感觉周身无力，继则腹痛急剧、呕吐、泄泻，呕吐物皆为食物与白色黏液，时恶心，头痛眩晕，手足发凉，腿肚抽痛，小便短黄，出冷汗。查：患者面色黄，腹痛拒按，四肢厥冷，腿时转筋，卧床辗转呻吟，舌苔薄白，脉象沉弦。血压80/60mmHg。

中医诊断：霍乱（寒霍乱）。

治疗经过：针取中脘、内关、天枢、关元、足三里，针刺后行泻法，留针30分钟，捻针3次。因血压较低，加灸神阙15分钟，更针承山以疗腿肚转筋。针后20分钟则腹痛、呕吐、便意明显减轻，30分钟后四肢复温，转筋已止，灸后血压恢复至104/70mmHg，夜卧甚安，次日即愈。

按：本病即食物中毒，属中医霍乱范畴。证系胃肠失和、升降失司所致，故治宜健中和胃。取胃募穴中脘以理气和胃，调补中气；内关为心包之络穴，又系八脉交会穴，取之有宽中理气、和胃降逆之效；天枢为大肠之募穴，关元为小肠之募穴，取此二穴有调肠导滞、分清降浊之功；足三里为足阳明之合穴，又系胃府之下合穴，为治胃肠诸疾之要穴，有和胃健脾、清肠导滞、培土强身之能；神阙施灸，以培元固本、温中调肠；委中放血以清泻血中毒邪，佐承山以缓转筋之急，用穴精当，故收效迅速。

陈少宗，巩昌靖.内科疾病针灸治疗学（上册）[M].天津：天津科技翻译出版公司，2008.

六、简方治疗及其他疗法

（一）单方验方

1.食盐20g，加开水200mL，顿服，连用数次。适用于细菌性食物中毒。

2.鲜姜60g，捣汁，温开水冲服。适用于细菌性食物中毒。

3.韭菜适量，捣烂，取汁服。适用于细菌性食物中毒。

4.大蒜适量，去皮，置于砂锅中密封，以文火烧黑，研末，饭前水调服，每次3个，每日3次。适用于细菌性食物中毒。

5.樟木皮200g（去黑色外皮），石榴嫩叶、大米各50g。将樟木皮捣烂，炒成炭；石榴叶炒至干酥，大米炒至黄色。水煎5～7分钟，取汁服。适用于细菌性食物中毒。

6.鲜葡萄叶25～50g，水煎2次，合并滤液，分服。适用于细菌性食物中毒。

7.芡实30g，山药60g，广藿香4g，山茱萸、谷芽（或麦芽）各15g，乌梅10g，枳壳9g，共研细末（密封瓶装），每取10g，开水冲，加少许白糖煮沸，温服。适用于细菌性食物中毒。

8.茶叶10g，山楂60g，生姜6片。水煎，冲服，每日1剂，分2～3次服。适用于细菌性食物中毒。

9.茶叶9g，白葡萄汁60mL，生姜汁10mL，蜂蜜30g。将茶叶水煎1小时，与后3味混合，顿服。适用于细菌性食物中毒。

10.广藿香梗、紫苏梗、苍术、制半夏各9g，陈皮、白芷各6g，甘草3g，水煎服，每日1剂。表证明显，偏风热者，加葛根、黄芩各9g；偏风寒者，加荆芥、防风各9g；呕吐较频者，加吴茱萸2～3g；内热者，加黄连3g；腹痛者，加木香9g，白芍12g；食滞，加保和丸9g（吞服）；夹暑者，加鲜荷叶30g。适用于细菌性食物中毒。

11.绿茶15g，鸡蛋2个，水煎至蛋熟，去壳后再煮至水干，食蛋。适用于细菌性食物中毒。

12.白扁豆60g（略炒，研粉），广藿香60g，共研末，姜汤送下，每次10g，每日4～5次。适用于细菌性食物中毒。

13.生甘草粉、绿豆各100g，水煎服。适用于细菌性食物中毒。

14.生大蒜4～5瓣，顿食，每日2～3次。适用于细菌性食物中毒。

15.山楂10g，水煎热服。适用于细菌性食物中毒。

16.黑豆、甘草各30g，甜桔梗15g，朱砂3g（研末，冲服）。水煎至半碗，温服。适用于细菌性食物中毒。

17.枳壳30g，水煎服，连服1～2日。适用于细菌性食物中毒。

18.绿豆适量，加1/4量的甘草，水煎服。适用于细菌性食物中毒。

19.干姜或鲜姜4片，紫苏20g。水煎至1碗，分3次服。适用于细菌性食物中毒。

20.马齿苋30g，苦参15g，水煎服。适用于细菌性食物中毒。

21.山楂120g，厚朴10g，水煎服。适用于细菌性食物中毒。

22.穿心莲、鱼腥草各15g，黄柏6g，水煎服。适用于细菌性食物中毒。

23.凤尾草30～60g，水煎服。适用于细菌性食物中毒。

24.粳米60g，砂仁末5g。将粳米煮粥，待熟后调入砂仁末，煮1～2沸后即可，早、晚分服。适用于细菌性食物中毒。

25.鲜土豆100g（榨汁），生姜10g（榨汁），鲜橘子汁30mL，调匀，温服。适用于细菌性食物中毒。

26.玉米心750g，黄柏6g，干姜6g，共研细末，温开水送服，每次3g，每日3次。适用于细菌性食物中毒。

27.马齿苋30～60g，水煎服。适用于细菌性食物中毒。

28.紫苏30g，绿豆15g，生甘草10g，水煎服。适用于细菌性食物中毒。

29.金银花300g，马齿苋50g，水煎服。适用于细菌性食物中毒。

30.柑子皮1个，枫树叶1撮，油菜籽、香附各1勺，四季葱头2个，同捣烂，盐水炒热，敷于肚脐。适用于细菌性食物中毒。

（二）外治法

止泻散：黄连10g，黄柏15g，砂仁5g，焦山楂20g。将上药研末，混匀装瓶备用。使用时取药末适量，以陈醋调成糊状，填满脐窝，用胶布固定，24小时后去掉。用于泄泻湿热伤中者。

（三）针灸疗法

体针疗法　分三组取穴：第一组取背部相关节段的穴位，如督俞、膈俞、肝俞、胆俞、脾俞、胃俞、三焦俞、肾俞、T6～L2夹脊穴；第二组取腹部相关节段的穴位，如上脘、中脘、建里、下脘、天枢、阴交、气海、石门、关元、中极、中注、四满、气穴、大赫、水道等；第三组取足三里、上巨虚、三阴交、公孙。第一组（背部的穴位）与三阴交、公孙同时取用，第二组（腹部的穴位）与足三里、上巨虚同时取用。两种处方交替使用，每次选用双侧的8～12个穴位。

七、预防措施

细菌性食物中毒好发于夏秋季，皆因外受暑热、寒湿、湿热，内伤饮食，脾胃运化功能失常所致，本病重在预防，已患病者注意祛除病邪。

1.避暑热。夏秋季节，暑湿之气尤甚，应注意防暑祛湿，以防湿热碍脾，影响脾胃的运化功能。

2.慎饮食。勿贪吃冷饮，夏天天气炎热，人们常吃冷食来消暑，但寒凉伤胃，影响胃肠功能；养成良好的饮食习惯，不吃不洁、变质或未经煮熟的肉类、鱼类食物；剩饭剩菜最好不吃，或食前要加热；不喝生水，生食水果等要洗净。

3.注意个人卫生。餐具要洗净消毒，并妥善存放；饭前便后要洗手，制作生冷、凉拌菜时必须注意个人卫生及操作卫生；平时可多吃大蒜，以温中行滞、解毒杀虫。

4.调情志。人应与夏秋之气相和，保持体内阴精，不让意志过分外驰，防止房劳伤肾。保持心情开朗，使精神处于常乐之境，加强锻炼，增强体质，提高自身道德修养，陶冶情操。

5.中毒者须卧床休息，注意保暖，多饮水，禁食肥腻、辛辣刺激食物，患者吐泻停止，胃气往往未复，常有食欲不振，应注意调和胃气，可给予米汤、稀粥、面条等提升胃气以利于康复。

6.进食后不久中毒，如未呕吐，可用筷子或手指刺激咽后壁、舌根催吐；如胃内容物已呕完仍恶心、呕吐，可用生姜汁1匙加糖冲服，亦可用清水或1∶5000高锰酸钾溶液洗胃。

7.发现可疑病例要及时向卫生防疫部门报告，应立即终止可疑食物的食用，制定防御和预防措施。

第四节 霍乱与副霍乱

一、概述

霍乱与副霍乱是由霍乱弧菌和副霍乱弧菌所致的烈性肠道传染病。由霍乱弧菌引起的霍乱，临床以骤起腹泻或吐泻并作、吐泻黄水样或米泔水样物为主要特征，常因吐泻太过出现目眶凹陷、筋脉拘急等津气严重耗损症状，甚至导致死亡。霍乱患者和带菌者是本病的主要传染源，可通过患者和带菌者的粪便、其他排泄物和衣被等用品经饮食传播，属于肠道传染病。本病发病急，传播快，易于流行，可在某一地区出现暴发性流行，危害严重。由副霍乱弧菌，又称埃尔托（EL–Tor）弧菌引起的副霍乱，其临床表现与霍乱相似，但多数病情较轻或呈隐性感染，甚至有无症状者，故称“副霍乱”，治疗及预防与霍乱相同。霍乱与副霍乱现统称为霍乱，属于甲类传染病。

霍乱多在夏秋季节流行，潜伏期数小时至1～3天，长者达7天。临床表现复杂，轻重不一，有无症状型、轻型、中型、重型、暴发型的临床分类方法。其中暴发型亦称干性霍乱，甚为罕见、危重，起病急骤，不待泻吐出现，即因循环衰竭而死亡。典型霍乱病程分为3期：吐泻期（持续数小时至1～2天）、脱水期（持续数小时至2～3天）、恢复期。

本病诊断标准：①临床表现：骤起剧烈腹泻，一般无腹痛与里急后重，大量水样便，常呈淘米水样，或腹泻与呕吐并发；重者小腿肌肉痉挛，或有严重脱水及周围循环衰竭征象，如皮肤皱缩、弹力减弱，脉快而弱，血压降低，四肢厥冷，而肛温升高，少尿甚至无尿。②实验室检查：凡有腹泻、呕吐等症状，大便培养霍乱弧菌阳性者；在霍乱流行的疫区，有典型的霍乱症状，但大便培养阴性而又无其他原因可查，做双份血清凝集素试验，滴度4倍上升者；疫源检查中发现粪便培养阳性前5天内有腹泻症状者，可诊断为轻型霍乱。

本病疑似标准：①凡有典型霍乱症状的首发病例，在病原学检查未确诊前。②霍乱流行期间有明显霍乱患者接触史，有泻吐症状而无其他原因可查者。疑似霍乱患者应进行隔离、消毒，做疑似霍乱的疫情报告，并每日做大便培养，若连续2天（次）大便培养阴性，可做否定诊断，并做疫情订正报告。

中医学认为，本病是以起病急骤，猝然发作，上吐下泻，腹痛或不痛为特征的疾病。因其病变起于顷刻之间，挥霍缭乱，故名霍乱，针对其表现不同又有“吊脚痧”“绞肠痧”“瘪螺痧”等别称。本病记载首见于《灵枢·经脉》：“足太阴厥气上逆则为霍乱。”《伤寒论》有“霍乱”专篇：“呕吐而利，此名霍乱。”《霍乱论》对霍乱进行专论，云：“凡霍乱盛行……自夏末秋初而起，直至立冬后始息。”又说：“迨一朝卒发，渐至阖户沿村，风行似疫。”阐述了本病的发病季节，明确指出本病具有传染性，可导致“阖户沿村”的广泛流行。此即“真霍乱”，将其与其他胃肠道病变所引发的呕吐、腹泻等区别开来，为早诊断、早隔离、早报告提供了依据。西医学的霍乱（霍乱、副霍乱）、急性胃肠炎、食物中毒等病，都属于中医“霍乱”范畴。

霍乱与副霍乱的治疗，西医主要以抗病原菌（复方新斯的明、诺氟沙星等）及补液，纠正酸中毒、低血钾、休克等对症治疗为主，具有较为肯定的疗效。在辨证论治的基础上运用中医药进行干预，可预防或减少疾病的发生，并且在缩短病程、控制症状、提高疗效等方面都有较大的优势。

二、中医病因病机

脾胃同居中焦，胃气降浊，受纳、腐熟水谷，小肠主化物，泌别清浊，大肠主传导糟粕。脾气升清，运化水谷，化水谷精微以生气血津液，转输水湿，敷布精微。脾升胃降，升降协调，共同完成消化吸收精微、敷布精微、排泄废物的作用。在病理情况下，二者又可互相影响。

1.病因 中医学认为，霍乱的发生多与饮食和环境密切相关。

（1）感受时邪 本病多发于夏秋之际，暑湿蒸腾，易生秽浊之气，可感受暑湿秽浊疫疠之气，或感受寒湿秽气，湿性秽浊黏滞，郁遏中焦，使脾胃受伤，气机不利，升降失司，清浊相干，乱于胃肠，“清气在下，则生飧泄，浊气在上，则生䐜胀”，上吐下泻而成霍乱。《景岳全书·霍乱》有“外受风寒，寒气入脏而病者……有水土气令寒湿伤脾而病者……有误中痧气阴毒而病者”的记载，说明了外感秽浊疫气对本病的影响。

（2）饮食不洁 霍乱的发生与饮食不洁有密切关系，如饮用污水，恣食生冷瓜果、腐馊变质、疫气污染等不洁之物，最易损伤脾胃，清浊混淆而成霍乱。《千金要方》指出：“原夫霍乱之为病也，皆因食饮，非关鬼神，饱食肫脍，复餐乳酪，海陆百品，无所不啖；眠卧冷席，多饮寒浆……”《杂病源流犀烛·霍乱源流》指出：“皆由中气素虚，或内伤七情，或外感六气，或伤饮食，或中邪恶、污秽气及毒气……”强调霍乱的发生与饮食不洁密切相关。

外感时邪与饮食不洁常相互影响，内外交感而发病。

2.病机 霍乱病位“乱在于肠胃之间者，因遇饮食而变发”。以内外因合而为病，阴阳乖隔、挥霍扰乱、病发急骤为特点。

（1）升降逆乱 秽浊疫疠之气或不洁饮食中阻，损伤脾胃，导致脾胃气机升降失调，清浊相干，乱于肠胃，致猝然发病，上吐下泻，胃气不得下逆于上则发为呕吐，脾气不得升陷于下则清气不升发为泄泻。如若暑令秽浊疫疠之邪，壅遏中焦，致脾胃气机升降窒塞不通，清浊不得上下，故其症可见欲吐不得吐、欲泻不得泻、腹中绞痛、脘闷难忍，则发为干霍乱。

（2）寒热之分 感受湿热之邪，或阳盛之体邪从热化，可发为湿热之证（即热霍乱）；寒湿伤中，或中阳虚馁，邪从寒化，发为寒湿之证（即寒霍乱）。

（3）津气亡失 吐泻剧烈频作，伤津耗液，出现眼眶凹陷、皮肤松弛、螺纹干瘪等病症，即“瘪螺痧”；津液耗损，筋失所养，出现筋脉拘急及异常运动病症，即“吊脚痧”。

三、中医辨证论治

霍乱辨证应先分寒热，再辨干湿。分寒热即霍乱有寒霍乱和热霍乱之分，可从二便、呕吐物、口渴与否及舌脉以鉴别。寒霍乱“利者必是清谷而作臭秽，吐者亦必澄澈而非酸浊……”，热霍乱则“溲赤且短，便热极臭”。霍乱脉象多现隐伏，但寒霍乱则脉兼迟，热霍乱则脉带数。辨干湿指霍乱有干霍乱和湿霍乱之分，湿霍乱的特点是上吐下泻，干霍乱的特点是欲吐泻而不能，以湿霍乱为多见。

霍乱乃暑湿内伏，阻塞气机，宣降无权，乱而上逆所致，应以芳香辟秽化浊为重。霍乱为病，饮食不洁、外邪侵袭皆可损伤脾胃，应多温补脾元，脾胃得温有助运化，气机升降有序，则吐利腹痛诸症若失。故霍乱治疗宜祛浊除秽、展化宣通、辟恶和中、补益中气。霍乱起病急骤，病势凶险，故临床上需熟悉急救方法，及时治疗，以免延误时机。

（一）寒霍乱

1.轻症

【证候】暴起腹泻，呕吐，初期所下为稀粪，继则清稀如米泔水，不甚臭秽，脘腹痞闷，四肢清冷，苔薄白微腻，脉濡弱。

【治法】散寒燥湿，芳香化浊。

【方药】藿香正气散加减。

大腹皮10g，白芷10g，紫苏10g，茯苓15g，法半夏12g，白术12g，陈皮10g，厚朴10g，生姜10g，桔梗10g，藿香12g（后下），炙甘草6g。

【加减】汤药未备时，可先吞服纯阳正气丸或辟瘟丹芳香开窍、辟秽化浊，或吞服来复丹助阳化浊、理气和中以救急。若腹痛者，加吴茱萸3g，高良姜10g。若泻吐频作，津液耗伤，经脉失养，筋脉拘急者，加炒白芍20g，木瓜10g。

2.重症

【证候】吐泻不止，呕吐物如米泔汁，面色苍白，眼眶凹陷，指螺皱瘪，手足厥冷，头面汗出，筋脉挛急，舌淡苔白，脉沉细微。

【治法】温补脾肾，回阳救逆。

【方药】附子理中汤加减。

人参10g，白术10g，炮姜10g，制附子6g，甘草6g。

【加减】呕逆剧烈，脉沉伏者，加吴茱萸、肉桂、丁香；如大汗淋漓，四肢厥冷，脉沉细欲绝者，重用人参、附子。若阴寒较甚，既吐且利，手足厥逆，加吴茱萸3g，或重用附子。若泻吐频作不止，津液耗伤，筋脉失养拘急者，加炒白芍20g，木瓜10g。如病情紧急，汤药未备时，可先用行军散1g灌服，不效再服。

（二）热霍乱

【证候】吐泻骤作，呕吐如喷，泻下物如米泔水，酸臭难闻，脘闷心烦，口渴，发热，小便短赤，苔黄腻，脉濡数。

【治法】清热化湿，辟秽泄浊。

【方药】蚕矢汤加减。

黄连9g，黄芩3g，栀子5g，大豆黄卷12g，薏苡仁12g，法半夏3g，通草3g，蚕沙15g，木瓜9g，吴茱萸1g。

【加减】如见手足厥冷，腹痛自汗，口渴，口唇指甲青紫，小便黄赤，六脉俱伏者，用竹叶6g，石膏50g，人参6g，麦冬20g，半夏9g，甘草6g，粳米10g。病情紧急时，可先用玉枢丹1片灌服，以辟秽止吐，呕吐稍止后，再进汤药。

（三）干霍乱

【证候】腹中绞痛，欲吐不得吐，欲泻不得泻，烦躁闷乱，甚则面色青惨，四肢厥冷，头汗出，脉象沉伏。

【治法】辟浊解秽，利气宣壅。

【方药】救中汤送服玉枢丹。

蜀椒9g（炒出汗），淡干姜12g，厚朴9g，槟榔6g，广皮6g。玉枢丹，口服，每次0.6～1.5g，每日2次。

【加减】若邪气过盛，可用烧盐方探吐，一经吐出，则下窍宣畅，二便自通；并可以行军散或红灵丹搐鼻取嚏，以辟秽解毒、通闭开窍。若汤药可进，而仍欲泻不出者，可用厚朴汤以通畅吐泻。

四、临床举要

余氏报道应用七味白术散加味治愈10例霍乱。治疗方法：以健脾和胃、清热生津之七味白术散加黄连、法半夏、口服补盐液（当茶频饮）而愈。经肛拭取材培养连续3次转阴，平均住院6日，平均治愈时间3日。

余镇北.七味白术散加味治愈霍乱10例[J].江西中医学院学报，2000，12（9）：15-16.

吴氏等应用中西医结合治疗霍乱14例。中医治疗分3期5个主证型：①吐泻期：暑热证用葛根15g，黄芩12g，黄连6g，甘草5g，吴茱萸3g，薏苡仁30g。转筋加木瓜12g，白芍15g；呕吐不止加姜半夏、竹茹各10g。暑湿证用党参15g，茯苓、白术、姜半夏各10g，甘草5g，藿香12g，陈皮、黄连各6g，吴茱萸3g。口渴加葛根15g。②脱水虚脱期：气阴两虚证用党参或太子参30g，麦冬、白芍、五味子各15g，黄连6g，扁豆、炙甘草各10g，薏苡仁30g。气虚甚加黄芪30g；转筋加木瓜10g；口渴甚加乌梅、葛根各15g；频泻不止加石榴皮15g。心阳衰竭证用党参30g，附子（先煎）、干姜、炙甘草、白术、木瓜各10g，黄连、桂枝各5g，石榴皮15g。③恢复期：用太子参25g，麦冬、石斛各12g，乌梅15g，淡竹叶、荷叶各10g。热重加生石膏30～60g；小便不利加茯苓10g；食欲不振加焦三仙30g。西医常规治疗。结果全部获愈，疗程4～8日。

吴国庆，朱其楷.中西医结合治疗霍乱14例[J].广西中医药，1990，13（6）：11-12.

夏氏报道中西医结合治疗霍乱18例，分轻型和重型，分别给予藿香正气方（藿香、紫苏梗、陈皮、川厚朴、法半夏、白术、茯苓、枳壳、大腹皮各10g，甘草6g，生姜3片）加减及附子理中汤（太子参15g，焦白术、白茅根各10g，附片、甘草、藿香各6g，干姜3g）加减，日1剂，水煎服。配合西药补液、扩溶、纠酸等综合措施。结果：全部治愈（症状、体征消失，大便Ⅱ号培养连续3次阴性）。

夏瑾瑜.中西医结合治疗霍乱18例[J].湖北中医杂志，1989（5）：7-8.

五、医案精选

案一：热霍乱

王某，男，30岁，民工。

因饮食不洁，突发腹泻，解水样便，伴呕吐，稍腹痛，纳差，舌质淡红，苔薄黄，脉滑。大便培养找到霍乱弧菌，于1999年8月29日入院，大便日十余次，呕吐3次，予七味白术散原方加黄连9g，法半夏9g，水煎服。1天呕停，2天泻止，连续3天大便复查转阴，9月3日痊愈出院。

按：霍乱是由01血清群和0139血清群霍乱弧菌引起，而收治的10例均为前者的小川型。霍乱多发于夏秋之季，感受时行疫疠，疫毒随饮食损伤脾胃，升降失司，清浊相干而发。方中以四君子健护脾胃，黄连清热化浊，木香、藿香、法半夏和胃降浊，葛根升清止泻。上药相合，脾胃得护，升降得调，清浊得分，故病告愈。

余镇北.七味白术散加味治愈霍乱10例[J].江西中医学院学报，2000，12（3）：15-16.

案二：寒霍乱

王某，男，38岁，农民。1946年6月21日初诊。

该时乡村中正值"霍乱"流行，患者起病急骤，猝然发作，上吐下泻，大便频泻似米泔水，面色苍白，有头汗，喜饮热汤，随饮随吐，眼眶凹陷，螺瘪，四肢厥冷，舌苔白腻，脉沉细，呈现欲脱危象。

此乃霍乱病也。寒湿秽浊之气壅滞中焦，阳气不达于四肢乃手足厥冷。舌苔白腻，脉象沉细，为寒湿偏胜，中阳被困，亡阳脱液之征。头汗出，眼眶略陷，指螺稍瘪，由于吐泻过剧，耗伤津液致阳气衰微之故。治以芳香泄浊，开闭祛邪，疏通胃肠。方药：先服"枢黄散"（秘方），继服汤剂。处方：藿朴夏苓汤加减。3剂。藿香、佩兰各12g，川厚朴6g，川黄连3g，制半夏9g，茯苓12g，泽泻12g，车前子12g，木瓜9g，牛膝9g，红花6g，丝瓜络6g。汤剂服时略加盐少许。稻叶薄粥汤以养胃气，善后调理。

按：枢黄散（玉枢丹1.2g，川黄连3g，大黄1.8g，三味共研细末）为专治呕吐验方，能清化湿毒、辟秽止呕、疏通隔阻，使胃气下降，上下畅通，则能受药，呕吐、泄泻自止。

李德净.李遵五治疗急症三则[J].上海中医药杂志，1990（12）：13.

案三：副霍乱

谢某，男，39岁，工人。1995年8月1日晚9时初诊。

病史：两天前游泳时被同伴灌池水数口。次日又不洁饮食。今日突然腹泻6次，为大量水样便，无呕吐、发热、腹痛及里急后重感，口干，浑身无力，未服药。因家人告知当地流行肠道传染病，遂来就诊。检查：急性病容，面色晦暗，皮肤干燥，口唇皱瘪。体温36.8℃，心率86次/分，腹平软无压痛及反跳痛，舌苔白，脉细数。嘱患者留大便做细菌培养，大便呈无色水样，有少许淡黄色片状黏液。

治疗：针刺中脘、天枢、气海、足三里、上巨虚，平补平泻，留针20分钟。出针后用注射用水穴位注射，足三里每侧1.5mL，关元1mL，注射后局部胀感强烈。30分钟后患者精神状态明显好转，遂自行回家。当晚、次日及第3日均未自行排便，次日起自我感觉良好如常人。

8月2日该患者便样送至防疫站做细菌培养。8月3日该站报告结果：检出EL-Tor霍乱弧菌小川型（副霍乱病原菌）。当日上午即按照有关规定将该患者强制收入传染病医院隔离，住院期间患者一直未大便，用开塞露塞肛后流出液体培养，3次均阴性，于8月8日出院。8月2日起患者皆一切正常，至8月8日方第一次排大便。

按语：中医学认为，霍乱的病机为感受时邪或邪实中阻，脾胃气机升降逆乱，阴阳之气乱于脾胃肠道。针灸在该病治疗中有重要意义，如《类经图翼》曰："凡霍乱吐泻不止，灸中脘、天枢、气海四穴，立愈。"本案所用穴位，中脘为胃之募穴，关元为小肠募穴，天枢为大肠募穴，合用则温中祛湿、和胃止泻；足三里为足阳明之合穴，加气海、上巨虚则通调脾胃气机。用水穴位注射能加强对有关经络腧穴的刺激。针灸治疗急性胃肠炎、食物中毒已为临床实践证实，而治疗大便培养为霍乱弧菌者也有较好的疗效。

李建东.针刺加穴位注射治愈副霍乱[J].中国针灸，1997（1）：59.

六、简方治疗及其他疗法

（一）单方验方

1.玉枢丹，每次服0.3～0.6g，每日3次。适用于热霍乱。

2.行军散，每次服0.3～0.6g，每日3次。适用于热霍乱。

3.藿香正气口服液，每次温开水送服1～2支，每日3次。适用于寒霍乱。

4.十香丸，每次服6g，每日2～3次。适用于寒霍乱。

5.理中丸，每次温开水送服1丸，每日2～3次。适用于寒霍乱。

6.苏合香丸，每次3g，温开水送服，每日2～3次。适用于干霍乱。

7.生脉注射液或参麦注射液，每次20～30mL，加入5%葡萄糖生理盐水500mL，静脉滴注，每日2次。适用于霍乱吐泻伤阴者。

8.参附注射液，10～20mL，加入10%葡萄糖液250mL中静脉滴注，每日2次。适用于霍乱亡阳证。

9.吴茱萸艾醋方，吴茱萸叶、艾叶、醋各适量。将吴茱萸叶、艾叶捣烂，加醋拌和，布裹之，加热熨患处，有温阳散寒、活络通脉功效，适用于霍乱转筋者。

10.巴豆仁1粒，杏仁1粒，捣烂，开水冲服。适用于吐泻不出的干霍乱。

11.干姜10g，巴豆仁2粒，大黄5g，煎水服，得吐痢即停。盐、艾叶，炒热熨脐下，以温通其气。适用于吐泻不出的干霍乱。

12.绿豆叶醋服方，鲜绿豆叶一把，米醋适量。绿豆叶洗净，放开水中汰过，绞汁和醋少许，温服。有清热解毒、和胃止呕功效。适用于热霍乱吐下者。

13.木香30g，明矾90g，明雄黄60g，共研细末，以鲜荷叶60g，橘叶60g，藿香叶60g，共捣汁，丸如绿豆大，每服8g，重者再服。适用于寒霍乱。

14.丁香7粒，白豆蔻7粒，研末，清汤下。小腹痛者，加砂仁7粒。适用于寒霍乱。

（二）外治法

1.行军散或红灵丹0.3～0.9g，搐鼻取嚏，以辟秽解毒、通闭开窍。适用于干霍乱吐泻不出者。

2.吴茱萸、青盐等份适量，略研，炒热，用布裹之，熨脐下，以温通阳气。适用于干霍乱。

（三）针灸疗法

1.寒霍乱 取中脘、天枢、气海、三阴交，中脘、天枢针刺用泻法，三阴交针刺先泻后补，以补为主。气海宜隔姜灸。

2.热霍乱 取中脘、天枢、委中、足三里，委中刺络出血，足三里针刺先泻后补，以泻为主，中脘、天枢针刺用泻法。

3.干霍乱 取十宣、委中，针刺十宣、委中放血或刮痧，以通脉宣闭，引邪外出。

4.霍乱吐泻不止 取天枢、气海、中脘、足三里，针刺或艾灸，可调理脾胃气机。

5.霍乱转筋 针刺承山、昆仑，用泻法，艾灸足外踝尖7壮。

6.霍乱阳脱 以食盐填满脐中，艾灸，不计壮数，借以温通阳气。适用于霍乱危重，四肢厥冷，六脉微细，其阳脱者。

七、预防措施

1.管理传染源 专门设置消化道传染门诊，及时发现、隔离患者，做到早诊断、早隔离、早治疗、早报告，防止疾病的传播。

2.切断传播途径 改善环境卫生，加强饮水消毒和食品卫生安全管理；对患者和带菌者的粪便、其他排泄物和衣物被褥等用品进行消毒，妥善处理；消灭苍蝇、蚊虫等传染媒介；养成饭前、便后勤洗手的个人卫生习惯，防止病从口入。

3.注意饮食 饮食方面，不吃生冷、酸腐变质、不洁等食物。疾病期间，不宜食用不易消化及过于油腻之品，尤其是重病初愈时期，脾胃功能受损未复，切忌过食、饱食，饮食宜软、宜清淡，少食多餐。

4.预备必要的急救药 在霍乱易于发生、流行的夏秋季节，预备相应的急救药，如玉枢丹、行军散等，以备救急之用。

第五节 细菌性与阿米巴痢疾

一、概述

（一）细菌性痢疾

细菌性痢疾简称菌痢，是由志贺菌属（痢疾杆菌）引起的常见急性肠道传染病。以结肠化脓性炎症为主要病变，有全身中毒症状及腹痛、腹泻、里急后重，排脓血便等临床表现。

带菌者和痢疾患者是本病的主要传染源，痢疾杆菌随患者或带菌者的粪便排出，通过污染手、食品、水源，或生活接触，或苍蝇、蟑螂等间接方式传播，最终均经口入消化道而感染易感者。人群对痢疾杆菌普遍易感，儿童发病率较高。菌痢常年散发，夏秋多见，是我国的常见病、多发病。不同菌群间及不同血清型痢疾杆菌之间无交叉免疫，故易造成重复感染或再感染而反复多次发病。

菌痢的病情复杂多变，轻重不一，一般可大致分为两个临床类型，即急性菌痢和慢性菌痢。其中，每一类型又可根据症状轻重及表现差异而继续分型。菌痢的潜伏期一般为1～3天（数小时至7天），流行期为6～11月份，发病高峰期在8月份。本病诊断：①流行季节有腹痛、腹泻及脓血样便者即应考虑菌痢的可能。②急性期患者多有发热且多出现于消化道症状之前，慢性期患者的过去发作史甚为重要。③大便涂片镜检和细菌培养有助于诊断的确立，乙状结肠镜检查及X线钡剂检查，对鉴别慢性菌痢和其他肠道疾患有一定价值。在菌痢流行季节，凡突然发热、惊厥而无其他症状的患儿，必须考虑中毒型菌痢的可能，应尽早用肛拭取标本或以盐水灌肠取材做涂片镜检和细菌培养。

（二）阿米巴痢疾

阿米巴痢疾是由溶组织内阿米巴寄生于结肠引起的疾病，常称为肠阿米巴病或阿米巴结肠炎。该病以结肠烧瓶样溃疡为主要病变；腹痛、腹泻、里急后重、排暗红色果酱样大便是其主要临床特征；易变为慢性，并可引起肝脓肿等并发症。阿米巴痢疾的分布遍及全球，以热带和亚热带地区为多见，呈稳定的地方性流行。感染率与社会经济水平、卫生条件、生活习性等有关。农村患者多于城市，夏秋季发病较多。慢性患者、恢复期患者及无症状的带虫者为本病的主要传染源，猪、猫、狗和鼠等也可作为偶尔的宿主。

溶组织内阿米巴的传播方式：①包囊污染水源可造成该地区的暴发流行。②以粪便作肥料、未洗净和未煮熟的蔬菜也是重要的传播因素。③包囊污染手指、食物或用具而传播。④蝇类及蟑螂都可接触粪便、体表携带和呕吐粪便，将包囊污染食物而成为重要传播媒介。

阿米巴痢疾潜伏期一般为1～2周，可短至4天，长达1年以上，起病突然或隐匿，可有以下临床类型：无症状的带虫者、急性非典型阿米巴肠病、急性典型阿米巴肠病、急性暴发型阿米巴肠病、慢性迁延型阿米巴肠病。由于本病一般起病较慢，中毒症状较轻，痢疾样腹泻次数较少，有果酱样大便，容易反复发作，其症状轻重不一，且缺少特征性，故对慢性腹泻或有含糊不清的肠道疾病者，应考虑本病的可能。典型阿米巴痢疾诊断不难，确诊有赖于粪便中找到病原体，不典型病例往往需借助结肠镜检查、血清学检查及诊断性治疗等措施。

中医学痢疾与西医学痢疾病名相同，部分临床表现一致。中医学认为，痢疾是因外感时行疫毒、内伤饮食而致邪蕴肠腑，气血壅滞，传导失司，以腹痛腹泻、里急后重、排赤白脓血便为主要临床表现的具有传染性的外感疾病。《内经》称痢疾为“肠澼”，对其病因、症状、预后等方面都有论述。《金匮要略·呕吐哕下利病脉证并治》将本病与泄泻合称“下利”。《诸病源候论》中有“赤白痢”“血痢”“脓血痢”“热痢”等20余种痢候的记载，对本病的临床表现和病因病机已有较深刻的认识。《严氏济生方》正式启用“痢疾”病名，一直沿用至今。中医学的痢疾包含了西医学中的细菌性痢疾、阿米巴痢疾，以及似痢非痢的疾病，如非特异性溃疡性结肠炎、局限性肠炎、结肠直肠恶性肿瘤等。

西医学对细菌性痢疾和阿米巴痢疾的治疗，以病原治疗及对症治疗为主，在充分肯定西医治疗基础上，应用中医药治疗，在控制症状、缩短病程、提高疗效、减少后遗症的发生和降低死亡率等方面都有较大的优势。

二、中医病因病机

1.病因 中医学认为，细菌性痢疾的病因主要是人体正气虚弱和外感时邪、饮食所伤，而外邪与饮食又往往互相影响，一般多属饮食伤中，复加感受时邪而发病。

2.病机

（1）外感时邪 疫毒时邪，主要指感受暑湿热之邪。痢疾多发于夏秋之交，气候正值热郁湿蒸之际，湿热之邪内侵人体，蕴于肠腑，乃是本病发生的重要因素。暑湿、疫毒之邪侵及肠胃，湿热郁蒸，或疫毒弥漫，气血阻滞，与暑湿、疫毒相互搏结，化为脓血而成为湿热痢或疫毒痢。《景岳全书·痢疾》说："痢疾之病，多病于夏秋之交，古法相传，皆谓炎暑大行，相火司令，酷热之毒蓄积为痢。"疫毒非风、非寒、非暑、非湿，"乃天地间别有一种异气"（《温疫论·序》），"此气之来，无论老少强弱，触之者即病"（《温疫论·原病》），即疫毒为一种具有强烈传染性的致病邪气，故称为疠气。疫毒的传播，与岁运、地区、季节有关。时邪疫毒，混杂伤人，造成痢疾流行。

（2）内伤饮食 饮食不节一是指平素饮食过于肥甘厚味或夏月恣食生冷瓜果，损伤脾胃；二是指食用馊腐不洁的食物，疫邪病毒从口而入，积滞腐败于肠间，发为痢疾。痢疾为病，发于夏秋之交，暑、湿、热三气交蒸互结而侵袭人体，加之饮食不节和不洁，邪从口入，滞于脾胃，积于肠腑。故痢疾的病理因素有湿、热（或寒）、毒、食等，湿热疫毒之邪为多，寒湿之邪较少。病位在肠腑，与脾胃有关，这是因邪从口而入，经胃脾而滞于肠之故。故《医碥·痢》说："不论何脏腑之湿热，皆得入肠胃，以胃为中土，主容受而传之肠也。"随着疾病的演化，疫毒太盛也可累及心、肝，病情迁延，也可穷及于肾，《景岳全书·痢疾》说："凡里急后重者，病在广肠最下之处，而其病本则不在广肠而在脾肾。"痢疾的病机，主要是时邪疫毒积滞于肠间，壅滞气血，妨碍传导，肠道脂膜血络受伤，腐败化为脓血而成痢。肠司传导之职，传送糟粕，又主津液的进一步吸收，湿、热、疫毒等病邪积滞于大肠，以致肠腑气机阻滞，津液再吸收障碍，肠道不能正常传导糟粕，因而产生腹痛、大便失常之症。邪滞于肠间，湿蒸热郁，气血凝滞腐败，肠间脂膜血络受损，化为脓血下痢，所谓"盖伤其脏腑之脂膏，动其肠胃之脉络，故或寒或热，皆有脓血"。肠腑传导失司，由于气机阻滞而不利，肠中有滞而不通，不通则痛，腹痛而欲大便则里急，大便次数增加，便又不爽则后重，这些都是由于大肠通降不利，传导功能失调之故。

由于感邪有湿热、寒湿之异，体质有阴阳盛衰之不同，治疗有正确与否，故本病临床表现各有差异。病邪以湿热为主，或为阳盛之体受邪，邪从热化则为湿热痢。病邪因疫毒太盛，则为疫毒痢。病邪以寒湿为主，或阳虚之体受邪，邪从寒化则为寒湿痢。热伤阴，寒伤阳，下痢脓血必耗伤正气。寒湿痢日久伤阳，或过用寒凉药物，或阳虚之体再感寒湿之邪，则病虚寒痢。湿热痢日久伤阴，或素体阴虚再感湿热之邪，则病阴虚痢。或体质素虚，或治疗不彻底，或收涩过早，致正虚邪恋，虚实互见，寒热错杂，使病情迁延难愈，为时发时止的休息痢。若影响胃失和降而不能进食，则为噤口痢。

三、中医辨证论治

痢疾的基本病机是邪气壅滞肠中，只有祛除邪气之壅滞，才能恢复肠腑传导之职，避免气血凝滞、脂膜血络损伤，因此，清除肠中之湿热、疫毒、冷积、饮食等滞邪颇为重要，以达祛邪导滞之目的。调气和血即顺畅肠腑凝滞气血，祛除腐败脂脓，恢复肠道传导功能，促进损伤脂膜血络尽早修复，以改善腹痛、里急后重、下痢脓血等临床症状。正如刘河间所说“调气则后重自除，行血则便脓自愈”，常采用理气行滞、凉血止血、活血化瘀、去腐生肌等治法。“人以胃气为本，而治痢尤要。”治疗实证初期、湿热痢、疫毒痢的方药之中，苦寒之品较多，长时间大剂量使用有损伤胃气之弊。因此，治痢应注意顾护胃气，并贯穿于治痢的始终。

1.湿热痢

【证候】腹痛阵阵，痛而拒按，便后腹痛暂缓，痢下赤白脓血，黏稠如胶冻，腥臭，肛门灼热，小便短赤，舌苔黄腻，脉滑数。

【治法】清肠化湿，解毒，调气行血。

【方药】芍药汤。

芍药30g，当归15g，黄连15g，黄芩15g，槟榔6g，木香6g，炙甘草6g，大黄9g，肉桂5g。

【加减】痢疾初起，去肉桂，加金银花、穿心莲等加强清热解毒之力。兼食滞者，加莱菔子、山楂、神曲消食导滞。痢下赤多白少，肛门灼热，口渴喜冷饮，证属热重于湿者，加白头翁、黄柏、秦皮直清里热。痢下白多赤少，舌苔白腻，证属湿重于热者，去黄芩、当归，加茯苓、苍术、厚朴、陈皮等运脾燥湿。痢下鲜红者，加地榆、牡丹皮、仙鹤草、侧柏叶等凉血止血。

2.疫毒痢

【证候】起病急骤，高热，呕吐，继而大便频频，以致失禁，痢下鲜紫脓血，腹痛剧烈，里急后重感显著，更甚者津液耗伤，四肢厥冷，神志昏蒙，呕吐频繁，惊厥频频，舌质红绛，舌苔黄燥，脉滑数或微细欲绝。

【治法】清热解毒，凉血止痢。

【方药】白头翁汤。

白头翁15g，黄柏12g，黄连6g，秦皮12g。

【加减】若发热急骤，利下鲜紫脓血，壮热口渴，烦躁舌绛，属疫毒痢者，加生地黄、牡丹皮、金银花凉血解毒；腹痛里急后重较甚者，加木香、槟榔、白芍以行气消滞、缓急止痛；脓血多者，加赤芍、牡丹皮、地榆以凉血和血；夹食滞者，加焦山楂、枳实以消食导滞；恶寒发热，外有表邪者，加葛根、金银花、连翘以透表解热。用于阿米巴痢疾，若配合吞服鸦胆子（桂圆肉包裹），疗效更佳。

3.寒湿痢

【证候】腹痛拘急，痢下赤白黏冻，白多赤少，或纯为白冻，里急后重，脘胀腹满，头身困重，舌苔白腻，脉濡缓。

【治法】温中燥湿，调气和血。

【方药】不换金正气散。

厚朴100g（姜制），广藿香100g，半夏100g（制），苍术100g（米泔水漂），陈皮100g（制），甘草100g（蜜炙）。以上6味，粉碎成粗粉，过筛，混匀，即得。取生姜、大枣少许炖汤送服，每次15g，每日1～2次。

【加减】兼有表证者，加荆芥、苏叶、葛根解表祛邪。夹食滞者，加山楂、神曲消食导滞。若湿邪偏重，白痢如胶冻、腰膝酸软、腹胀满、里急后重甚者，改用胃苓汤加减，以温中化湿健脾。寒湿痢亦可用大蒜烧熟食用。

4.虚寒痢

【证候】久痢缠绵不已，痢下赤白清稀或白色黏冻，无腥臭，甚则滑脱不禁，腹部隐痛，喜按喜温，肛门坠胀，或虚坐努责，便后更甚，食少神疲，形寒畏冷，四肢不温，腰膝酸软，舌淡，苔薄白，脉沉细而弱。

【治法】温补脾肾，收涩固脱。

【方药】桃花汤合真人养脏汤。

赤石脂30g，干姜9g，粳米30g，党参10g，当归9g，炒白术12g，煨肉豆蔻12g，肉桂3g，炙甘草6g，白芍15g，煨木香9g，煨诃子肉12g，炙罂粟壳3g。

【加减】肾阳虚衰者，加附子、破故纸温补肾阳。肛门下坠者，去木香，加黄芪、升麻益气举陷。下痢不爽者，减收涩之品。滑脱不禁者，加芡实、莲米、龙骨、牡蛎收敛固脱。虚寒痢，也可配合成药理中丸、归脾丸治疗。

5.休息痢

【证候】下痢时发时止，日久难愈，常因饮食不当、感受外邪或劳累而诱发。发作时，大便次数增多，便中带有赤白黏冻，腹痛，里急后重，症状一般不及初痢、暴痢程度重。休止时，腹胀食少，倦怠怯冷，舌质淡，苔腻，脉濡软或虚数。

【治法】温中清肠，佐以调气化滞。

【方药】连理汤加减。

人参15g，白术9g，干姜12g，甘草9g，黄连6g，木香6g，槟榔6g，枳实6g，当归9g。

【加减】发作期，偏湿热者，加白头翁、黄柏清湿热；偏寒湿者，加苍术、草果温中化湿。休息痢中，若脾胃阳气不足，积滞未尽，遇寒即发，下痢白冻，倦怠少食，舌淡苔白，脉沉，治宜温中导下，方用温脾汤加减。若久痢伤阴，或素体阴虚，阴液亏虚，余邪未净，阴虚作痢，痢下赤白，或下鲜血黏稠，虚坐努责，量少难出，午后低热，口干心烦，舌红绛或光红，治宜养阴清肠，方用驻车丸加减。

四、临床举要

何氏等对白头翁治疗阿米巴痢疾30例的疗效进行分析。结果显示，确诊阿米巴痢疾经治疗后出现恶心、呕吐等不良反应，以及妊娠3个月内或哺乳期妇女，停用及不用甲硝唑或替硝唑，改用中药白头翁汤治疗，疗效颇佳。从而得出结论：白头翁汤治疗阿米巴痢疾主要是其煎剂所含皂苷对阿米巴原虫有抵抗作用，且能有效避免其他疗法出现的不良反应，对妊娠3个月以内或哺乳妇女同样适用，临床疗效较好，值得推广。

何梅英，贾秀平.白头翁治疗阿米巴痢疾30例疗效分析[J].首都医药，2013（8）：59.

张氏将65例急性细菌性痢疾患者随机分为治疗组与对照组。对照组33例，采用补液抗菌、解痉退热等西医常规治疗。治疗组32例，在对照组治疗的基础上加用芍药汤加减。两组均以7天为1个疗程，1个疗程后，治疗组的退热时间、腹泻停止时间、里急后重感消失时间均优于对照组，差异有统计学意义。总有效率治疗组为96.9%，对照组为78.8%，治疗组优于对照组，差异有统计学意义。结论：芍药汤加减结合常规疗法治疗急性细菌性痢疾疗效确切，能迅速减轻症状，缩短病程，并能有效减少并发症的发生。

张俊利.芍药汤加减结合西医常规疗法治疗急性细菌性痢疾32例疗效观察[J].内蒙古中医药，2014（7）：47.

李氏观察芍药汤联合喜炎平治疗急性典型菌痢的疗效。将107例急性典型菌痢患者随机分为对照组和治疗组，对照组单纯给予喜炎平治疗，治疗组在对照组的基础上加用芍药汤治疗。结果显示：治疗组患者治愈率和总有效率均明显高于对照组，恢复时间明显短于对照组，两组比较差异明显，有统计学意义。因此得出结论：芍药汤联合喜炎平治疗急性典型菌痢有良好的临床效果，能缩短治疗时间，而且给药方便，容易被患者接受，可以作为首选治疗方案。

李东.芍药汤联合喜炎平治疗急性典型菌痢疗效观察[J].陕西中医，2014，35（10）：1352-1353.

五、医案精选

案一：湿热痢

李某，男性，31岁，务农，1965年7月25日初诊。

患者因农作涉水冒暑，于7月中旬突患剧烈腹痛，吐泻并作，曾自服十滴水1瓶，吐泻暂时缓解，次日腹痛又作，里急后重，下痢脓血污浊，热臭难闻，日夜数十行。某医进活人败毒散2剂，继又投草药2剂亦皆无效，症状反而加重，其父见状惶惶不安，急邀余往诊。刻诊：患者面容痛苦，目胞下陷，肌瘦肤皱，坐卧不安，烦躁若狂，腹痛阵作，下痢紫黑，小便短赤，唇齿焦燥，口渴喜饮，舌赤无津，两手脉急数鼓指，重按有力。诊为湿热蕴蒸，腑气阻滞，毒火内焚，阴液垂绝。当清热解毒大剂治之。

方用洁古芍药汤加减。处方：芍药12g，生大黄12g，黄芩10g，黄连8g，金银花15g，紫花地丁15g，天花粉10g，犀角6g，鲜荷叶1朵。当晚服1剂，病势减缓。次日早晨再投1剂，腹痛减轻，痢下次数减少，精神稍可自支，中午接服1剂，至晚上精神好转，且能食稀粥1小碗。第3日复诊，患者口渴烦躁消失，舌红有津，脉象稍数，毒火已折，阴液渐滋，予原方去犀角、大黄、黄连，加沙参12g，继进4剂，腹痛痢下全除，大便正常。后用西洋参5g，玉竹12g，生地黄10g，莲肉10g，连服5日痊愈。

按：本例为湿热痢失治致毒火内焚，阴液垂绝之候，芍药汤为治下痢赤白、脓血稠黏、腹痛之良方。本证用芍药汤去辛燥肉桂、当归等，加入大剂清热解毒之金银花、地丁及凉血解毒之犀角等药，力挫内焚之毒火，以救垂危之阴液，继之用西洋参、生地黄、玉竹等养阴滋液之品使“阴平阳秘”而获全效。

黄维祜.黄炯匡治痢医案4则[J].江西中医药，1996，27（5）：7-8.

案二：疫毒痢

舒某，男性，29岁，银行职员。

1963年7月因公出差返家途中突染腹痛泄泻，自误为食滞夹寒，服煨姜、神曲腹痛益剧，变为腹痛则欲便，痢下脓血黏液，日夜20余次，卧床不起，家人急邀余诊。诊见目陷面垢，壮热口渴，神志恍惚，时而干呕，腹痛阵作，里急后重，痢下紫脓血，小便赤涩，唇红齿干，舌赤苔黄，脉沉弦数。断为疫毒痢，予以清热解毒、凉血开窍。

处方：白头翁15g，赤芍12g，犀角10g（磨汁兑服），生地黄15g，黄芩10g，黄连10g，金银花炭20g，秦皮8g，知母10g，安宫牛黄丸1粒（磨汁兑服）。上药水煎和入生姜汁少许，分2次服。初服干呕止，神志稍清，次服热稍退、痢减，当夜继进1剂，次晨汗出热退，神志转清，予原方减安宫牛黄丸，加西洋参10g，甘草3g，连服4剂，腹痛消失，脓血便无，大便正常，后以生脉饮加减调理半月余而愈。

按：本证因染受疫毒之邪而发，疫毒充斥营血则发热，疫毒上熏则面垢目陷，内扰心营则神志恍惚，下迫肠道则腹痛下痢等。本证来势急骤，变化迅速，故宜白头翁汤、犀角地黄汤、安宫牛黄丸合用以清热解毒、凉血开窍，使疫毒之邪得清，旦夕之命可挽。

黄维祜.黄炯匡治痢医案4则[J].江西中医药，1996，27（5）：7-8.

六、简方治疗及其他疗法

（一）单方验方

1.鲜铁苋去其老根及老茎，成人每日1000g，加冷开水100mL捣烂取汁，治疗急性菌痢。

2.生熟山楂各15g，煎水代茶热饮，治疗急性赤白痢疾。白痢加红糖，红痢加白糖，赤白痢兼见加红白糖。

3.苦莎药（鄂西草药）叶、茎捣烂，冷开水搅拌取汁用；或将苦莎药晒干，粉碎成细末装胶囊，每粒0.26g，每次4粒，每日3次，治疗急性菌痢。

4.生大黄片用黄酒均匀喷淋，稍焖片刻，置锅中文火炒黑成粉，剂量6～12g，初用少量，适应后可加大，用于血痢腹痛者。

5.鲜马齿苋32g，大蒜1头，共捣如泥，开水煮沸，加红糖16g，顿服，治疗急性痢疾。

6.苦参研末水泛为丸，每次6g，每日3次，治疗热痢下血。

7.车前子10g，研细为末，米汤送服，治疗暑湿下痢。

8.乌梅肉、胡黄连、伏龙肝等份为末，茶调服之，每次6g，每日2次，治疗血痢日久者。

9.陈石榴皮3个，研细为末，黄酒送服，治疗赤白下痢。

10.酸石榴烧炭为末，每服6g，米饮调下，治疗久痢脱肛。

（二）外治法

贴脐止泻饼：羌活、白胡椒、肉桂、丁香、山楂、木香、姜、枣、小葱等捣烂如泥，拌匀，加入适量蜂蜜，做成钱币大小的药饼，用塑料膜包好备用。将药饼贴脐上固定6～8小时，治疗虚寒型慢性菌痢。

（三）针灸疗法

1.湿热痢 取合谷、上巨虚、天枢、内庭、曲池，热邪偏盛配大椎，湿邪偏盛配阴陵泉，兼卫表证者配风池。毫针刺，用泻法。

2.寒湿痢 取天枢、气海、足三里、阴陵泉，胃脘痞闷配中脘、内关。毫针刺，补泻兼施。

3.疫毒痢 取尺泽、委中、内庭、合谷、天枢、上巨虚、十二井，神昏配水沟、劳宫，虚脱配关元、神阙，口噤不开配颊车，痰浊上涌配丰隆。毫针刺，用泻法。

4.阴虚痢 取间使、太溪、天枢，心烦不寐配神门，后重者配白环俞。毫针刺，太溪用补法，间使用泻法，天枢用平补平泻法。

5.虚寒痢 取脾俞、肾俞、关元、天枢、足三里，滑泄脱肛配长强、百会。毫针刺，脾俞、肾俞、关元用补法，针后可加灸；天枢、足三里用平补平泻法。

6.休息痢 取足三里、关元、天枢、大肠俞，湿热明显配曲池，寒湿明显配阴陵泉。毫针刺，足三里、关元用补法，天枢、大肠俞用平补平泻法。

七、预防措施

痢疾初起，先见腹痛，继而下痢，日夜数次至数十次不等。多发于夏秋季节，由湿热之邪，内伤脾胃，致脾失健运，胃失消导，更夹积滞，酝酿肠道而成。预防痢疾应做到以下几点：

1.加强锻炼。依据自身情况，进行适当的体育活动，如打太极拳、慢跑、散步等。在天气异常时，可以在室内进行相宜的运动。体育锻炼可以起到舒活筋骨、通畅气血的作用，以增强体质，提高机体抵抗力。

2.早晚按摩。经常用手指轻轻摩擦鼻根处，或每晚洗脸时，用热毛巾搓耳朵，上下轻轻摩擦双耳郭，感到微热为止；坚持冷水洗脸，睡前热水洗脚，有助于提高机体抗病能力。

3.在痢疾流行季节，可适当食用生蒜瓣，每次1～3瓣，每日2～3次；或将大蒜瓣放入菜食之中食用；亦可用马齿苋、绿豆适量，煎汤饮用，对防止感染有一定作用。

4.不要暴饮暴食，以免胃肠道抵抗力降低。

5.加强卫生教育，人人做到饭前便后洗手，不饮生水，不吃变质和腐烂食物，不吃被苍蝇碰过的食物。

6.对于具有传染性的细菌性及阿米巴痢疾，应采取积极有效的预防措施，以控制痢疾的传播和流行，如搞好水、粪的管理，饮食管理，消灭苍蝇等。

7.痢疾患者须适当禁食，待病情稳定后，予清淡饮食为宜，忌食油腻荤腥之品。

第六节　手足口病

一、概述

手足口病（HFMD）是由多种肠道病毒引起的常见传染病，以婴幼儿发病为主。大多数患者症状轻微，以发热和手、足、口腔等部位的皮疹或疱疹为主要特征。少数患者可并发无菌性脑膜炎、脑炎、急性弛缓性麻痹、呼吸道感染和心肌炎等，个别重症患儿病情进展快，易发生死亡。少年和成人感染后多不发病，但能够传播病毒。

引起手足口病的肠道病毒包括肠道病毒71型（EV71）和A组柯萨奇病毒（CoxA）、埃可病毒（Echo）的某些血清型。EV71感染引起重症病例的比例较大。肠道病毒传染性强，易引起爆发或流行。

本病的诊断：①流行病学资料：手足口病主要是由肠道病毒引起，4岁以下婴幼儿易得。夏秋之交都有发病，9月是高峰期。②临床资料：典型的起病过程是中等度发热（体温在39℃以下），进而出现咽痛，幼儿表现为流口水、拒食，咽喉部有小水疱。没有并发症的患儿，1周左右即可痊愈。少数患儿有神经系统症状，并发无菌性脑膜炎和皮肤继发感染，极少有后遗症。③实验室资料：肠道病毒71型感染病例可出现中枢神经系统损害，脑脊液检查为无菌性脑膜炎改变。重症病例危重型外周血白细胞计数升高，超过15×10^9/L。

根据发病机制和临床表现，将肠道病毒71型感染分为5期：第1期（手足口出疹期）、第2期（神经系统受累期）、第3期（心肺功能衰竭前期）、第4期（心肺功能衰竭期）、第5期（恢复期）。肠道病毒71型感染重症病例从第2期发展到第3期多在1天以内，偶尔在2天或以上。从第3期发展到第4期有时仅为数小时。因此，应当根据临床各期不同病理生理过程，采取相应救治措施。

手足口病为急性传染病，具有较强的传染性，属于“疫病”范畴；从患者的临床表现来看，多以热证为主，属温热性疫病，故当属于温疫（瘟疫）。本病自1957年开始逐渐被医学界认识，而从古代文献中迄今尚未找到与本病完全吻合的描述，所以对本病的中医药防治又应当在共性原则下探寻其自身的规律和特点。明代吴有性已认识到瘟疫病“一病自有一气”，即不同的传染病有不同的病原及发病特点。吴有性之后的温病学家所采用的仍然是仿照“六淫”对病因分类并进行治疗的思路，中医学在《瘟疫论》之后的传染病治疗仍然遵循“热者寒之”等在六淫理论指导下的治疗原则，并创制了大量有效的方剂。今天看来，中医学六淫理论仍是治疗新发传染病较为实用、便捷的方法论。

手足口病的治疗，西医主要以病原治疗及对症治疗为主，在充分肯定西医治疗基础上，应用中医治疗，对于控制症状、缩短病程、提高疗效、减少后遗症的发生和降低死亡率等都有较大优势。

二、中医病因病机

1.病因 目前多数学者认为本病属于中医学温病范畴，对于其疾病归属则有“风温”“湿温”“时疫”“温疫”“疫疹”甚或“浸淫疮”等不同提法。绝大多数医家认为本病病因可分为三类。

（1）外因致病说 本病属温病范畴，外感时邪、疫毒而发病，其时邪、疫毒性质可为风热，或风热夹湿，或热，或热毒夹湿。时邪、疫毒入侵肺脾二脏或肺、脾、心三脏而发病。

（2）内、外因致病说 内湿、湿热与外邪相因，指小儿脾湿内蕴或湿热内蕴，外感时邪疫毒，时邪疫毒与内生之湿或湿热相因为病；外感时邪疫毒，内蕴湿热，心火炽盛，三者相因为病；内有伏热，外感时毒温邪，小儿饮食不节，脾胃积热内伏或素体肠胃伏热，外感时毒温邪，内外搏结上蒸口舌，而发为口舌疱疹、溃疡。

（3）内因致病说 小儿脏腑娇嫩，形气未充，脾运不健，又加上小儿饮食不节，积滞不化，蕴积日久，致积热内生，心脾积热是导致手足口病发生的关键。

2.病机 本病由于外感时行邪毒，经口鼻而入，客蕴肺脾，波及营分，外发肌肤而成。发病初期为毒热伤及肺脾，导致肺卫失和而见发热、流涕、轻咳、咽红等感冒症状，重者出现吐泻等脾伤证候，继而毒热入血、循行全身，而脾主四肢，开窍于口，邪伤脾则手足口受邪而热，热郁为疹，毒透成疱，引起手足口部位发生红疹，渐变为水疱，并且出现口痛、咽痛、流涎、拒食、烦躁及手足痒痛等症状。

另有学者认为，现代小儿多食厚味，脾胃积热，外加感受风热之邪，由肌表侵入，内应于脾胃，上熏口舌而发口疮。

三、中医辨证论治

中医学认为，手足口病乃由湿热疫毒感染所致，治疗上宜清热解毒祛湿，清凉解表，疏散风热，或兼以透疹外出。在发疹初期，或伴有表证，病位主要在肺，可以采用疏散风热、透疹外出的方法，佐以清热解毒，使表邪得解，邪有所出，疱疹得消。对于湿重于热者，治疗应以化湿为重点，兼以清热解毒。对于热重于湿者，治宜清热解毒为主，佐以祛湿。一般情况下，手足口病多发于夏季，暑气通于心，此时心火亢盛，因此，清泻心火为主要治疗原则。若毒邪炽盛，或患者禀赋不足、素体偏亢，则在疾病的传变过程中极易出现各种危重证候。前期病程中邪热之毒耗伤阴液，故疾病后期，患者以阴伤脾虚为主，治疗宜健脾助运、生津养阴。

（一）前驱期（风热犯肺）

【证候】发热，微恶风，咳嗽，鼻塞流涕，甚至纳差、恶心、呕吐、泄泻等，舌苔薄白，脉浮数。

【治法】清凉解表，疏散风热。

【方药】银翘散。

连翘9g，金银花9g，桔梗9g，薄荷9g，竹叶4g，荆芥穗9g，淡豆豉6g，牛蒡子9g，生甘草6g。

【加减】为使疱疹早透，可加升麻6g，葛根10g；若肌肤瘙痒甚者，可加蝉蜕3g，浮萍6g；发热高者，可加野菊花10g。

（二）发疹期（湿热内蕴）

发疹期临床主要症状为口痛拒食，手足皮肤、口咽部出现大量疱疹，局部瘙痒，伴有发热、烦躁不安、夜寐不宁，尿黄赤，大便干结或便溏，舌红，苔多黄腻，脉滑数。由于患者病情不同，可分为心火亢盛、湿重于热及热重于湿3种类型，治疗以清热解毒祛湿为主，或兼以透疹外出。

1.心火亢盛

【证候】手足肌肤、口咽部出现大量疱疹，伴夜寐不宁，小便赤黄，舌尖红，脉数。

【治法】清泻心火。

【方药】凉膈散合导赤散。

芒硝3g（冲服），大黄5g（后下），甘草10g，山栀子10g，黄芩10g，连翘15g，竹叶10g，细辛3g，黄连3g，生地黄15g，薄荷10g（后下）。

【加减】发热者，加石膏30g（先煎），柴胡10g，知母10g；口渴不欲饮、苔黄腻者，加藿香10g，佩兰10g，薏苡仁15g。

2.湿重于热

【证候】大量疱疹显现，疱中含有脓液，伴大便稀溏，苔黄腻，脉滑。

【治法】除湿为主，兼以清热解毒。

【方药】葛根芩连汤加减。

葛根12g，黄芩6g，黄连2g，甘草3g，升麻5g，赤芍9g，浮萍

9g，薏苡仁12g，白茅根12g，竹叶9g。

【加减】大便干结者，加生大黄5g（后下）；发热无汗者，加青蒿5g（后下），荆芥5g（后下）；高热持续不退者，加石膏30g，羚羊角1g，水牛角12g。

3.热重于湿

【证候】疱疹红，身热不宁，烦躁口渴，大便干甚至便秘，舌红，脉数。

【治法】清热解毒为主，佐以祛湿。

【方药】甘露消毒丹加减。

黄芩4g，滑石35g，石菖蒲10g，藿香10g，连翘10g，白蔻仁10g，薄荷10g，野菊花10g，射干3g，薏苡仁15g，生甘草5g。

【加减】大便干燥者，加瓜蒌仁5g，大黄5g；溲黄者，加灯心草5g；口渴者，加石斛10g，天花粉10g；腹胀、纳呆、苔厚者，加厚朴5g，焦三仙10g，佩兰10g。

（三）恢复期（气阴不足）

【证候】疱疹渐消，伴身热渐退，口渴，纳差，舌红少津，脉细数。

【治法】健脾助运，生津养阴。

【方药】沙参麦冬汤合竹叶石膏汤。

淡竹叶10g，沙参15g，麦冬10g，石膏10g，玉竹6g，桑叶6g，花粉6g，扁豆10g，甘草5g。

【加减】低热不退者，加地骨皮6g，青蒿10g；口干、微咳者，加石斛6g，地骨皮6g，百部5g；烦躁不安者，加栀子5g；若食少者，加山楂10g，建曲10g；苔厚腻者，加苍术6g，白豆蔻5g，车前子5g。

四、临床举要

李小兰采用自拟透疹汤治疗患者32例，方用金银花10g，连翘5g，栀子8g，防风8g，蝉蜕6g，紫草8g，桔梗8g，滑石10g，车前子6g。发热咽痛者加柴胡、玄参；口唇干燥者加芦根。结果痊愈27例，显效4例。总有效率96.9%。钱焕洋用解毒透疹汤治疗手足口病54例，方药组成：金银花、连翘、大青叶、板蓝根、紫花地丁、蝉蜕、浮萍各10g，黄芩6g，木通3g，滑石9g，生甘草3g。发热咽痛者加柴胡、桔梗；便秘者加生大黄；津伤明显者加天花粉、玄参。1周内治愈46例，8例因局部感染严重，于8～12天内治愈，疗效显著。

殷子斐，苏永华，胡玉芝.手足口病的中医治疗[J].中医儿科杂志，2008，4（1）：51-55.

李氏选用银翘藿茵汤治疗手足口病患者68例，组方为金银花9g，连翘9g，藿香9g，茵陈6g，薏苡仁12g，厚朴9g，石菖蒲9g，黄芩6g，板蓝根10g，野菊花10g。咽痛明显者加牛蒡子、玄参清利咽喉；大便干结者加大黄、枳实以通便泻热；口渴明显者加石膏、知母清泄肺胃之热。同时用利巴韦林治疗64例作为对照。结果证明，银翘霍茵汤对本病具有良好的治疗效果，明显优于利巴韦林。

李巧香.银翘藿茵汤治疗小儿手足口病68例总结[J].湖南中医杂志，2006，22（3）：31-32.

徐氏等自拟中药手足口病一号方（大青叶10g，菊花6g，金银花5g，紫草6g，葛根10g，杏仁5g，佩兰4g，薄荷2g，竹沥6g，蝉蜕3g，牛蒡子4g，甘草5g）治疗278例手足口病，连用7天，均治愈。

徐荣，邓燕艺，卢雄才，等.中药手足口病一号方治疗手足口病278例[J].中国中西医结合杂志，2010，30（6）：662-663.

任氏等运用葛根银翘散（葛根6g，金银花6g，连翘6g，竹叶6g，薄荷6g，玄参6g，藿香6g，淡豆豉6g）治疗36例手足口病持续高热的小儿患者，疗效达100%。

任霞，苏富军.葛根银翘散治疗手足口病高热36例体会[J].中国社区医生，2012，14（4）：230.

五、医案精选

案一：湿热内蕴型

张某，男，1岁11个月，于2014年6月4日就诊。

6月2~3日有发热，最高体温38.5℃，于昨日下午热退，今日已未发热。昨日始手、口腔部见较多红色疱疹，稍有咽痛，咳喘，少痰，精神尚可，纳可，二便调。查体：咽红，口腔及咽喉壁可见较多大小不等的红色疱疹，舌质红，苔薄黄、微腻，指纹紫。根据发病季节及临床表现诊断为“手足口病”，辨证为湿热夹毒、邪犯肺脾。治以清热利湿解毒。

处方：西茵陈5g，滑石20g，芦根10g，牛蒡子3g，紫花地丁5g，蒲公英5g，桑白皮5g，地骨皮5g，玄参5g，白果2g，紫苏子2g，甘草3g。5剂，每日1剂，水煎服，每天2次。嘱清淡饮食，在家隔离。

服药后疱疹减少，余疱疹均已结痂，无咽痛，咳嗽好转，纳可，二便调。病愈。

按：张涤教授认为，治疗本病应以清热利湿解毒为法，西茵陈、滑石、芦根、紫花地丁、蒲公英、牛蒡子、连翘、甘草为基本用药。西茵陈性微寒，清利湿热之力较强。重用滑石，其性甘淡寒，有利尿通淋、清热解暑、收湿敛疮之功效。二者共为君药。芦根性味甘寒，可清热泻火、生津止渴、利尿，既可助茵陈、滑石清热利湿，又可预防祛湿太过，以免伤阴耗液，化燥生风。紫花地丁、蒲公英性苦寒，均可清热解毒。蒲公英尚有利尿通淋之效，可导湿热从小便而去，以助君药清热利湿之力。三者共为臣药。牛蒡子有疏散风热、利咽透疹、解毒消肿之功。连翘有疏散风热、清热解毒消肿之效，更有"疮家圣药"之称。两者合用，可使表邪得解，邪有所出，更助臣药以清热解毒，为佐助药。甘草性平，调和诸药，并可助清热解毒之力，为使药。发热明显者可加生石膏，表证明显加荆芥、桑叶等，伴有咳嗽者可加苏子、白前、百部等。

王华，张涤，李博，等.张涤教授治疗小儿手足口病经验[J].中医药导报，2015，21（1）：100.

案二：热毒动风型

患儿周某，男，4岁，因发热3天、出疹2天于2014年7月15日2时50分入院。

入院前3天发热，测体温最高39.6℃，多次予"美林"退热，效果不佳。2天前手足心出现皮疹，口腔出现疱疹，诉：头痛，精神、食纳差，睡眠不佳，咳嗽有痰，当天无大便，舌质红，苔黄干，脉沉数。入院查体：体温39.8℃，脉搏112次/分，血压92/60mmHg，精神差，双手足心可见丘疹、疱疹，口腔见多处疱疹，咽部充血，颈软，双肺呼吸音粗，未闻及干湿性罗音。心率112次/分，律齐。腹部饱满，肠鸣音2次/分。予利巴韦林、喜炎平、美洛西林、氢化可的松及物理降温等治疗，体温下降至38.0℃。9时体温再度上升，患儿诉头痛，出现抖动。查体：体温39.8℃，脉搏140次/分，血压100/60mmHg，精神差，颈部有抵抗。双肺呼吸音粗。心率140次/分，肠鸣音4次，四肢凉。查血常规、尿常规、肝肾功能正常，血糖7.3mmol/L，EV71抗体阳性。心肌酶谱：轻度异常。胸片：两肺纹理增粗。诊断：重症手足口病、脑炎。予头枕冰袋物理降温、吸氧、呋塞米、氢化可的松等治疗。白天抖动减少，但仍头痛、持续高热，体温最低39.4℃。18时30分腹透：肠胀气。予中药直肠滴入，19时解黄色坚硬大便10余枚后，热渐退，头痛缓解，夜间睡眠好，血压渐降，偶有易惊，无抖动。7月16日8时查房，病情好转，无易惊，无抖动。查体：体温37.0℃，脉搏100次/分，血压90/60mmHg，神志清，精神可，颈部无抵抗，心率100次/分，四肢温暖，巩固治疗，于7月22日症状消失，复查正常出院。

按：郁热是各种温病的共同本质，贯穿于温病的各个阶段。其关键在于气机郁滞，郁热外出之路不畅。手足口病重症病机为湿热之邪深入阳明，化燥成温，阻滞气机，进而热毒逼入营分，深入血分。治宜通腑、泄热、息风。具体方法：仙方承气汤（大黄15g，枳实、厚朴各10g，僵蚕6g，蝉蜕3g）加水100mL煎取20mL，20分钟内直肠滴入，每天2次，治疗2天。大黄为君药，苦寒通降，泻热通便，涤荡胃肠实热积滞；臣以厚朴苦温，下气除满，枳实苦寒，行气消痞。三药合用使热结得下，里热下趋而解，气机宣畅，阳气敷布外达。方中僵蚕轻浮而升，清热解郁，既能息风止痉，又能化痰定惊；蝉蜕味甘咸性寒，升浮宣透，宣毒透达，既能疏散肝经风热，又能凉肝息风止痉。二者共为佐药，可透达郁热。杨震教授认为，上方小承气汤使里热下趋以降浊，僵蚕、蝉蜕升浮宣透以升清，五药合用使邪有出路，故名仙方承气汤。药虽各异，抓住了"热""毒""动风"的病机。本方体现了中医学"治病求本""审症求因"的思想，共奏泄热通腹、透热转气、凉肝息风止痉之效。考虑该病以儿童为多，口服药物多有不依从，且因口腔疱疹，患儿多哭闹拒药，直肠给药减轻了胃肝的刺激，同时减少了胃肝对药物的降解，吸收好，易于接受。

杨璞叶，刘蒲芳，杨震，等.杨震教授治疗重症手足口病脑炎经验[J].陕西中医，2015（1）：75-77.

六、简方治疗及其他疗法

（一）单方验方

1.黄芪15g，生薏苡仁10g，绿豆10g，先煮黄芪取其液，然后加入生薏苡仁、绿豆，煮粥食用。

2.中药药枕：藿香、艾叶、白菊花各60g，将各味药洗净，去除杂质，制成药枕使用。

3.中药饮片煎煮熏蒸法：藿香10g，艾叶10g，佩兰10g。每 $30m^2$ 场所内，将上述中药加水1000mL在敞开器皿中煎煮熏蒸30分钟。

（二）外治法

1.外敷方 西瓜霜、冰硼散、珠黄散、双料喉风散、华素片任选一种，涂擦患处，每日两次。金黄散、青黛散、赛金化毒散任选一种加蒸馏水调匀，以消毒棉签涂敷，破溃者以植物油调成糊状外敷。

2.漱口方 金银花、板蓝根、连翘各5g，黄连3g，煎水漱口。如果疼痛较重或牙龈红肿，可用板蓝根10g，黄芩、白鲜皮各5g，金银花、竹叶、薄荷各3g，煎水含漱。

3.外洗方 手足红肿明显，可用黄芩、黄连、牡丹皮各10g，红花6g，煎水浸泡。如果感觉瘙痒，可用生地黄、牡丹皮、板蓝根、白鲜皮、地肤子各10g，忍冬藤20g，红花6g，煎水清洗患处，每日3次，连用1周。

（三）针灸疗法

点灸法 主穴取大椎、肺俞、曲池、尺泽、关元、气海、足三里、三阴交。发热加风池、少商；大便干结或便溏加天枢、上巨虚；消化不良或厌食、拒食加中脘、脾俞、胃俞；咽痛加合谷、天突；皮疹或疱疹加血海、少商、商阳。使用周氏点灸笔隔药纸灸，每穴点灸2～4次，以局部皮肤红润为度，每天2次。

（四）药膳

1.红萝卜1条，白茅根15g，竹蔗1节，生薏苡仁15g，每日1剂，煎水代茶饮。

2.灯心草5扎，蝉蜕3g，木棉花1朵，鸡骨草10g，瘦猪肉50g，煲汤饮用。

3.荷叶粥：鲜荷叶2张，白米50g，将荷叶切碎，煮粥吃。

七、预防措施

1.注意饮食卫生，避免病从口入。

2.避免与患儿接触，幼托机构发现患者要采取隔离措施；儿童出现相关症状要及时到医疗机构就诊。居家治疗者不要接触其他儿童，父母要及时对患儿衣物进行晾晒或消毒，对患儿粪便及时进行消毒处理；轻症患儿不必住院，宜居家治疗、休息，以减少交叉感染。

3.平时加强体育锻炼。

4.调理脾胃，及早治疗食积。

5.被污染的日用品及食具等应消毒，患儿粪便及排泄物用3%漂白粉澄清液浸泡，衣物置阳光下暴晒，室内保持通风换气。

6.饭前便后、外出后要用肥皂或洗手液等给儿童洗手，不要让儿童喝生水、吃生冷食物，避免接触患病儿童。

7.家长尽量少让儿童到拥挤公共场所，减少被感染机会；本病流行期间不宜带儿童到人群聚集、空气流通差的公共场所，注意保持家庭环境卫生，居室要经常通风，勤晒衣被。

8.注意婴幼儿的营养、休息，避免日光暴晒，防止过度疲劳，降低机体抵抗力。

9.流行季节教室和宿舍等要保持良好通风。每日对玩具、个人卫生用具、餐具等物品清洗消毒。进行清扫或消毒工作时，工作人员应戴手套，清扫后应立即洗手。

10.采取小儿推拿、针灸等方法增强患儿的体质，提高抗病能力。

11.预防药物：

预防汤：金银花10g，野菊花6g，黄芩6g，薏苡仁30g，白术10g，藿香10g，煎汤服用，连续服用7日。

预防香袋：建议佩戴儿童香袋，石菖蒲5g，藿香5g，白芷5g，艾叶5g，研粉，装入布袋佩戴胸前。

金银花洗手液：金银花煎水洗手，每日数次。

漱口液：金银花10g，野菊花6g，板蓝根10g，生甘草5g，煎汤漱口。

艾菖熏蒸：用石菖蒲、艾叶适量，熏蒸室内，或用鲜药悬挂室内。

口服提高免疫的中成药槐杞黄颗粒，1次半包，1日2次。

第四章　动物源性传染病中医证治

第一节　流行性出血热

一、概述

流行性出血热又称肾综合征出血热，简称EHF，是由流行性出血热病毒引起的自然疫源性疾病。临床以发热、出血倾向及肾脏损害等为特征。本病主要为动物源性传播，病毒能通过宿主动物的血、唾液、尿及便排出，其中鼠向人的直接传播是人类感染的主要途径。本病具有人群易感性，隐形感染性较低，一般青壮年发病率较高。本病主要分布在亚洲的东部、北部及中部，全年散发，其季节性表现为与鼠类繁殖、活动及与人的活动接触有关。

流行性出血热病情复杂，轻重不一，按病情轻重可分为4种类型：轻型、中型、重型、危重型。潜伏期为5～46天，一般为1～2周。本病典型表现有起病急、发热（38℃～40℃）、三痛（头痛、腰痛、眼眶痛）、皮肤黏膜“三红”（脸、颈和上胸部）、眼结膜充血，重者似酒醉貌。口腔黏膜、胸背、腋下出现大小不等的出血点或瘀斑，或呈条索状、抓痕样的出血点。随着病情的发展，患者热退，单症状反而加重，继而出现低血压休克、少尿、无尿及严重出血等症状。典型的出血热一般有发热、低血压、少尿、多尿及恢复五期经过。如处理不当，病死率很高，因此，对患者应实施“四早一就”，即早发现、早诊断、早休息、早治疗，就近治疗、减少搬运。

中医学无流行性出血热的病名，但在中医文献中有不少类似描述。如《伤寒杂病论》《诸病源候论》《肘后方》《外台秘要》均有记载。吴有性说：“为时疫时气者，因其感受时行戾气所发也。”余师愚《疫疹一得》又有“头痛如劈”“遍体炎炎”“骨节烦痛”“腰如被杖”“腹躁不安”“四肢逆冷”“胸膈郁遏”“腹痛不已”“红丝绕目”“小便短缩如油”等论述，与流行性出血热甚为相合。文献中还有以“暑温”“湿温”辨治获效的记载。

西医学治疗本病，发热期可用物理降温或肾上腺皮质激素等。发生低血压休克时应补充血容量，常用的有低分子右旋糖酐、平衡盐液和葡萄糖盐水、血浆、蛋白等；如有少尿可用利尿剂（如速尿等）静脉注射；无尿者可用20%甘露醇、硫酸镁、大黄口服导泻；多尿时应补充足够的液体和电解质（钾盐），以口服为主；进入恢复期后，注意防止并发症，加强营养，逐步恢复活动。

二、中医病因病机

1.病因 流行性出血热归属于中医学“温疫”“疫病”“疫疹”范畴，老鼠是本病最主要的传播途径，热疫毒邪导致机体营阴亏损而发病。

2.病机 中医学认为，本病的病机主要是邪从外入，上侵于肺，流伏于下，毒害肾阴，毒邪外发，形成正负转化的过程。其全过程卫气营血交并合作，由热转闭、由闭转脱。

（1）邪盛正实阶段（发热期） 病邪初犯肌表，郁遏卫气，见发热头痛、恶寒、身重、苔黄、脉浮数等卫表脉症。卫分证时间不长，时有毒热肆虐，正邪拮抗而面红目赤、口渴烦躁、舌质红、脉洪而数。也有毒邪燔化营血，表里俱热，热盛劫阴，血瘀气滞，热血相结，迫血妄行。

（2）邪盛正伤，虚实错杂阶段（低血压，少尿期） 此期湿热内炽或引动肝风，风火相煽，出现手足抽搐，或热盛炼液成痰，痰火扰心，上蒙清窍，则神昏谵语。若热邪内陷，正不胜邪，则出现汗止、肢冷、脉伏等气阳两脱之险证。热毒伤肾，肾阴亏损，肾水枯竭，症见尿少、尿闭、口渴舌燥。此阶段变证丛生，可损伤营血，深陷厥阴，见神昏、痉厥等；也可致肾气亏损，气不化津，水道阻塞。

（3）邪退正虚阶段（多尿期、恢复期） 邪热渐衰，正气未复，肾气不固，水不蓄存，津不上承，膀胱失约。

三、中医辨证论治

1.发热期（热入营卫）

【证候】高热畏寒，头痛，腰痛，眼眶痛，视物不清，畏光，口渴，恶心呕吐，腹痛腹泻。体温39℃～40℃，颜面及眼眶明显充血，上腹部潮红，球结膜水肿、有出血点或出血斑，软腭、腋下及胸腹部可见散在针尖样出血点，舌红绛，苔黄腻，脉弦数。

【治法】清热解毒，凉血止血，截邪外达。

【方药】三清汤合犀角地黄汤加减。

柴胡、黄芩、知母、金银花、连翘、三叶青、小春花、赤芍、牡丹皮、羚羊角（另煎）各10g，鲜生地黄30～60g，生石膏50～100g，紫雪散2支（吞）。

2.低血压期（热入心包）

【证候】以皮肤潮红、水肿、汗多、口渴、恶心干呕为主，而且逐渐加重，尿黄而量少，甚则出现烦躁不安、谵语，舌红绛，苔黄燥，脉细数，皮下出血点增多。

【治法】清营凉血解毒。

【方药】三清汤加减。

莲子心15g，连翘心、卷心竹叶、羚羊角（另炖）、柴胡、黄芩、知母、金银花、车前子（包）各10g，丹参15～30g，生石膏30～50g，板蓝根30g，粉重楼30g，万氏牛黄清心丸2粒（吞），茯苓皮10～30g。

3.少尿期（邪盛正衰）

【证候】颜面水肿，甚至下肢水肿，腹水，干呕严重，口渴，呃逆，甚至伴咳嗽有痰、心力衰竭、肺水肿等症。

【治法】清热解毒。

【方药】五皮饮合五苓散加减。

茯苓皮、大腹皮、冬瓜皮、桑白皮、地骨皮各10～15g，猪苓10g，泽泻30g，荷包草、生黄芪、丹参各30g，西洋参10g（另炖），玉米须10g。

4.多尿期与恢复期（热病后期，阴津内亏）

【证候】头晕，乏力，舌红绛，苔少而干，脉弦细数。

【治法】养阴益气，佐以清热。

【方药】养阴益气汤加减。

太子参、生地黄、石斛、天花粉各10～20g，南沙参、北沙参、麦冬、玉竹、西洋参各10g，白花蛇舌草、半枝莲、丹参、生黄芪、炙鳖甲各30g。

四、临床举要

周仲瑛、金妙文等认为，本病的发热期为温热疫毒伤人，传变极快，卫分阶段甚为短暂，迅速传入气分、营分，重者可由营入血。周氏从疫毒由气及营、瘀热里结立论，以清气泄热、凉营化瘀为主法，用清瘟合剂、清气凉营注射液治疗本病发热期。分别用清瘟合剂（大青叶、金银花、大黄、石膏、知母、鸭跖草、赤芍、升麻等）和清气凉营注射液（大青叶、金银花、大黄、知母等）治疗270例、278例，体温平均恢复时间分别为1.44天和1.38天，效果显著。

罗凛.全国中医药治疗流行性出血热学术研讨会札记[J].江苏中医，1991（6）：42-43.

周仲瑛认为，本病低血压休克期的主要病机是热毒过盛、阴津耗伤、阳气内郁，不能外达，从而造成热深、厥深的厥证或闭证，进而正虚邪陷，阴伤气耗，甚则阴伤及阳，阴阳两虚，成为寒厥、亡阳重症。主张在热厥闭证阶段，治疗以清热宣郁、行气开闭为主，药用柴胡、大黄、郁金、枳实、知母、石菖蒲等，表现为“内闭”现象者，配合至宝丹或安宫牛黄丸；气阴耗伤者，当养阴益气固脱，药用西洋参、麦冬、山萸肉、玉竹、五味子、炙甘草、牡蛎、龙骨等；阴阳俱脱者，复入四逆汤以回阳固脱。此外，周氏等采用自行研制的具有行气活血、扶正固脱与益气养阴作用的抗厥救脱Ⅰ号静脉注射液治疗厥脱证，病死率降至4.14%。

罗凛.全国中医药治疗流行性出血热学术研讨会札记[J].江苏中医，1991（6）：42-43.

金妙文认为，温病厥脱与西医学感染性休克相同，其发病机理为温毒炽盛、耗伤阴津、气营两燔、热深厥深而形成厥证或闭证，主张在热厥阶段以行气通脉、宣郁开闭为治疗原则，并选用陈皮等行气类药研制成升压灵注射液。金氏采用升压灵注射液治疗EHF低血压休克期112例，与多巴胺、阿拉明治疗50例对照分析，结果药后低血压休克持续时间，治疗组为3.37小时，对照组为20小时，两组差异非常显著。

罗凛.全国中医药治疗流行性出血热学术研讨会札记[J].江苏中医，1991（6）：42-43.

五、医案精选

案一：温病（温入气分证）

乔某，男，38岁，农民。

患者于1999年11月20日突然寒战高热，头痛，腰疼，恶心呕吐，遂到村卫生院治疗（用药不详），2天后高烧不退，头疼欲甚来医院就诊，门诊以高热原因待查收住院治疗。查：体温39.5℃，脉搏98次/分，血压120/80mmHg。面潮红如醉酒状，咽腔黏膜有散在出血点，前胸有疹点压之不退色。白细胞计数17×10^9/L。尿蛋白（++），尿隐血（++++）。初步诊断：流行性出血热。给予对症补液治疗，体温略降，继而升高。根据高热不退，微汗出，口渴，烦躁不安，面红目赤如醉酒状，舌苔黄燥，脉洪大，此乃温邪深入，由卫入气，熏蒸于阳明。治宜清气泄热。

处方：生石膏30g，生地黄15g，知母12g，金银花15g，连翘9g，玄参12g，麦冬12g，大黄9g（后下），玄明粉6g（冲服），甘草6g。水煎晾凉频服。

1剂后体温降至38℃，再进1剂体温降至36.8℃，继而尿量增多，最高达每日6000mL，再予金匮肾气丸以调之。5天后尿量恢复正常。

苗相超.浅谈治疗流行性出血热的粗浅体会——附37例辨证分析[J].光明中医，2009，24（7）：1295-1296.

案二：温病（热入营血证）

黄某，男，36岁，住院号：01758。初诊日期：1992年6月15日。

患者2天前出现恶寒高热，头痛，全身骨节酸痛，口渴，汗多，恶心呕吐，纳谷不馨，小便黄赤。诊为流行性出血热。入院后体检：体温39.9℃，血压135/75mmHg，面色潮红，球结膜充血水肿，软腭、腋下散在针尖样出血点。心肺正常，腹部按之疼痛，肾区叩痛明显，舌质红，苔薄黄干，脉滑数。血常规示：白细胞计数12×10^9/L，血小板计数54×10^9/L。证属热毒炽盛，卫气同病，内扰营血。治拟大清气热，兼顾凉营。

处方：生石膏90g（先煎），知母12g，大青叶30g，金银花

15g，连翘15g，赤芍10g，牡丹皮10g，生甘草5g。水煎2次，取汁600mL，少量频服。

2剂后，头痛发热减轻，出血点略淡。改生石膏30g，继服3剂，体温37.8℃，头痛、骨节酸痛、恶心、呕吐诸症显减，纳增。继以养阴清透余邪调治1周，诸症若失，复查血常规正常，于6月24日出院。

按：中医学并没有“流行性出血热”的病名，然而此病临床多见发热，甚至高热。故中医治疗注重清热，根据病情轻重、病位深浅和证型不同，分别从气分、营分清热邪。然清热后，亦要注意养阴，以求恢复阴阳平衡状态。总的来说，中医在治疗此病时虽看起来没有针对性，但确实疗效不错，且对于患者后期恢复甚至超过西医治疗效果。

戴水轩.中药治疗流行性出血热少尿与多尿期验案举隅[J].中国农村医学，1997（7）：42-43.

六、简方治疗及其他疗法

（一）单方验方

1.发热期

（1）邪郁卫分　辛凉解表，清热解邪。常用银翘散加减。金银花、连翘、板蓝根解毒清热；薄荷透表；桔梗、甘草轻宣肺气；鲜芦根生津止渴；黄芩清上焦之火；牡丹皮、丹参凉血化瘀；白茅根利尿祛湿，凉血清热。恶寒甚，卫表症状重，加荆芥穗、豆豉、牛蒡子；渴甚，加天花粉；壮热面赤如醉，脉洪，为卫气同病，可加石膏；腰痛者，加杜仲、知母；面红赤，胸腋瘀点外露，为卫营并见，加生地黄、赤芍、白薇等。

（2）热在气分　辛凉清气，滋阴解毒。常用白虎汤加减。石膏清泄里热；知母清热生津；金银花、连翘、板蓝根清热解毒；麦冬、玄参生津滋阴；竹叶清热利尿；大黄通腑泻热。

（3）热入营血　清热解毒，清营凉血。常用清瘟败毒饮加减。方中石膏、知母清阳明气分大热；犀角（或水牛角代）、生地黄、牡丹皮、玄参清营凉血解毒；黄芩、栀子、金银花清热泻火解毒；竹叶清心除烦；大黄通腑泻热；甘草调和诸药。出血重，加三七粉、大小蓟；神昏谵语，加安宫牛黄丸；痉厥抽搐，加钩藤、僵蚕、羚羊角粉等。

2.低血压期

（1）热厥　清气凉营，益气生津，扶正祛邪。常用生脉散合清营汤加减。方中犀角、生地黄清营凉血；金银花、连翘、黄连清热解毒；玄参、麦冬滋阴生津；人参益气养阴。兼口渴、舌绛、苔黄燥，加石膏、板蓝根；昏谵显著，加安宫牛黄丸1丸化服；呕逆者，加柿蒂10个，枳实6g；出血明显者，加三七粉6g冲服。

（2）寒厥　回阳救逆。常用生脉散合参附汤。方中人参、附子回阳益气；麦冬、五味子生津止渴敛汗。汗出不止者，加煅牡蛎、煅龙骨；正气衰者，加黄芪等；昏谵者，加至宝丹化服。

3.少尿期

（1）热瘀阻闭　凉血化瘀，通下利尿。常用犀地猪苓汤加减。犀角、生地黄清热凉血；赤芍、牡丹皮凉血散血；猪苓、泽泻、滑石清热利湿；大黄清热降火等。

（2）肾阴衰竭 补益气阴，滋肾利水。常用加味知柏地黄汤，配用导泻药，如番泻叶15～30g，2次分服。此期可用中药透析：大黄30g，丹参30g，黄芪30g，槐花20g，红花20g，板蓝根12g，制成1000mL，结肠透析，每日6～8次。

（3）湿热犯肺 泻肺利水，化瘀导滞。常用葶苈大枣泻肺汤合承气汤加减。痰多者，加竹沥、天竺黄、瓜蒌；瘀滞严重者，加牡丹皮、桃仁、赤芍。

（4）少尿期其他疗法

1）导泻逐水疗法：①桔梗白散：桔梗、贝母、巴豆霜各400mg，冲水口服。②大黄、芒硝导泻：大黄30～60g，芒硝15g，泡水口服。③番泻叶导泻：番泻叶15g泡开水500mL，每小时1次，连服2～3次。或番泻叶15～30g煎至100mL，日服2次。

2）中药结肠透析疗法。

3）肾区热敷法：适用于肾失化气行水，膀胱无尿尿闭者。方药组成：丹参30g，桃仁15g，佩兰15g，赤芍15g，木香12g，细辛5g，忍冬藤15g，车前子20g，桂枝15g。每日两剂，加水适量煎30分钟，装入布质药袋，置于双肾区，持续湿热敷，冷则再行蒸热使用。

4.多尿期 肾气不固，尿频量多，入夜尤甚，倦怠无力，头昏耳鸣，口渴多饮，舌红，苔少而干，脉虚大。严重者可因正气过损，再度虚衰。治以补肾固摄，育阴生津。常用右归丸加减。津液耗损明显，加用生地黄、玄参、麦冬育阴生津。

5.恢复期 气血两虚，头晕，腰酸，困倦无力，苔少，舌质淡，脉虚软。治以调理脾胃，益气养血。常用八珍汤加菟丝子、制首乌、鸡血藤、陈皮、谷芽等。

（二）针灸疗法

少尿期主穴取中极、膀胱、阴陵泉，配穴取尺泽、曲泉。针刺中强度刺激，不留针或留针10~15分钟，每日1次。还可用耳针，取肾上腺、肾、膀胱等。

七、预防措施

本病尚无特异性病原疗法，发病后只能对症治疗，因此预防尤为重要，然而中医并没有针对性的预防该病的措施。

预防本病的根本措施是防鼠、灭鼠。据调查，鼠密度在5%以下，可控制出血热流行；鼠密度在1%左右，能控制出血热发病。因此，在疫区应大面积投放鼠药，采取各种办法开展灭鼠活动；搞好环境卫生和室内卫生，清除垃圾，消灭老鼠的栖息场所；做好食品保管工作，严防鼠类污染食物；做好个人防护，切忌玩鼠，被打死的老鼠要烧掉或埋掉；不要在野外草地睡觉；应在疫区反复深入开展以灭鼠为中心的爱国卫生运动，将鼠的密度控制在1%~2%以下。

1.卫生监测 本病流行病学监测包括以下几方面。

（1）人间疫情监测 包括及时掌握疫情、分析疫情动态和发展趋势，为及时采取预防措施提供依据。疫情登记要详细，必要时应进行个案调查和采血检查抗体，以核实疫情。

（2）鼠间疫情监测 逐渐查清疫区和非疫区宿主动物的种类、分布、密度和带毒率，并进行宿主动物带毒率的动态调查。

监测地区：重要城市、港口和交通要道等。监测时间：在本病高峰前进行。监测对象和数量：家鼠、野鼠各100只以上，实验用大白鼠等也要定期检查。

2.灭鼠、防鼠

（1）灭鼠　以药物毒杀为主，应在鼠类繁殖季节（3～5月）与本病流行季节前进行，采用毒鼠、捕鼠、堵鼠洞等综合措施，组织几次大面积的灭鼠活动。

（2）防鼠　挖防鼠沟，野营、工地应搭高铺，不宜睡上铺；保存好粮食及食物；整顿环境，以免鼠类窝藏。

（3）其他　出血热病毒对一般消毒剂十分敏感，加热56℃、30分钟或煮沸1分钟即可杀灭，因此，饮用水应煮沸，剩菜剩饭应加热。

3.灭螨、防螨　在秋季灭鼠可同时用杀虫剂进行灭螨，主要杀灭经常活动地区的游离螨与鼠洞内螨。防螨应注意：①不坐卧于稻草堆上。②保持室内清洁，经常暴晒与拍打铺草。③清除室内外草堆、柴堆，经常铲除周围杂草，以减少螨类孳生和叮咬机会。④亦可用5‰敌敌畏溶液喷晒衣服开口处，有效时间约半日。

第二节　钩端螺旋体病

一、概述

钩端螺旋体病简称钩体病，是由不同血清型的致病性钩端螺旋体（简称钩体）引起的自然疫源性疾病。世界各大洲均有流行，鼠类及猪是其主要传染源。临床以早期钩端螺旋体败血症、中期各脏器损害和功能障碍及后期各种变态反应后并发症为特点。其症状及病情的轻重与人体免疫状态及感染钩端螺旋体的型别有关，重症者常可发生肝肾功能衰竭和肺弥漫性出血而危及生命。因农民常在收割时被感染，故民间又习称“稻田病”“稻热病”“打谷黄”“秋收热”“稻瘟病”等。

中医学无钩端螺旋体病的病名，根据本病临床特征，可将其归属为“暑湿”“湿温”“伏暑”范畴。暑湿是一个独立的急性外感热病，在《内经》和汉唐时期医案论暑的基础上，至宋元时期开始对暑与湿的关系进行论述。至明代王纶在《明医杂著》中说：“治暑之法，清心利小便最好。”清初喻嘉言在《医门法律》中提出了暑病证治的四律，其中之一即为“凡治中暑病，不兼治其湿者，医之过也”。何廉臣《重印全国名医验案类编》列“暑湿”为专病，收多例病案，在其按语中论述了暑湿治疗的有关问题。近代曹炳章在《暑病证治要略》把暑湿分为十三症进行辨证论治，系统描述暑湿病的证因脉治，并指出：“病之繁而苛者，莫如夏月暑湿为最甚。”至此，对暑湿的认识渐趋完臻。

湿温病名首见于《难经·五十八难》，晋代王叔和《脉经》记载了湿温的病因证治，至宋代朱肱《类证活人书》指出白虎加苍术汤为治疗本病的主方。金元时期对湿温的治疗仍局限在伤寒范围。迨至清代，有了本病的专著《湿热病篇》，薛生白在该书所称的湿热证主要指湿温。吴鞠通《温病条辨》中称暑兼湿热，偏于暑之湿者为湿温。薛、吴二氏系统论述了湿温的病因病机及辨证施治等，一直为今人所遵循。

宋代《和剂局方》首载“伏暑”之名，但其所指系病因而非病名。正式定为伏暑病名者，最早见于明代方广《丹溪心法附余》，继则在明代李梴《医学入门》中讨论了伏暑的发病机理和临床表现。到了清代，许多温病学家对本病做了专门论述，在理论上和治法上渐臻完善。

西医学认为，本病主要是钩体病毒自皮肤破损处或各种黏膜如口、鼻、肠道、眼结膜等侵入人体后，在局部迅速繁殖，并经淋巴系统进入血液循环，也可直接侵入血循环，而产生钩体血症。钩体的穿透力很强，似与其活跃的螺旋状运动和所含的透明质酸酶有关。其致病性则系大量繁殖的病原体和钩体死亡后释出的代谢产物所引起。受累器官主要有全身毛细血管、肺、肝、肾、心脏、中枢神经系统等，严重者可导致休克、微循环障碍、肺弥漫出血、黄疸、心衰、肾衰、脑膜（脑）炎等。

钩端螺旋体病的治疗，西医强调早期卧床休息，给予易消化饮食，保持体液与电解质的平衡。如体温过高应反复进行物理降温，至38℃左右方可。在患者家中、门诊或入院24小时内，特别是在6～24小时内密切观察病情，警惕青霉素治疗后的雅–赫反应与肺弥漫性出血。在生命体征平稳的情况下，可予中医辨证治疗。

二、中医病因病机

1.病因 本病的病原体是钩端螺旋体。但其菌型繁多，对人有致病力的不下数十种。传染源主要是鼠类和猪。其传播途径主要是通过接触或饮用有钩端螺旋体的疫水或接触带菌动物（如鼠类、猪、牛、马、犬、猫等）的尿而感染。男女老幼均易感染。

2.病机 本病初起病邪从皮毛而入，先犯卫表，旋即迅速传入气分，气分湿热交蒸蕴毒，熏蒸肝胆，胆汁外溢则为黄疸，内传血分，迫血妄行，则见衄血、便血、呕血等；若暑湿化燥化火，火毒伤及肺络，则为痰血、咯血；或热盛化火动风，出现高热痉厥；或暑湿风痰闭窍，出现神志昏蒙，时清时昧，或有昏愦不语，舌蹇肢厥；病至后期，邪热得以外泄，病情向愈，或有津气受损之征。亦有少数患者由于暑湿痰邪留恋而出现后发症，如肝火上炎则目赤、目痛、视物不明，或阴虚邪伏见后发热证。

三、中医辨证论治

本病由暑湿或湿热之邪所致，辨证首先要分清邪之性质，其次要分清暑、热、湿之主次。偏于热者，以清热为主；偏于湿者，以祛湿为主；偏于暑者，以清暑为主；至其恢复期，又应当根据其后发症的不同表现，给予不同的施治。

1.暑湿伤卫（钩体败血症）

【证候】发热，微恶风寒，头胀痛目赤，身重肢节酸楚，无汗或微汗，咽痛咳嗽，胸闷脘痞，舌苔薄白腻或微黄腻，脉浮滑数或濡数。

【治法】透邪达表，涤暑化湿。

【方药】银翘散合新加香薷饮加减。

连翘15g，金银花15g，苦桔梗10g，薄荷6g，竹叶10g，生甘草6g，荆芥穗10g，牛蒡子10g，香薷10g，厚朴10g。

【加减】热甚口渴者，加黄芩、石膏、知母；眼红者，加千里光、菊花；咽痛者，加青果；头痛者，加蔓荆子。

2.湿遏卫气（钩体败血症）

【证候】身热不扬，午后为甚，恶寒微汗，肢体困重，全身肌肉酸痛，胸闷脘痞，恶心欲呕，小便短黄，舌苔白腻，脉濡数。

【治法】芳香宣化表里之湿。

【方药】三仁汤加减。

杏仁10g，半夏9g，飞滑石15g（布包），生薏苡仁30g，通草6g，白蔻仁10g，淡竹叶10g，厚朴10g。

【加减】口渴甚者，加金银花、连翘；腹股沟淋巴结肿大明显者，加土茯苓、夏枯草。

3.湿热蕴毒（黄疸出血型）

【证候】身热，汗出不解，身目发黄，小便黄，咽痛，脘痞呕恶，或见衄血、烦躁、口渴，股间核肿大而痛，舌红，苔黄腻。

【治法】清热化湿解毒。

【方药】甘露消毒丹加减。

滑石15g，淡黄芩10g，绵茵陈10g，石菖蒲10g，川贝母4g，通草6g，藿香10g，连翘15g，白蔻仁10g，薄荷6g，射干6g。

【加减】身目黄染甚者，可合茵陈蒿汤。出血明显者，合犀角地黄汤。呕甚而痞者，合枳实生姜方。

4.暑伤肺络（肺出血型）

【证候】身热烦渴，目赤，咳嗽，咳痰带血或咯鲜血，胸闷喘促，舌红，苔黄干，脉弦数。

【治法】祛暑泄热，凉血止血。

【方药】犀角地黄汤合银翘散加减。

水牛角30g，生地黄15g，赤芍10g，牡丹皮10g，金银花15g，连翘15g，淡竹叶10g，荆芥6g，牛蒡子10g，薄荷5g，生甘草6g，桔梗10g。

【加减】无外感表证，可去方中荆芥、薄荷等透表之品，酌情加入山栀、黄芩、茅根、侧柏炭、藕节炭等以清热泻火、凉血止血。气分热盛者，可酌加生石膏、知母、黄连等清气之品。若出现气随血脱者，当以独参汤、参附汤等补气固脱。

5.暑入心营，闭阻心窍（脑膜炎、脑炎型）

【证候】高热烦躁，头痛项强，恶心呕吐，或神志昏蒙，时清时昧，或昏愦不语，舌蹇肢厥，或见抽搐，舌红绛，脉细数。

【治法】清心开窍，凉营息风。

【方药】清营汤加减。

水牛角50g，生地黄20g，金银花20g，连翘10g，玄参15g，黄连6g，竹叶心10g，丹参30g，麦冬20。

【加减】神昏为主者，送服安宫牛黄丸；伴痉厥者，送服紫雪丹或合羚角钩藤汤。

6.肺胃阴虚（恢复期）

【证候】高热已退，咳呛少痰，口唇干燥，鼻干咽燥，心烦口渴，舌红，少苔，脉细数。

【治法】滋养肺胃之阴。

【方药】沙参麦冬汤加减。

沙参9g，玉竹6g，生甘草3g，冬桑叶5g，麦冬9g，生扁豆5g，天花粉5g。

【加减】低热者，加知母、地骨皮。口干明显者，加石斛、芦根。咳甚者，加杏仁、贝母。

7.风痰瘀阻（神经系统后发症）

【证候】半身麻木或偏瘫，呈反复发作性，失语，流涎，或有痴呆。

【治法】祛风化瘀涤痰。

【方药】乌龙方加减。

当归15g，水蛭粉5g（冲服），僵蚕15g，蜈蚣1条，苦参15g。

【加减】痰浊重者，加天竺黄、胆南星、制白附子。神倦，手足心热，舌干绛者，加生地黄、山萸肉、黄芪。

8.肝火上炎（眼后发症）

【证候】视力下降，目赤目痛，口干苦而渴，舌红苔黄，脉弦。

【治法】清肝明目。

【方药】龙胆泻肝汤加减。

龙胆草6g，栀子10g，泽泻15g，车前子10g，黄芩10g，通草

6g，柴胡6g，生甘草10g，当归10g，生地黄20g。

【加减】若邪热去而视力仍不恢复者，改用杞菊地黄丸。

9.阴虚邪伏（后发热证）

【证候】热退之后，再度发热，午后热甚，伴口干咽燥，形体消瘦，舌红少苔，脉细数。

【治法】滋阴清热，透络搜邪。

【方药】青蒿鳖甲汤加减。

青蒿6g，鳖甲15g（先煎），生地黄20g，知母10g，牡丹皮15g。

【加减】渴甚者，加天花粉；兼肺阴虚者，加沙参、麦冬。

四、临床举要

陈氏单用克瘟还生饮煎剂，方用：黄芪50g，蒲黄炭30g，牡丹皮、石膏、赤芍各20g，柴胡、茅根、车前子各15g，黄连、黄芩、黄柏、栀子、白芍、五味子、酸枣仁、白参各10g。每剂3煎，共250mL，分4次饮用，儿童酌减。随症加减：阳气衰微者，加附片、枳实、干姜。恢复期者，去黄芩、黄连、黄柏、栀子，加熟地黄、当归、阿胶。该病是暑湿瘟毒循营卫气血或三焦层次为病，病势凶险，常数期叠合，分期治疗艰难且常难推动治疗时机，历年来未见足够成功之经验。陈氏认为不能过分拘泥于分期而待毙，应舍被动为主动，集数法、数方之理念于一体，以切合复杂多变之病机，提高疗效。克瘟还生饮黄芩、黄柏、黄连、栀子折暑瘟之火，柴胡宣透疏火和解退热，石膏清肺胃心血之热、解肌达表、祛邪外透，车前子利湿，牡丹皮、赤芍、蒲黄清营血之热以止血，人参、黄芪益气，五味子、白芍、麦冬敛心失之阴，共奏祛邪扶正之效。

陈书建.克瘟还生饮治疗肺出血型钩端螺旋体病的临床研究[J].临床军医杂志，2002（6）：27-28.

邓氏认为肺出血型钩端螺旋体病早期因为临床及X线表现酷似Ⅱ、Ⅲ型肺结核，容易导致误诊。参照《实用内科学》对肺出血型钩体病的诊断标准，辨证标准依据《现代中西医结合实用内科手册》，治疗7例，均予青霉素240万U，静脉滴注，2次/天，用8～13天，平均10.33天。首次剂量40万U，肌肉注射，2次/天，无1例出现雅-赫反应。1例因青霉素过敏，予氯霉素、洁霉素抗炎15日。加用激素治疗者共5例，均予氢化可的松200～300mg加入5%葡萄糖注射液500mL中静脉滴注，1次/天，连用3～5天，全部病例同时配以清暑解毒、凉血止血法治疗，方用银翘散合犀角地黄汤加减：金银花12g，连翘10g，淡竹叶10g，生地黄10g，水牛角3g（磨汁兑服），白芍10g，牡丹皮10g，黄芩10g，白茅根10g，茜草10g，蚕沙9g。水煎，每日1剂，分2次服，疗程5～7日。

何清湖，周慎.中西医临床用药手册传染科分册[M].长沙：湖南科学技术出版社，2010.

汤氏治疗本病单用清开灵注射液及口服纯中药治疗，取得了明显的疗效。除轻症患者肌肉注射外，均静脉给药。16岁以上患者均用清开灵注射液20～40mL加入5%葡萄糖注射液250mL静脉滴注，16岁以下、8岁以上均用20mL加入5%葡萄糖注射液250mL静脉滴注。清开灵注射液是安宫牛黄丸的改型制剂，主要成分牛黄开窍清热安神；水牛角、珍珠母咸寒，保肾水，安心体，可增强清热解毒功能；黄芩、栀子等属苦寒药，清热泻火，凉血解毒。其所含有效成分为胆酸类、氨基酸类、黄芩苷、绿原酸等，是治温病之本的物质，其药理显示主要具有清热解毒、化痰通络、镇静安神、醒脑开窍及改善脑循环作用，能抑制病毒复制，对肝损伤有保护作用，对细菌内毒素有解热作用。

何清湖，周慎.中西医临床用药手册传染科分册[M].长沙：湖南科学技术出版社，2010.

江氏治疗本病以白虎汤为基础方：生石膏、知母、金银花、连翘、板蓝根、鲜荷叶、生地黄、沙参、麦冬、六一散。舌苔黄腻者，加藿香、豆蔻仁；口渴喜饮者，加石斛、天花粉、玄参；头痛如劈者，加羌活、川芎、白芷；壮热不退者，加服紫雪丹。江氏认为白虎汤中加金银花、连翘、荷叶、麦冬等，意在加强清暑透泄、滋阴养津之能力；暑多夹湿，加藿香、豆蔻仁等芳香之品，既清阳明之热，又化太阴之湿。方与证和，故能取得满意疗效。

何清湖，周慎.中西医临床用药手册传染科分册[M].长沙：湖南科学技术出版社，2010.

五、医案精选

案一：温病暑痉卫分兼气营重症

杨某，女，5岁，住院号16。

初诊：因发热头痛5天，失语昏迷3天，于1966年10月10日急诊入院。家长代诉：起病时微恶寒，继之发热头痛嗜睡，渐进入昏迷，时手足抽搐，牙关紧闭，但有哭声，口干，大便正常，小便黄。现症：苔薄黄，舌质红，脉滑数。颈部有抵抗感，布氏征阳性，克氏征阳性，体温39.3℃。脑脊液无色透明，糖2.75mmol/L，白细胞计数36×10^9/L。血清暗视野检查找到钩端螺旋体，6条/滴。

辨证：温病暑痉卫分兼气营重症。

治法：清热解毒，清营凉血，息风开窍。方用银翘白虎增液汤加钩藤、白僵蚕。金银花35g，连翘35g，生石膏70g，麦冬28g，粳米17.5g，生甘草10.5g，鲜芦根140g，生地黄35g，玄参35g，知母14g，钩藤24.5g，白僵蚕10.5g。加水煎取400mL，1剂，分4次服。配服安宫牛黄丸2丸，每4小时服半丸。

二诊：病势稍减，但仍昏迷，便蛔虫6条，小便黄，苔薄黄，舌质红，脉细数，体温38℃。方用至宝丹2丸，每4小时服半丸。

三诊：时昏时睡，不语，口干欲饮，二便正常，苔薄白略黄，舌质红，脉细数，体温36.8℃。治宜增液凉血，芳香开窍。方用增液汤加郁金14g，石菖蒲17.5g，钩藤24.5g，僵蚕10.5g，1剂。

四诊：仍嗜睡，口干欲饮，能进食，二便正常，苔薄白，舌质红，脉细数，体温36.4℃。原方药继服1剂。

五诊：诸症俱消退，腹微胀，苔薄白，舌质红，脉细弱，体温36℃。仍用原方1剂。

六诊：诸症全消，无任何不适。舌苔正常，脉细弱，体温36.8℃，病愈。带上方2剂善后调理，出院。

按：温病暑痉以急骤发热、头项强痛、四肢抽搐、神昏、呕吐等症状为特征。本例初诊断为暑痉卫分兼气营重症，方用银翘增液汤加钩藤、僵蚕，配服安宫牛黄丸。米老认为，金银花、连翘因其有清热解毒、透邪出表作用，合增液汤则更具清营透气、凉血解毒之效；加钩藤、僵蚕息风；配服安宫牛黄丸清心开窍，息风解痉。二诊时病势稍减，但仍昏迷，遂改服至宝丹开窍解痉。三诊时已转为时昏时睡、不语，故予增液汤加郁金、石菖蒲等凉血息风、芳香开窍解语。考虑犀角价高货缺，米老多年来少用清营汤原方，而常用增液汤加金银花、连翘，同样取得清营凉血之效。本案例未用清营汤而意实含之，安宫牛黄丸、至宝丹递进，善用增液汤加味，是其特点。

米伯让.中国百年百名中医临床家丛书：米伯让[M].北京：中国中医药出版社，2001.

案二：伏暑卫分证

汤某，男性，12岁，学生。

初诊（10月6日）：半日前突感发热，头痛，体痛，小腿肌疼，出少许汗，口渴，饮食不振，二便正常，面色潮红，眼结膜充血，苔薄白，脉浮数，体温39℃。

辨证：伏暑卫分证。

治法：辛凉透邪解毒。方用银翘散。

二诊（10月7日）：服上方1剂后，发烧头痛减轻，饮食增进，余症消退，苔薄白，脉数，体温37.2℃。予竹叶石膏汤以清热生津，益气和胃。

三诊（10月8日）：脉静身和，体温37℃。

按：伏暑系因长夏感受暑湿之邪，留伏体内，至秋后而引发温热病。伏暑的治疗，暑偏重者，可参考暑温治法。本病例症见恶寒发热、头痛、苔薄白、脉浮数，属伏暑卫分证，故先以银翘散辛凉透邪解表，服药后患者症状减轻，但余邪未消，继用竹叶石膏汤清热生津、益气和胃，而病除。

米伯让.中国百年百名中医临床家丛书：米伯让[M].北京：中国中医药出版社，2001.

六、简方治疗及其他疗法

（一）单方验方

1.金银花、白茅根、芦根各30g，通草9g，黄芩18g，栀子、连翘、竹叶、藿香各15g，水煎服。发热期间，每隔4小时服1次，成人每次100mL；热退后每隔6小时1次，每次150mL，连服3～5天。

2.土茯苓60g，甘草9g，水煎服，每天1剂。病情重而体质较好者，土茯苓可加至150g，并可加黄芩、防已、茵陈、泽泻。

3.金银花、黄芩、板蓝根、连翘、紫花地丁各30g，4小时煎服1次，每次200mL。大多数病例在服药后4～12小时开始退热，主要症状在2～4天内消失。

4.千里光、叶下珠、土茯苓各30g，柴胡15g，水煎服，每天1剂。热退后续服3～5剂。

5.山豆根、甘草各15g，大青叶60g，水煎服。

6.土茯苓120g，地榆、青蒿、白茅根各30g，水煎服。

（二）外治法

1.榄茶树叶、香椿树叶、香椿树皮、臭茉莉叶、追山虎叶、酸汤杆全草各500g，用法煎液，每天洗澡2次。

2.陈艾、节节寒各250g，良姜杆1000g，将其捣烂，包敷腓肠肌。一般7～10天为1个疗程。

（三）针灸疗法

本病配合针灸疗法，可以缓解症状。主穴取大椎、曲池、合谷、尺泽、委中、内关、三阴交。头痛者，加风池、太阳、印堂；出血者，加大陵、血海、曲泽；腓肠肌痛者，加承筋。

七、预防措施

1.在与疫水或传染源接触前、接触期间及后期，用鱼腥草煎汤代茶饮以预防。

2.控制传染源，以加强田间灭鼠及家畜粪尿管理为主要措施。

3.切断传播途径，防止水污染，及时进行疫水消毒，劳作时当应用个人防护用具，尽量减少和防止不必要的疫水接触。

4.保护易感人群，在每年流行季节前半个月到1个月接种钩体菌苗，第1次皮下注射1mL，第2次2mL，前后2次相隔半个月，当年保护率可达95%。钩体病流行季节，高危人群可预防用药，采用多西环素200mg，每周口服1次，亦有80%以上的保护率。实验室意外接触可能感染钩体者，可予多西环素200mg预防发病。

5.中药预防可予鱼腥草30g或青蒿15g，甘草6g，每日1剂，水煎服，连服7天。

第三节 流行性乙型脑炎

一、概述

流行性乙型脑炎简称乙脑，在国际上称日本脑炎，是由乙型脑炎病毒引起的以脑实质炎症为主要病变的急性传染病。蚊虫是本病的主要传播媒介。人群普遍易感，但感染后仅少数发病，多为隐性感染，故多散在发生，主要分布在亚洲地区，多为夏秋季流行。临床上以高热、意识障碍、抽搐、病理反射及脑膜刺激征为特征。重症者伴中枢性呼吸衰竭，病死率高达20%～50%，可有后遗症。本病具有稳定的免疫力，再次患病者甚少。

本病潜伏期为4～21日，一般为14日左右，临床症状轻重不一，可分为轻型、普通型、重型、极重型。轻者呈一过性发热，重者表现为高热、头痛、呕吐、颈项强直、惊厥、意识障碍以致出现呼吸衰竭等。本病诊断：①流行病学资料：本病具有明显的季节性，多在7、8、9月发病，10岁以下儿童多见。②临床资料：起病急，高热，头痛，呕吐，惊厥，意识障碍及脑膜刺激征等。③实验室资料：早期白细胞及中性粒细胞增多；脑脊液细胞数轻度增加，压力和蛋白测定往往升高。结合血清特异性IgM检查等早期检测手段，即可做出诊断，也可根据血凝抑制试验或补体结合试验做回顾性诊断。

中医学中并没有该病名的记载，但究其发病季节、发病特点及证候表现，与中医学的“温病”“暑温”“伏暑”“暑风”“暑厥”等相似。按《素问·热论》“先夏至日者为病温，后夏至日者为病暑”之说，因其多发于夏季，故相当于暑温，发于秋者则相当于伏暑。根据其临床表现命名者，如以突然高热、神志不清、抽搐为主者，名曰暑风或暑痉、暑痫；以神志昏迷、手足厥冷为主者，名曰暑厥。但由于本病的临床证候有时表现出湿热郁蒸的特点，所以也可将其归属于“湿温”范畴。至清代，随着温病学说的兴起和发展，出现了更多类似本病的论述，如《温病条辨》云：“暑温，身热卒然痉厥。”《临证指南医案》云：“暑风乘虚袭人，最虑风动中厥。”

流行性乙型脑炎采用中西医结合治疗，临床已证实能明显降低患者的死亡率及后遗症的发生率。本病为病毒感染所引发，故在西药退热、镇静、兴奋呼吸中枢等对症处理的同时，加用中医治疗如中药、针灸、推拿、理疗，在控制症状、缩短病程、提高疗效、减少后遗症的发生和降低死亡率等方面具有一定优势。

二、中医病因病机

1.病因 本病发病有严格的季节性，发生于夏暑当令之时。本病的发生是因感受夏暑之季的暑热病邪，而人体正气不足是导致暑热内侵的重要因素。正如王安道所说：“暑热者夏之令也，人或劳倦或饥饿，元气亏乏，不足以御天令亢极，于是受伤而为病。”

2.病机 暑为火热之气，其性酷烈，传变迅速，故病邪侵入人体多径入气分而无卫分过程，初期即见壮热、多汗、口渴、脉洪等气分热盛症状。由于暑性火热，易伤津耗液，所以在病变过程中常出现津气耗伤，甚或津气欲脱等危重征象。又因暑性炎热，易入心营而引动肝风，故气分热邪不能及时清解，最易化火，深入心营，生痰生风，从而出现痰热闭窍、风火相煽等证。暑热之邪内迫血分则致咳血、咯血或斑疹。暑热直侵心包或犯于肝经，引起神昏、痉厥。暑热易夹湿，故临床表现除有暑热见症外，多伴有湿邪中阻的症状。

本病后期常呈邪热渐解而津气未复，大多表现为正虚邪恋证候，或为气阴亏损，或为虚风内动，或为包络痰热未净，或为风痰瘀滞经络等。若积极治疗，一般可渐恢复。若病势严重，神昏、痉厥持续时间较长者，则可遗留神呆、失明、失语、瘫痪等病症。

三、中医辨证论治

本病属于中医学“暑温”范畴，其辨证历来以卫气营血为纲。“卫气营血”虽然符合乙脑的传变及病机演变过程，但由于其发病急骤，变化迅速，往往不能循其“径”而立其“法”，难以控制其病变速度，常常药未服而病已变。发热、抽风、昏迷的发展和变化也正表明了其病机变化，所以本病的辨证应以发热、抽风、昏迷为纲，以清热解毒、息风镇痉、清心开窍为治则，配以芳香化湿祛痰之品，灵活应用。根据本病的临床表现，按暑入阳明、暑热动风、暑湿内阻、暑入心营、暑入血分，以及余邪未尽、痰瘀滞络6型进行论治。

1.暑入阳明

【证候】高热，心烦，头痛且晕，面赤气粗，口渴汗多，或背微恶寒，苔黄燥，脉洪数或洪大。

【治法】清暑泄热，益气生津。

【方药】白虎加人参汤。

生石膏30g（先煎），知母12g，甘草6g，粳米20g，人参10g。

【加减】临床运用时可酌加金银花、连翘、竹叶、荷叶、西瓜翠衣等清暑透热之品。头痛甚剧者，加钩藤、僵蚕、蔓荆子；呕吐不止者，加竹茹、制半夏；腹泻者，加葛根、黄芩、黄连、滑石；便秘者，加生大黄（后下或开水浸泡，冲）。

2.暑热动风

【证候】灼热，四肢抽搐，甚或角弓反张，牙关紧闭，神迷不清，或喉有痰壅，脉弦数。

【治法】清热息风。

【方药】羚角钩藤汤。

羚羊角片3g（先煎），钩藤18g，生地黄20g，川贝母、桑叶各9g，菊花12g，茯神、白芍各15g，甘草4g，竹茹8g（与羚羊角片先煎）。

【加减】腑实燥结者，加大黄、芒硝、全瓜蒌以通腑泻热；心营热盛者，加水牛角、玄参、牡丹皮等清营泄热；痰壅抽搐者，加至宝丹3g，每日2～3次，化水服，以涤痰开窍止痉；抽搐频繁，难以控制者，加全蝎、蜈蚣、地龙、僵蚕等，以助息风定痉之效；热甚神昏谵语，甚或昏愦不知人者，宜加服安宫牛黄丸3～6g，每日2～3次，以清心开窍；痰涎壅盛者，宜加入竹沥20g等清化痰热；若中焦湿邪盛，可酌加藿香、佩兰、大豆黄卷等以化浊。

3.暑湿内阻

【证候】身热，面赤耳聋，胸闷脘痞，下利稀水，小便短赤，舌红赤，苔黄滑，脉洪。

【治法】清热利湿，宣通三焦。

【方药】三石汤。

滑石、寒水石、杏仁、金银花各9g，生石膏15g，竹茹、通草各6g。

【加减】中焦湿邪盛者，可酌加藿香、佩兰、大豆黄卷等以化浊。

4.暑入心营

【证候】灼热烦躁，夜寐不安，时有谵语，甚或昏迷不语，舌红绛，脉细数；或猝然昏倒，不知人事，身热肢厥，气粗如喘，牙关微紧或口开，舌绛脉数。

【治法】凉营泄热，清心开窍。

【方药】清营汤。

水牛角30g，生地黄20g，丹参、金银花、连翘各15g，玄参12g，淡竹叶7g，黄连4g。

【加减】嗜睡、昏迷、谵语者，加远志、石菖蒲、郁金以开窍化痰，严重者给予安宫牛黄丸化服；痉厥抽搐者，加羚羊角粉、钩藤、全蝎、蜈蚣等以息风止痉；大便秘结，兼有阳明腑实证者，可用生大黄（后下），以通下泻热，釜底抽薪。

5.暑入血分

【证候】灼热躁扰，斑疹密布、色呈紫黑，吐血，衄血，神昏谵妄，甚或四肢抽搐，角弓反张，喉间痰声辘辘，舌绛苔焦。

【治法】凉血解毒，清心开窍。

【方药】神犀丹。

水牛角30g，石菖蒲、紫草各8g，黄芩9g，金银花、连翘、板蓝根、玄参、天花粉各15g，淡豆豉10g。

【加减】邪热内陷心包者，加用安宫牛黄丸、紫雪丹等清心开窍之品。若抽搐不止者，加服止痉散（全蝎、蜈蚣、地龙三药等量研粉），以息风镇痉；痰涎壅盛，喘促痰鸣者，加天竺黄、陈胆星、鲜竹沥等以清热豁痰；若喘咳欲脱，气息不匀者，又当急投生脉散，以益气敛肺固脱；若面色不华，肢冷汗出者，急当用人参、附子，以回阳救逆。本证病势危急，病情凶险，需中西医结合抢救治疗。必要时做气管切开，应用人工呼吸代替自主呼吸。

6.余邪未尽，痰瘀滞络

【证候】低热不退，心悸烦躁，手足颤动，神情呆钝，默默不语，甚则痴呆、失语、失明、耳聋，或见手足拘挛，肢体强直。

【治法】化痰祛瘀搜络。

【方药】三甲散。

地鳖虫6g，醋炒鳖甲、穿山甲各15g，生僵蚕、柴胡各12g，桃仁10g。

【加减】本证临床表现各有不同，故临证时必须针对不同情况而灵活用药。若以气血不足为主者，当配党参、白术、茯苓、熟地黄、白芍等，加强益气养血之功；若血瘀之象明显者，当加乳香、没药、三棱、莪术，加强行气破瘀之功；若以痰闭心窍为主者，又当重用石菖蒲、郁金、远志，以增化痰开窍之效；若痰浊内蒙而致神昏或痴呆，可加服苏合香丸。本证宜与针灸、推拿及功能锻炼结合治疗，有利于康复。

四、临床举要

杜氏等观察白虎汤加减治疗乙脑患者的临床疗效。对照组72例采用降温止痉、脱水降颅压、聚肌胞抗病毒、抗生素及激素等一般综合治疗。治疗组在此基础上加用白虎汤并随症加减，基本方：生石膏10～30g，知母8～15g，金银花10～15g，竹叶8～12g，麦冬8～15g，玄参8～15g，生甘草9g。抽搐者加全虫、钩藤、羚羊角、僵蚕等；神昏痰多者加竹沥、天竺黄；壮热神昏者可配合安宫牛黄丸、紫雪丹等。每日1剂，分两次水煎服，昏迷患者以鼻饲管鼻饲。治疗组痊愈63例（94%），有效2例（3%），死亡2例（3%）。对照组痊愈65例（90.28%），有效3例（4.16%），死亡4例（5.56%）。治疗组痊愈率较对照组有所提高，但无统计学意义（$P>0.05$）。

杜惠芳.白虎汤加减治疗乙脑67例疗效分析[J].河南中医药学刊，1995，10（4）：54-55.

程氏对60例乙型脑炎患者采用乙脑汤治疗，42例患者作为对照组。治疗组乙脑极期分别选用乙脑汤Ⅰ号和Ⅱ号。乙脑汤

Ⅰ号：金银花6g，生地黄10g，钩藤6g，僵蚕10g，柴胡4g，葛根6g，鸡苏散12g（包煎）；乙脑汤Ⅱ号：生石膏15～20g（先煎），知母6g，金银花10g，生地黄10g，黄连2g，龙胆草4g，生大黄4g（后入），石菖蒲6g，郁金6g，加味止痉散（全蝎、蜈蚣、僵蚕等份研末）1g/kg（分冲）。应用乙脑汤，可1日2剂，昼夜分4～6次服药。昏迷患儿采用鼻饲或灌肠法。对照组采用醒脑静注射液静滴，配合退热、止痉、脱水等西药。结果显示，治疗组治愈率远高于对照组，而死亡率远低于对照组，具有明显差异性。

程宇清.乙脑汤治疗乙型脑炎60例临床观察[J].中国实验方剂学杂志，1997，3（2）：41-42.

李氏以通下法为主治疗重症乙脑58例，基本方：生大黄20～30g（后下），玄明粉15～25g（冲服），生石膏60～120g（先煎），知母20g，蝉蜕、钩藤各15g，生地黄、板蓝根、金银花、太子参各25g，甘草10g。高热加羚羊角粉、紫雪散、寒水石；昏迷加石菖蒲、郁金、远志、安宫牛黄丸；抽搐加广地龙、僵蚕；痰鸣加鲜竹沥、天竺黄、陈胆南星。每日2剂，分4次煎服。每次煎成200～250mL，经鼻饲管缓慢注入。一般服药后4～7小时即大便通泻，每天3～6次，以便出清稀无浊臭时停服泻下药。患儿均插胃管鼻饲，保证给药途径通畅，并维持水电解质、酸碱平衡。部分患儿尚应用西医对症、支持疗法。结果：痊愈52例，约占89.7%；死亡4例，约占6.0%；留有后遗症2例，占3.4%，住院时间平均为16天。

李留记.以通下法为主治疗重症“乙脑”58例[J].浙江中医杂志，1989，24（7）：299-300.

黄氏等观察了中医治疗流行性乙型脑炎患者的临床疗效。热毒偏盛，采用清瘟败毒饮合紫雪丹加减；湿毒偏盛，采用清瘟败毒饮合紫金锭化裁；湿热两盛，按以上两证用药优选，同时配合单方验方和饮食疗法。结论：临证若能辨证精当，紧抓病机，合理用药，必要时配合西药抢救，常能收到良好效果。

黄存垣，李金华.辨证论治“乙脑”13例体会[J].江西中医药，1997，28（6）：21.

李氏以朱子青老中医经验方“苏脑复康散”为主，辨证施治流行性乙型脑炎后遗症，取得良好效果。苏脑复康散：制白附子10份，制黑附子10份，白蒺藜5份，水飞朱砂10份，乌梢蛇肉5份，水飞腰黄3份，白芷5份，麝香2份。上药共研极细末，贮瓷罐中勿使泄气。乙脑病后体质多虚弱，在治疗期间应适当增加营养，加强护理，避免并发症的发生。同时配合针灸与按摩疗法，及时采取被动运动，均有助于后遗症的恢复。

李祖荫.“乙脑”后遗症验案4则[J].江西中医药，1993，24（5）：38.

五、医案精选

案一：暑温（乙脑普通型）

刘某，女，5岁。2001年7月20日就诊。

因高热、头痛、恶心、呕吐4天，嗜睡2天在当地医院求治，用中药银翘白虎汤、紫雪丹治疗后不见好转，转我院救治。查体：T 39.2℃，嗜睡状，颈项强直，双目时有上窜，瞳孔等大等圆，对光反射存在，舌质红，苔微黄，脉弦数。神经系统检查：腹壁反射可引出，巴氏征（+），克氏征（-）。脑脊液检查：潘氏试验（+）。血常规：白细胞计数18.6×10^9/L，中性粒细胞百分比80%，淋巴细胞百分比0.19%。大便常规：正常。

中医诊断：暑温（暑湿内阻）。

治疗经过：采用三仁汤加味：杏仁10g，白蔻仁6g，薏苡仁10g，法半夏6g，厚朴6g，滑石15g，白通草5g，淡竹叶10g，鲜藿香6g，水牛角50g。水煎取汁250mL（每次服50mL），3小时服1次，同时加服至宝丹半丸（冲服）。服药后汗出，次日体温下降至37.6℃，目珠转动灵活，吞咽动作正常，无呕吐，神志渐清。原方去藿香、淡竹叶，加黄芩5g，陈皮5g，茵陈10g，生谷芽12g，继服3天，出现潮汗未断，头身布满痱疹，双睑微肿，神志完全清醒，舌苔渐化，二便正常，神经系统检查未见异常，继以清热和胃调理善后，痊愈出院。

按：本例属中医学“暑温”范畴，属暑温初期，湿重于热，故用三仁汤加味治疗，收到良好效果，病情由重转轻，可见流行性乙型脑炎不仅偏热，亦偏湿。采用三仁汤宣畅上焦肺气；白蔻仁芳香化湿；薏苡仁甘淡性寒，渗利湿热而健脾；滑石、白通草、竹叶甘寒淡渗，增利湿清热之功；法半夏、厚朴行气化湿，散结除痞；水牛角咸寒，清心安神。诸药相合，三仁相伍，宣上畅中渗下，使气畅湿除，暑解热清，脾气健旺，诸症自除。

李克凤.三仁汤加味治疗乙脑炎验案[J].世界今日医学杂志，2002，3

（3）：268.

六、简方治疗及其他疗法

（一）单方验方

1.乙脑复方1号：金银花、大青叶、蚤休、丹参各30g，连翘、生大黄（后下）、葛根、藿香、佩兰各15g，六一散18g，生石膏60g（先煎）。用于暑热在气分。

2.乙脑复方2号：金银花、大青叶、丹参、钩藤各30g，连翘、生大黄（后下）、葛根、竹沥、半夏、郁金各15g，芒硝、藿香、佩兰、胆南星、厚朴、全蝎各12g，六一散18g（包煎），蜈蚣5条。用于痰浊内蒙心窍。

3.乙脑复方3号：金银花、大青叶、生地黄、白茅根各30g，连翘、黄芩、生大黄（后下）各15g，黄连、黄柏、山栀、芒硝（冲）、赤芍、牡丹皮各12g，知母10g，石膏90g，龙胆草6g，甘草3g。用于痰火内盛，肝热有亢盛之势。

4.乙脑复方4号：金银花、大青叶、生地黄、丹参各30g，连翘、生大黄（后下）、芒硝、黄芩各15g，山栀、赤芍、全蝎、地龙、僵蚕各12g，龙胆草10g，生石膏90g，蜈蚣5条。用于热盛引动内风。

5.乙脑方：生石膏90g，龙胆草10g，紫花地丁60g，蒲公英60g，钩藤15g，制大黄6g，羚羊角粉0.6g（分2次服）。

6.蚤休汤：蚤休、大青叶、板蓝根各30g，每日1剂。适用于早期较轻患者。

7.板蓝根注射液2mL，每日2次，肌肉注射。

8.七叶麦芽汤：七叶一枝花50g，麦芽9g，金银花15g，青木香7g。适用于早期患者。

9.复方板蓝根煎液：板蓝根15g，金银花9g，酢浆草30g，鸭跖草30g，蒲公英30g，紫花地丁30g，早期即可服用，每日1～2剂。

10.千金散：全蝎、僵蚕各9g，朱砂1.5g，牛黄1.8g，黄连、天麻各12g，龙胆草、甘草各6g，共研极细末，每日2g，分3次薄荷汤送下。

11.复方九里香煎液：九里香叶15～30g，金盏银盘、狗肝菜或大青叶各30～60g，加水煎煮30分钟，浓缩液60～100mL，分2次服用。

12.五汁饮：用鲜西瓜、鲜莲叶、鲜茅根、鲜竹叶心、鲜马蹄金等煎汁，频频代水饮服。

13.冰片0.03～0.06g，牛黄粉0.3g，羚羊角粉0.6g，和匀顿服，每日1～2次。

（二）外治法

1.灌肠法 紫雪丹2g，鲜生地黄、大青叶、生石膏各30g，石菖蒲9g。上方煎汤，肛门给药，分3次将药液灌完，2周为1个疗程。

2.薄贴法 控涎丹、生栀子各25g研末，加面粉100g、水适量，做饼状，贴敷胸部，每日3～5次，病愈止。主治乙脑之痰热壅盛，呼吸困难者。

3.葱姜热敷法 葱白、生姜各适量捣烂加热敷关元穴，日3～5

次。主治乙脑尿闭者。

4.敷药法 活蟾蜍1只，朱砂3g，雄黄24g。将蟾蜍剖腹去内脏，放入朱砂、雄黄，加酒适量，即刻将其敷于患者脐部，包扎固定2小时，每日1~2次。适用于昏迷、痉厥患者。

（三）针灸疗法

1.体针疗法 高热无汗或少汗者，针刺大椎、曲池；有汗或多汗者，针刺复溜、曲池；神志不清、抽搐、躁动不安者，可选用大椎、哑门、水沟、合谷、足三里等；失语者，选用哑门、廉泉、合谷、涌泉等；上肢瘫痪者，取养老、曲池透少海、合谷透劳宫、臂臑；下肢瘫痪者，取大椎、环跳、承扶、阳陵泉透阴陵泉。

2.穴位注射疗法 ①大黄、栀子、黄芩注射液。②红花、川芎、丹参、赤芍、降香注射液。将两个处方先后在哑门穴和督脉赤医穴交替注射。哑门穴药量1mL，针刺深度不超过1cm。督脉赤医穴选用4穴透7穴，药量2mL，边退针边推药。每日1次，1日为1个疗程。

3.按摩疗法 主要是针对乙脑后遗症的康复治疗，其手法及部位应根据相应的病症选择。

（四）药膳

1.退热饮 生石膏30g，薄荷5g，金银花15g，连翘20g，蚤休9g，板蓝根30g，水煎，滤去药渣，投入大米25g，煮成细粥内服，每日2次，每次1剂，适用于初起发热。

2.石膏粥 生石膏100~200g，捣碎入砂锅，煮30分钟去渣取清，入粳米100g煮粥，候温服食，每日2～3次。适用于高热者。

（五）鼻饲点滴法

香蕉根（洗净）榨汁500mL，蜂蜜30g。将上药混合均匀，鼻饲点滴，保持每分钟5～10mL，均匀滴入，出现稀便后，即停药。主治乙脑神志昏迷者。

七、预防措施

1.开展爱国卫生运动，清扫卫生死角、积水，疏通下水道，喷洒消毒杀虫药水，消除蚊虫孳生，降低蚊虫密度。农村重点是消灭牲畜棚（特别是猪圈）的蚊虫，做好灭蚊防蚊工作，切断传播途径，夜间睡觉防止蚊虫叮咬，可用药草（如青蒿、苦艾、辣蓼等）烟熏蚊帐或用驱蚊剂等驱蚊，不提倡露宿。

2.提高人群免疫力，对易感者，尤其是10岁以下儿童，定期接种乙脑疫苗，一般在流行季节前1～2个月完成预防注射。注射乙脑疫苗，第一年注射两次，间隔7～10天，以后2、3、7、13岁时分别加强注射1次。剂量：1～6岁每次注射疫苗0.5mL，7～14岁每次注射1mL。流行地区6个月至1岁的婴儿也需要注射，每次剂量0.25mL。应注意接种时不能与伤寒和副伤寒甲乙三联疫苗同时注射。有中枢神经系统疾病和慢性酒精中毒者禁用。

3.流行季节口服中草药预防：①牛筋草30～60g，水煎服。每日1剂，连服7日。②大青叶、板蓝根各15g，水煎服。每日1剂，连服7日。

4.早期发现患者，及时隔离，至体温正常为止。注意病情变化，观察体温、脉搏、呼吸、血压，以及是否有瞳孔大小不等、呼吸节律失常等征象。

5.如有瘫痪可给予按摩等，以促进肢体功能的恢复。

第四节　登革热

一、概述

登革热是一种古老的疾病，至今已有200多年的历史，是由登革热病毒经埃及伊蚊或白纹伊蚊传播的急性传染病。本病传染源为患者和隐性感染者，主要媒介是埃及伊蚊和白纹伊蚊。临床特征为突发高热或双峰热型，剧烈头痛，明显的全身肌肉、骨骼和关节痛及皮疹，淋巴结肿大及白细胞减少。本病多发生于气温高、雨量多的季节，主要流行于东南亚、太平洋岛屿和加勒比海地区，在我国主要发生于海南、广东、广西等地，以青少年多见。我国于1873年在福建省厦门市首次发生登革热流行，最近十余年，登革热和登革出血热又陆续在海南、广东、广西、台湾等地发生不同程度的流行。

登革热传播迅速，可引起较大规模的流行。本病诊断：①流行病学：登革热流行地区，雨季发病，青少年多见。②典型临床症状及体征：两度高热，剧烈头痛，眼眶、肌肉及关节明显疼痛，在第1次退热或第2次高热时出现皮疹、表浅淋巴结或脾脏肿大、白细胞减少、血小板降低等。③实验室检查：白细胞减少或特异性IgM阳性，有明显出血现象，如消化道、呼吸道、泌尿生殖道及中枢神经系统等部位大出血；血小板$\leqslant 100\times 10^9$/L；血液浓缩、血细胞比容增加20%或更多，即应考虑登革出血热或登革休克综合征。登革出血热以高热、出血、休克和高病死率为特征，是较为严重的一种临床类型。

中医学没有登革热和登革出血热的病名，其发病急骤、传播迅速，符合疫病的特点。本病有高热、头痛、肌肉和关节痛、皮疹等表现，属于发斑疹类疫病。《金匮要略》曰："阳毒之为病，面赤斑斑如锦纹，咽喉痛，唾脓血……阴毒之为病，面目青，身痛如被杖……"，最早认识到发斑类疾病为"毒"邪所致。《诸病源候论·伤寒斑疮候》进一步指出："毒既未散而表已虚，热毒乘虚出于皮肤，所以发斑疮隐疹。"明清时期的温病学家对发斑疹类疫病的认识更加深刻，如吴又可的《温疫论》云："凡疫邪留于气分，解以战汗；留于血分，解以发斑"；"邪留血分，里气壅闭，则伏邪不得外透而为斑。"而论治疫疹最有心得的医家当属余霖，"热疫有斑疹，伤寒无斑疹，热疫之斑疹，发之愈迟，其毒愈盛"，其所创立的名方清瘟败毒饮，主治"一切火热，表里俱盛，狂躁烦心，口干咽痛，大热干呕，错语不眠，吐血衄血，热盛发斑"（《疫疹一得》），因此，清瘟败毒饮是治疗本病的重要方剂之一。

对于登革热的治疗，西医到目前为止仍没有特效疗法，只能采取支持和对症治疗，而运用中医药治疗却取得了良好的疗效。

二、中医病因病机

1.病因 中医学认为，本病属于发斑疹类疫病。其发病既与夏秋时节感受暑湿疫毒有关，同时又受体质阴阳偏盛偏衰的影响。人体正气不足，或素体脾胃虚弱，水湿内停，湿热内蕴，或天气炎热，汗出过多，气津两伤，暑湿疫毒邪气侵犯机体而发病。

2.病机 暑湿疫毒之邪从肌肤入侵后，多先侵犯卫气，或侵犯膜原。疫毒邪气进一步化燥化火，内传营血，灼伤血络，则出现斑疹及各种出血。若疫毒亢盛侵犯心包则神昏、谵妄；引动肝风而见痉厥；疫毒迫血妄行，血不循经，瘀滞脉络而致毒瘀交结。若出血过多，气随血脱，出现厥脱，类似登革休克综合征。病变后期即恢复期，疫毒渐退，多表现为余邪留恋。

三、中医辨证论治

登革热不论是暑湿疫还是暑燥疫，总以清热解毒为治疗原则。由于本病传变迅速，应先其证而治，及早截断病程。即当卫分证候突出时，就要考虑邪热深入气分，解表的同时兼清气热；气分证候突出时，要考虑邪热深入营分，清气的同时兼清营泄热；营分证候突出时，要考虑深入血分，治疗时兼凉血散血。

1.卫气同病

【证候】发热恶寒，无汗或少汗，头痛，身骨疼痛，颜面潮红，四肢倦怠，口微渴，舌边尖红，苔白或黄，脉浮数或濡数。

【治法】清热化湿，透表解肌。

【方药】新加香薷饮合柴葛解肌汤加减。

葛根30g，金银花15g，连翘15g，柴胡10g，黄芩10g，淡竹叶10g，香薷10g，甘草6g，白扁豆20g。

【加减】肌肉关节疼痛较甚者，可加秦艽15g，桑枝15g，防己10g。热盛、汗多、口渴者，宜去香薷，加生石膏30g，知母10g，天花粉10g。

2.邪遏膜原

【证候】畏寒壮热，继而但热不恶寒，头痛而重，面目红赤，肢体沉重痛楚，纳呆，胸脘满闷，呃逆或呕吐，秽气喷人，腹满胀痛，腹泻或便秘，小便短赤，舌红，苔白厚腻浊或白如积粉，脉濡数。

【治法】疏利透达，辟秽化浊。

【方药】达原饮加减。

槟榔15g，黄芩10g，白芍15g，青蒿10g，知母10g，柴胡10g，甘草6g，厚朴12g，草果12g，制半夏10g，金银花10g。

【加减】大便秘结者，加大黄10g。呕吐甚者，加藿香10g，竹茹10g，生姜6g。

3.气营（血）两燔

【证候】壮热，头痛如劈，周身肌肉、骨节疼痛如被杖，口渴，恶心呕吐，烦躁不安，甚或昏谵，肌肤斑疹，或衄血，吐血，便血，尿血，妇女阴道出血，舌红绛，苔黄，脉数。

【治法】清气凉血解毒。

【方药】清瘟败毒饮合犀角地黄汤加减。

生石膏30g，水牛角10g，生地黄15g，赤芍10g，黄芩10g，板蓝根15g，牡丹皮10g，栀子10、知母12g，玄参10g。

【加减】鼻衄者，加白及10g，仙鹤草15g。黑便者，加紫珠草10g，侧柏叶10g。尿血者，加小蓟15g，白茅根15g。阴道出血者，加地榆15g，茜草根10g。

4.毒瘀交结

【证候】发热或身热已退，头晕乏力，纳呆欲呕，腹痛拒按，肌肤瘀斑，便下脓血或并见其他出血证，舌暗红，苔少，脉细涩。

【治法】凉血化瘀解毒。

【方药】血府逐瘀汤。

桃仁10g，红花10g，生地黄15g，赤芍12g，丹参10g，牡丹皮12g，大黄10g（后下），白花蛇舌草30g，青蒿10g（后下），枳壳10g，紫珠草10g。

【加减】腹痛甚者，加川楝子12g，三七10g，延胡索10g。呕吐者，加竹茹10g，法半夏10g。

5.毒陷心脑

【证候】身灼热，肢厥，神昏谵语或昏愦不语，颈项强直，牙关紧闭，两目上视，手足抽搐，呕吐频作，舌质红绛，脉细数。

【治法】清心开窍，凉血解毒。

【方药】加味清宫汤送服安宫牛黄丸。

水牛角15g，竹叶卷心15g，连翘10g，金银花10g，知母12g，麦冬12g，玄参12g，丹参10g，赤芍10g，天竺黄10g，送服安宫牛黄丸1粒。

【加减】热盛动风明显者，加菊花10g，地龙10g。呕吐不止者，加黄连6g，竹茹10g。

6.正气暴脱

【证候】身热骤降，面色苍白，气短息微，大汗不止，四肢湿冷，烦乱不安或神昏谵语，肌肤斑疹或见各种出血证，血压下降，舌质淡红，脉微欲绝。

【治法】益气固脱，回阳救逆。

【方药】生脉散合四逆汤。

【加减】冷汗淋漓者，加龙骨20g，牡蛎20g，山萸肉15g。脉急疾，躁扰不宁，内闭外脱者，可送服安宫牛黄丸。

7.余邪未净

【证候】低热，头目不清，疲倦乏力，脘痞纳呆，小便短少，舌苔未净或舌红少苔，脉细略数而弱。

【治法】偏于余热未清，气阴两虚者，宜清泄余热，益气生津；偏于湿浊未尽，胃气不和者，宜清涤余邪，化浊醒胃。

【方药】竹叶石膏汤加减或薛氏五叶芦根汤加减。

偏于余热未清，气阴两虚者，用淡竹叶15g，麦冬10g，制半夏10g，粳米10g，石斛10g，太子参10g，甘草6g，生石膏30g，谷芽10g。偏于湿浊未尽，胃气不和者，用藿香10g，荷叶10g，枇杷叶10g，佩兰10g，芦根10g，冬瓜仁10g，焦栀子10g，白扁豆20g。

【加减】纳呆者，加山楂10g，麦芽10g。脘闷苔腻者，可加茯苓10g，半夏10g，通草10g。

四、临床举要

何氏等认为，登革热的发病机理从中医角度讲是“疫毒生热，热致瘀结”，其病理基础主要是毒、热、瘀。登革热属温病范畴，但其传变规律与一般的温病不同，不一定按卫气营血的顺序传变，而且有传变快和跳越的特点。大部分患者发病初起即见气分症状，即使有卫分症状亦在很短时间内传入气分。

何养中，许琼政，刘仕昌.登革清Ⅰ号治疗登革热临床观察[J].中医杂志，1988（6）：26.

刘仕昌教授认为，本病可归属温病学中“湿热疫”或“暑热疫”的温疫范畴。其病机是热毒壅盛，毒瘀交结，明确指出毒是热之因，热是毒之果，留一分毒邪，便有一分热势，两者互为因果，相互作用。疫疠内侵，热毒即生。两阳相合，煎熬血液，灼血成瘀。瘀既是热毒的病理产物，又可成为新的致病因子，一则阻滞营卫肌腠，使营卫不和，气血运行不畅导致发热；再则毒瘀交结，阻塞经络血脉，血不循经而溢于脉外，外窜肌肤，可致皮疹及各种出血证。

史志云.刘仕昌教授治疗登革热经验[J].新中医，1994（10）：11.

梅广源教授将登革热分为两型进行证治，即湿热型和暑燥型。前者治宜温运气机，清热解毒，选用达原饮加减。若白苔转黄，大汗出，仍见壮热，则用白虎汤；如发斑，色赤紫，即用化瘀汤合黄连解毒汤加减。后者宜清表里气血之热邪，解毒辟瘟，用清瘟败毒饮化裁。

李俊.梅广源教授治疗登革热经验[J].河北中西医结合杂志，1997，6（2）：275.

梁氏根据登革热的病理演变和病程发展，将其分为6型进行论治，即邪遏膜原、气分兼卫、胃热亢盛、气营两燔、津气暴脱。邪遏膜原是感受暑热温疫毒，夹秽浊之邪，内阻于中，卫阳受遏，正邪交争急剧所致，治宜透达膜原，方用达原饮加减；气分兼卫是暑热湿疫毒之邪锢结难解而入里所致，治宜三消饮加减；胃热亢盛为气分兼卫治不及时或误治，病情发展，湿从热化所致，治宜清热解毒，方用白虎银翘汤加减；气营两燔则是里热炽盛于阳明，燔于营血，或湿热化燥，燥热亢炽表里内外，毒火内扰神明而致，治宜清热解毒、凉血救阴，方用清瘟败毒饮加减；津气暴脱是由于暑热灼耗阴液，少数病例阴津耗竭，阴损及阳所致，治宜补敛津气、回阳救逆，方用加味生脉散；善后调理即为疫毒伤津耗气，或余热未清，湿热损伤脾胃，或余毒未清，留恋气分，津枯血燥所致。故凡属余热未尽者，治宜清泻余热、养阴生津，方用竹叶石膏汤加减。若气阴亏损者，治宜益气养阴，方用薛氏麦冬汤加减。若脾胃虚弱，宜益气健脾，用参苓白术散加减。若血燥瘙痒，宜滋阴养血，祛风止痒，方用四物汤加减。

梁映寰.登革热治验摘介[J].新中医，1983（4）：26.

彭氏等治疗登革热极期气分热盛型：壮热不恶寒，或寒战高热，头痛身重或骨节烦疼，便秘溺赤，烦渴或不多饮，面红目赤，舌红苔黄干或黄腻，脉数或滑，或见斑疹隐隐。治法：清热利湿解毒，白虎加苍术汤加减。无汗或少汗加青蒿，高热加紫雪丹，苔白腻加藿香、佩兰，斑疹透露选加红条紫草、赤芍、牡丹皮、红花、生地黄。如高热有汗、腹泻、口渴、舌苔黄厚腻，改用清热利湿，用葛根芩连汤加金银花、连翘、绵茵陈、藿香、神曲。

彭玉林，刘博仁.辨证治疗登革热484例[J].新中医，1980（3）：37-40.

五、医案精选

案一：伏暑（卫气同病）

林某，男，61岁。2005年11月12日入院。

主诉：高热5日。病史：患者在孟加拉国工作两个月，生活环境周围蚊子甚多，近期其同事确诊为登革热。11月2日患者由孟加拉途经泰国及我国香港地区，7日达广州。8日无诱因出现高热（39℃），伴恶寒、头痛、周身关节肌肉疼痛，结膜充血，面红赤呈“醉酒貌”，少许干咳，无皮疹及出血，曾出冷汗，面青，恶心欲呕，收入院治疗。诊见：神清，疲倦乏力，发热，恶寒，汗出且活动后明显，周身肌肉关节疼痛，头痛，无皮疹，纳差，口干，口苦，小便正常，大便次数多，舌红绛，苔白略腻，脉滑数。查体：皮肤黏膜未见黄染及出血点，全身未扪及肿大淋巴结，结膜轻度充血，咽红、咽充血，扁桃体无肿大；心肺正常，腹平软，肠鸣音存在，无压痛，肝脾肋下未触及，双下肢无浮肿，双肾区无叩击痛；神经系统检查未见异常。

西医诊断：登革热。

中医诊断：伏暑，证属卫气同病，有入营之势。治以清暑化湿、凉营透热。方药：青蒿（后下）、黄芩、竹茹、紫草、牡丹皮、青天葵、薏苡仁各10g，滑石20g，大青叶、金银花各15g，葛根30g，甘草5g。4剂。并隔离患者，注意防蚊虫传播病毒。

二诊（11月16日）：患者神清，精神可，发热恶寒消失，周身肌肉关节疼痛消除，无头晕头痛。昨日全身皮肤出现皮疹，密布，呈针尖样，不高于皮肤，压之不褪色，汗出，胃纳差，口干，口苦，小便可，大便溏，每日2次，舌红绛，苔薄白腻，脉滑数。防疫站血检结果示：登革热抗体阳性。患者发疹，属气分邪热波及营分，治以清气分热为主，佐以凉血清营，使邪从气分而解。方药：金银花、滑石（先煎）、牡丹皮各15g，连翘、淡竹叶、赤芍、仙鹤草、青蒿（后下）、紫草各10g，生甘草6g，白茅根、大青叶各20g。7剂。继续治疗10日，痊愈出院。

按：本例是传入发病，其居地并无流行，而患者初起亦无出疹现象，给诊断带来一定困难。但患者接触人群中已有发病，极有可能患登革热，故及时隔离治疗，并以中医辨证论治，有效地控制了病情并防止疫情扩散。本例治以清营凉血解毒、透热养阴为法，佐以化湿和中。方用青蒿、金银花清透邪热；青天葵、大青叶、黄芩清热解毒；竹茹、薏苡仁、滑石利湿清热和胃；紫草、牡丹皮清营凉血；葛根舒经活络。

杨爱东.温病学传承与现代研究[M].上海：上海科学技术出版社，2013.

案二：暑热疫（卫营同病）

黄某，女，48岁，教师。

1990年10月13日因发热恶寒、头痛、全身骨节酸痛4天收入院。

患者4天前无明显诱因出现发热恶寒，伴头痛，全身骨节酸痛，以腰痛为甚，发热以下午或夜晚为甚（38℃～39℃），肌肤出疹，色红，无咳嗽，纳差，口干，是有腹痛，便溏，3～4次/日，舌边尖红，苔微黄干，脉弦细数。体检：体温38℃，神清，四肢及胸腹部皮肤可见散在红色出血点，眼睑结膜充血（++），双肺未闻及干湿性啰音，心（－），束臂试验阳性。血分析：白细胞计数3.0×10^9/L，红细胞计数3.76×10^{12}/L，血红蛋白10^9g/L，血小板计数84×10^9/L。

西医诊断：登革热。

中医诊断：暑热疫（卫营同病）。

治法：清暑解毒，凉营透疹。

处方：水牛角（先煎）、石膏（先煎）各30g，生地黄、野菊花各20g，金银花、黄芩各15g，赤芍、牡丹皮、知母各12g，黄连、甘草各6g。日2剂，水煎服，上、下午各进1剂。

10月15日二诊：仍发热（38.5℃），腰痛乏力，皮疹，尿黄，大便干，舌红苔黄，脉弦数。治以清热祛湿，凉血透疹。处方：薏苡仁30g，红条紫草、滑石、黄芩各15g，牡丹皮、法半夏、赤芍各12g，青蒿10g（后下），甘草、陈皮各3g。水煎服，日2剂。

10月19日三诊：发热已退，神疲乏力，口干口苦，时有胸闷，皮疹消退，舌淡红，苔白稍腻，脉弦细数。此为登革热后期，余邪未清，治宜清涤余邪、养阴生津。处方：生薏苡仁20g，沙参、麦冬、连翘、菊花、茯苓、板蓝根、天花粉各12g，甘草3g。日1剂，再服4天而痊愈。

按：本例经防疫站会诊确诊为登革热。治疗以清解疠气为主，佐以凉营透疹祛湿，配合双黄连粉针剂3g静滴，板蓝根注射液2mL，肌注，每日两次，以加强清热解毒之力，疠气得清，诸症得除。

钟嘉熙.岭南中医药名家刘仕昌[M].北京：中国中医药出版社，2001.

六、简方治疗及其他疗法

（一）单方验方

1.登革汤：金银花、连翘、牛蒡子、板蓝根、葛根、赤芍、白茅根、甘草。

2.青蒿煎剂：青蒿25～30g，加水煎沸，时间不超过3分钟，每剂仅煮1次，每日3剂，连服5～6日。

3.登革清1号：大黄5～10g，青蒿30g，柴胡15g，石膏40～100g，知母15g，茵陈、白花蛇舌草各30g，栀子、金银花各15g。伴有出血倾向者，加生地黄、牡丹皮、赤芍；湿重者，加苍术；腹痛甚者，加四逆散、木香、槟榔；恶心呕吐者，加法半夏、竹茹。

4.清热解毒Ⅰ方：青蒿（后下）、黄芩各15g，大青叶、仙鹤草、生石膏（先煎）各30g，金银花、连翘、紫花地丁各20g，厚朴

（后下）、郁金、甘草各9g。适用于登革热湿热型。

5.清热解毒Ⅱ方：青蒿（后下）、黄芩各15g，大青叶、仙鹤草、生石膏（先煎）各30g，金银花、连翘、紫花地丁各20g，甘草9g。适用于登革热暑燥型。

6.登革热Ⅰ方：金银花、黄芩各15g，大青叶、牛蒡子、蝉蜕、葛根各10g，石膏、蒲公英各20g。

7.登革热Ⅱ方：板蓝根、贯众、紫花地丁、丹参、赤芍各20g，石膏30g，玄参、牡丹皮、红条紫草各15g。

8.登革热Ⅲ方：水牛角、白茅根各30g，旱莲草、生地黄、牡丹皮、赤芍、丹参各20g。

9.其他：①高热伴有神昏者，安宫牛黄丸，每次半丸，日1～3次；伴有痉厥者，紫雪丹，每次1～1.5g，日2～3次。柴胡注射液或板蓝根注射液或大青叶注射液，每次2～4mL，肌肉注射，每日2～3次。清开灵20～40mL加入5%葡萄糖注射液500mL，静脉滴注。②出血：云南白药，每次0.15～0.5g，口服，每4～6小时1次；大黄粉3g，每日2～4次；每日以鲜藕500g，洗净榨汁，加田七末3g，分2～3次饮服。

（二）针灸疗法

高热患者可选风池、曲池、血海、足三里等穴针刺，用泻法。

七、预防措施

1.控制传染源　登革热患者是传染源，要早发现、早诊断、早治疗，并及时对患者和患者家属进行严格隔离，防止扩散。流行期间可用板蓝根30g，牛筋草30g，地胆头30g，甘草3g，水煎服，每日1剂。

2.切断传播途径 伊蚊是本病的传播媒介，又可能是非流行期间的贮存宿主，本病的最主要预防措施是灭蚊、防蚊。应动员群众实行翻盆倒罐，填堵竹、树洞。对饮用水缸要加盖防蚊，勤换水，并可在缸内放养食蚊鱼。对成蚊可喷洒灭蚊剂。

第五节 疟 疾

一、概述

疟疾，俗称打摆子，是由疟原虫引起的经按蚊传播的寄生虫疾病，临床以周期性发作的寒战、高热、汗出及脾肿大、贫血为特征。现症患者和无症状带虫者是疟疾的传染源，由按蚊叮咬传播，人群普遍易感。本病一年四季皆可发生，但多见于夏秋蚊虫孳生繁殖季节。目前疟疾仍是全世界较为严重的传染病之一。

疟原虫先侵入肝细胞发育繁殖，再侵入红细胞内繁殖，引起红细胞成批破裂，释放出裂殖子，亦伴随诱发多种细胞因子及代谢产物入血，引起临床症状而发病。疟疾的病理改变多由单核-巨噬细胞增生所致。间日疟与三日疟病变主要损害单核-巨噬细胞系统，恶性疟则易致内脏损害。本病的诊断：①流行病学：曾有过在疟疾流行区生活史，或有疟疾发作史，或有输血史等。②临床表现：有典型周期性发冷、发热、出汗、贫血、脾肿大等。脑型疟多在疟疾发作时出现神志不清、抽搐和昏迷。当出现原因不明发热时，应考虑疟疾的可能。③实验室检查：血涂片找到疟原虫是确诊疟疾的主要依据。④治疗性诊断：高度怀疑本病，但未查到疟原虫时，可试用氯喹治疗，一般在24～48小时后，症状被控制，不再发作者可诊断为疟疾。

疟疾病名最早见于春秋战国时期的《春秋左氏传》中。《内经》中称本病为疟，并设“疟论”“刺疟”等专篇讨论，提出了疟疾的病因为“疟气”，同时对典型的疟疾症状做了描述。如《素问·疟论》说：“夫疟气者，并于阳则阳胜，并于阴则阴胜。阴胜则寒，阳胜则热。”又说：“疟之始发也，先起于毫毛，伸欠乃作，寒栗鼓颔，腰脊俱痛。寒去则内外皆热，头痛如破，渴欲冷饮。”《内经》不仅对本病进行了分类，提出了寒疟、温疟、瘅疟、风疟、日作疟、间日发疟、间二日发疟及肺疟、心疟、肝疟、脾疟、肾疟、胃疟等多种疟名，而且还对疟疾的发病机制进行了较为详细的论述。《神农本草经》中已记载用恒山（即常山）等药物治疗疟疾。《金匮要略》“疟病”篇中阐发了疟疾的辨证论治，并有了牝疟、疟母等证型的记载，指出弦脉是疟疾的主脉，用蜀漆（常山苗）治疗疟疾。晋代《肘后备急方·治寒热诸疟》则记载用青蒿一握，以水二升渍，绞取汁尽服之，以治疗疟疾。唐代出现了截疟疗法，如《千金要方》《外台秘要》等书中记载了以常山、蜀漆等为主药的截疟方。清代，随着温病学的形成，温病学家对疟疾的认识更进一层。邵新甫在《临证指南医案·疟》中明确指出诸疟由伏邪所致，非旦夕之为患也。该书中所载的一批疟疾病案为后世治疗疟疾提供了宝贵的经验。中华人民共和国成立以后，治疟特效药青蒿素的成功提取为丰富和发展疟疾的治疗起了重要的作用。

在疟疾的治疗中，最重要的是杀灭红细胞内的疟原虫，及时对症治疗对保护患者和减轻其痛苦也很有积极意义，为防止再燃与复发，务必予以根治。中医药治疗疟疾积累了丰富的经验，其治疗大法是截疟祛邪。中医药治疗疟疾具有良好的临床疗效，且无任何不良反应。许多单味中药如青蒿、常山、草果、徐长卿、何首乌等，具有较强的杀灭疟原虫的作用，单味用药即可获效，如复方用药则效果更佳。针对疟疾患者不同的体质和临床表现予以辨证论治，特别是劳疟、疟母等，常能获得比单纯用西药较好的疗效。

二、中医病因病机

1.病因 本病病因为疟邪，疟邪经按蚊传播而感染人。本病虽以疟邪为主要病因，但其发病与正虚不能抗邪有关，风寒暑湿等时令之邪及饮食、劳倦、情志所伤是重要的诱发因素，其中尤以暑湿诱发者居多，因夏秋暑湿当令之际，正是蚊虫、疟邪猖獗之时，故极易导致发病。

2.病机 疟邪侵入人体后，邪气伏于半表半里，至夏、秋季节发病。出于营卫之间，入与阴争则恶寒，出与阳争则发热，正邪交争则寒战、壮热。若正邪相离，邪气伏藏，不与营卫相争，则寒热休止。《素问·疟论》说：“卫气相离，故病得休，卫气集，则复病也。”邪正相搏于少阳是各类疟疾的共同病机，历来有“疟不离少阳”之说，且其休作时间及疟发迟早与疟邪伏藏的深浅、部位有关。邪在阳分病浅则发作日早，邪陷阴分病深则发作日迟，故在临床上有一日一发、间日一发和三日一发等不同类型。

三、中医辨证论治

疟疾的治疗以祛邪截疟为基本原则，区别寒与热的偏胜。如温疟兼清；寒疟兼温；瘴疟宜解毒除瘴；劳疟则以扶正为主，佐以截疟；如属疟母，又当祛瘀化痰软坚。

（一）正疟

【证候】寒战壮热，休作有时，先有呵欠乏力，继则寒战鼓颔，寒罢则内外皆热，头痛面赤，口渴引饮，终则遍身汗出，热退身凉，舌红，苔薄白或黄腻，脉弦。

【治法】和解达邪。

【方药】柴胡截疟饮。

柴胡、半夏、常山各12g，红参、草果、大枣各10g，黄芩9g，生姜3g，槟榔15g。

【加减】表实少汗而恶寒重者，加桂枝10g，防风10g，羌活10g。口干欲饮者，加葛根30g，石斛10g。湿热偏盛，胸脘满闷者，可去人参，加苍术10g，厚朴10g，青皮10g。

（二）温疟

【证候】热多寒少，或但热不寒，汗出不畅，头痛，骨节烦疼，口渴引饮，便结尿赤，舌红，苔黄，脉弦数。

【治法】清热解表。

【方药】白虎加桂枝汤。

石膏24g（先煎），知母、桂枝、柴胡各12g，青蒿、生地黄、麦冬各15g，太子参20g，甘草6g。

【加减】热结便秘者，稍加大黄10g。津伤较甚者，加石斛10g，玉竹10g。

（三）寒疟

【证候】但寒不热，或寒多热少，口不渴，胸胁痞满，神疲肢倦，苔白腻，脉弦迟。

【治法】辛温达邪。

【方药】柴胡桂枝干姜汤合七宝截疟饮。

柴胡、桂枝、厚朴各12g，干姜、炙甘草、陈皮各6g，栝楼根15g，牡蛎10g，黄芩、草果、常山、槟榔各9g。

【加减】头痛较甚者，加白蒺藜15g。寒战较甚者，加荆芥穗15g。肢体疼痛者，加羌活15g，秦艽15g。湿痰较甚者，可加用贝母10g，法半夏10g等。汗出不畅者，去牡蛎。寒湿内盛，胸脘痞闷者，加青皮10g。泛吐痰涎者，加蜀漆10g，附子10g。

（四）瘴疟

1.热瘴

【证候】热甚寒微，或壮热不寒，肢体疼痛，面红目赤，胸闷呕吐，烦渴饮冷，大便秘结，小便热赤，甚则神昏谵语，舌红绛，苔黑垢，脉洪数。

【治法】辟秽除瘴，清热保津。

【方药】清瘴汤。

青蒿、玉竹各15g，茯苓、生地黄各20g，柴胡、半夏、知母各12g，陈皮、竹茹各6g，黄芩9g，黄连4g，枳实、常山各10g，益元散30g。

【加减】热盛伤津，口渴心烦，舌红少津者，加生地黄15g，玄参15g，石斛12g，玉竹12g，必要时配合输液疗法。大便干结，舌苔垢黑者，加生大黄10g，玄明粉15g。神昏谵语者，急用安宫牛黄丸、紫雪丹或至宝丹清心开窍。如见痉厥，可加用羚羊角粉以凉肝息风。对高热者可用物理降温的方法，如酒精擦浴，亦可用柴胡注射液。

2.冷瘴

【证候】寒甚热微，或恶寒战栗，不发热，甚则神昏不语，苔白厚腻，脉弦。

【治法】芳香化浊，辟秽理气。

【方药】加味不换金正气散。

藿香、佩兰、苍术各15g，茯苓20g，厚朴、半夏、槟榔各12g，陈皮6g，石菖蒲8g，草果10g，鲜荷叶30～60g。

【加减】瘴毒湿浊蒙闭心窍，而见神志昏迷者，加服苏合香丸以辟秽开窍，亦可用青蒿片或蒿甲醚注射液治疗。

（五）劳疟

【证候】寒热时作，倦怠无力，食少，自汗，面色萎黄，形体消瘦，或胁下痞块，舌质淡，脉细无力。

【治法】扶正祛邪，调和营卫。

【方药】何人饮加减。

何首乌、当归、白术各15g，红参、大枣各10g，生姜4g，陈皮、炙甘草各6g，茯苓、生地黄各20g。

【加减】若出现少气懒言、极度疲乏、纳呆者，还可加黄芪15g，升麻10g。疟疾日久，耗伤气血，可加用参苓白术散、归脾丸。

（六）疟母

【证候】反复发作，多年不愈，胁下结成痞块，胀痛不舒，面色晦黯，舌见瘀斑，脉弦而涩。

【治法】软坚散结，祛瘀化痰，截疟消痞。

【方药】鳖甲煎丸。

炙鳖甲15g，射干12g，黄芩10g，鼠妇10g，桂枝10g，干姜10g，大黄10g，石韦12g，厚朴10g，阿胶珠10g，柴胡10g，芍药15g，牡丹皮12g，炒地鳖虫10g，炒葶苈子10g，半夏10g，人参10g，瞿麦10g，桃仁10g，炙蜂房15g。

【加减】久疟不愈，痰瘀交阻，痞块硬满者，可加用大黄䗪虫丸以加强软坚散结的功效。气血亏虚严重者，当配合八珍丸或十全大补膏等补益气血，以虚实兼顾，扶正祛邪。

四、临床举要

中医药治疗疟疾的过程中，明辨标本是要领之一。凡本病之初，邪热方盛，正气未衰，病属标实，治疗当以截疟祛邪为主；如邪势减而正气渐虚，病属正虚邪恋，本虚标实，又当祛邪不忘扶正，标本兼顾；邪气已除，发作停止，多见正气虚衰证候，则当大力扶正补虚以复其元。古代医家多认为截疟不宜过早，之所以这样说，主要是由于历史条件的限制，不能早期明确诊断疟疾。今从临床实际来看，对疟疾施用截疟法宜早不宜迟，早用并不会引起不良后果。治疗疟疾，服药应选择时机，服药时间以症状发作前2小时为宜。

赵国荣.中西医临床用药手册传染科分册[M].长沙：湖南科学技术出版社，2010.

疟为病，属少阳。少阳为半表半里，邪踞其界，入与阴争则寒，出与阳争则热。争则病作，息则病止，止后其邪仍踞于少阳之经。寒与热，若回翔，寒热必应期而至。日一发，亦无伤。邪浅则一日一作，邪深则二日一作。三日作，势猖狂。疟三日一作，时医名三阴疟，留连难愈。治之法，小柴方，以小柴胡汤为主。初起，俗忌人参，姑从俗而去之，加青皮一钱。热偏盛，加清凉。小柴胡汤加知母、花粉、石膏、黄连之类，随宜择用。寒偏重，加桂枝、干姜，甚者加附子、肉桂。邪气盛，加参良。身热者，小柴胡汤去人参，加桂枝二钱。服后食热粥，温覆取微汗。常山入，力倍强。小柴胡汤加常山二三钱。俗云邪未净不可用常山以截之，不知常山非截邪之品，乃祛邪外出之品。仲景用其苗，名曰蜀漆。大虚者，独参汤。虚人久疟不愈，以人参一两、生姜五钱，水煎，五更服极效。贫者以白术一两代之，热多者以当归代之。单寒牝，理中匡。单寒无热名曰牝疟，宜附子理中汤加柴胡治之。单热瘅，白虎详。单热无寒名曰瘅疟，或先热后寒名曰热疟，俱宜以白虎汤加桂枝治之。时医以六味汤加柴胡、芍药治之。法外法，辨微茫。以上皆前医之成法。更法外有法，不可不辨而治之。消阴翳，制阳光。热之不热，是无火也，益火之源，以消阴翳；寒之不寒，是无水也，壮水之主，以制阳光。太仆注，慎勿忘。王太仆消阴制阳等注，千古不刊之论。赵养葵遵之，以八味丸益火之源，六味丸壮水之主，久疟多以此法收功。

（清）陈修园.陈修园医学全书[M].太原：山西科学技术出版社，2011.

五、医案精选

案一：温疟

友人裴某之第三女患疟，某医投以柴胡剂两帖，不愈。余诊其脉洪滑，询之月经正常，未怀孕。每日下午发作时，热多寒少，汗大出，恶风，烦渴喜饮。思此是“温疟”，脉洪滑、烦渴喜饮是白虎汤证，汗出恶风是桂枝汤证，即书白虎加桂枝汤：生石膏48g，知母18g，炙甘草6g，水4盅，煮米熟汤成，温服。1剂病愈大半，2剂疟不发。

按：据《素问·疟论》所载，温疟以先热后寒、热多寒少为特点，“得之于冬中风寒之邪，至春阳气大发，温热外引而发病”。以本案临床表现，当属表证未罢，而邪传阳明，非半表半里之柴胡也，故用七分阳明、三分太阳的白虎加桂枝汤取效。

中医研究院.岳美中医案集[M].北京：人民卫生出版社，1978.

案二：邪伏少阳

马左。夏伤于暑，以营为舍，秋冒风凉，与卫并居。凉者阴邪也，阴欲入而阳拒之，阴并于阳，则阳虚而阴盛，刚盛则寒，暑者阳邪也，阳欲出而阴格之，阳并于阴，则阴虚阳盛，阳盛则热。是以先寒栗鼓颔，而后壮热头痛，依时而作，汗出而解，日日如是，已有两旬之久，胸闷不思饮食，脉象弦滑，弦为少阳之脉，滑为痰湿之征。邪伏少阳，痰湿阻于募原，无疑义矣。今拟清脾饮加减。和解枢机，蠲化痰湿。软柴胡一钱，仙半夏二钱，酒黄芩一钱，制小朴八分，煨草果八分，细青皮一钱，生甘草四分，六神曲三钱，鲜佩兰二钱，生姜一片。（《丁甘仁医案·疟疾案》）

按：此案属正疟，乃因脾湿生痰，湿遏热伏所致。其清脾饮去白术、茯苓，加神曲、佩兰，燥湿化痰，泄热清脾。

周慎.精选明清医案助读珍藏版[M].长沙：湖南科学技术出版社，2013.

案三：疟疾

李某，女，5岁，初诊日期：1964年9月20日。

两月前曾发疟疾，经治已瘥，未再服药，但腹部肿块突出于左胁下，刻未见消，饮食如常，面仍黄而不华，精神尚佳，睡眠亦安，二便如常，苔色脉沉。

此由疟疾延久，脾胃受伤，气血瘀滞不行，以致胁下结块不消，酿成疟母，治当益气调脾、化瘀散结。鳖甲煎丸20粒，早晚各1粒。化痞膏1张，贴于左胁结块处。

刘昌燕，陈继寅.刘弼臣中医儿科医案百例[M].北京：中国医药科技出版社，2013.

案四：疟疾

李某，女，5岁，初诊日期：1964年7月21日。

疟疾间日一发，已经三潮，每次发作，多在下午五时半开始恶寒，约半小时后即发壮热，大汗淋漓，迄至晚上十时左右始退热，面黄不华，周身无力，苔色薄白，脉象弦滑。血常规检查：白细胞计数9.5×10^9/L，中性粒细胞百分比38%，淋巴细胞百分比61%，单核细胞百分比1%，找到间日疟原虫。

此由暑月贪凉淋浴，感受寒邪，伏于少阳，经气不舒，不能外出，阴欲入而阳拒之，阳欲出而阴遏之，阴阳相搏，是以寒热往来，发为正疟，徐忠可云："疟者半表半里病。"治当和解少阳，佐以截疟，宗柴胡桂枝汤合截疟七宝饮加减。

柴胡3g，桂枝3g，大白芍10g，常山12g，煨草果仁3g（打），槟榔5g，炒川厚朴2g，青皮、陈皮各3g，焦三仙各12g，午时茶6g，煨姜2片，小红枣3枚。

二诊：药后疟疾已止，寒热未作，唯面色黄而不华，周身仍然乏力，纳食转佳，脉缓苔白，良由疟作时久，气血耗伤，再拟原法佐以益气和中，以为善后。柴胡3g，人参6g，茯苓10g，炒白术10g，炒川厚朴2g，青皮、陈皮各3g，炒半夏5g，午时茶6g，煨姜2片，小红枣3枚，焦山楂10g。

按：疟疾一证，古人多认为与触受山岚瘴气，邪气郁滞，阴阳不和有关。邪气与卫气相争于少阳，入于阴则寒，出于阳则热，邪气与卫气相离，则发作休止。现代则认为系受疟蚊传染而得。发作时有先寒后热、先热后寒、寒多热少、热多寒少、但热不寒、但寒不热等不同，临床时如寒重宜用桂枝温阳散寒，热重宜用石膏清热达邪。在小儿方面，还要注意到痰和食，痰重的宜用槟榔、半夏，食重的宜加焦山楂、谷芽、麦芽等。如疟热过盛，热盛生风，每易引起痉厥抽风，多致不救。

刘昌燕，陈继寅.刘弼臣中医儿科医案百例[M].北京：中国医药科技出版社，2013.

六、简方治疗及其他疗法

（一）单方验方

1.青蒿鲜草120g，或干草30～50g，水煎15分钟，疟发前3小时服下，过迟则效果不佳。

2.马鞭草30～60g，水煎，分2次服，于疟疾发作前2小时、4小时各服1次，疟止后连服3日。

3.常山、槟榔、半夏、乌梅各9g，水煎服，连服3日。

4.徐长卿5～7株，加水300mL，煎沸150～200mL，在疟发前2～4小时之间服，儿童减量。

5.何首乌20～25g，甘草1.5～3g，小儿酌减，浓煎2小时后，分3次食前服用。

6.鸦胆子去壳取仁（切勿将仁敲破），用胶囊或桂圆肉、馒头皮包裹，每次饭后吞服10～15粒，每日服3次，连服7日。

7.常山、草果、知母、贝母各10g，水煎，在发作前1小时服用，愈后再服1剂。

8.炙龟甲12g，炙鳖甲、女贞子各10g，柴胡3g，生白芍、常山各6g，佩兰叶、知母、川黄柏、甜茶、玉竹各5g，水煎服，主治劳疟。

9.赵锡武通治方：柴胡9～15g，常山3～6g，厚朴9g，生石膏18g，甘草9g，当归9g，麻黄6g，葛根9g，苍术9g，草果9g（或用豆蔻仁代替），生姜9g，大枣4枚（擘），知母12g。水煎服。

10.吴考磐云母猪苓汤：云母10g（烧），猪苓10g，蜀漆10g（炒），当归6g，防己6g，白薇6g，柴胡12g，黄芩6g，法半夏6g。水煎，疟发前1小时服。治疗多种疟疾。寒多者，去黄芩，加龙骨10g；热多者，去半夏，加知母6g；舌苔腻、纳呆者，加草果6g；久疟不止者，加党参10g，白术10g，牡蛎10g，鲜生姜3g，大枣3枚。

11.孟澍江截疟吐方：甜茶10g，乌梅9g，槟榔6g，僵蚕10g，甘草8g。先泡后煎。于疟疾发作前4小时服下，服后即吐出痰涎。如不吐，可用手指或鹅翎探喉中以取吐。治疗多种疟疾。

12.秦正生二甘敷疟散：甘遂2g，甘草1g，两药共研细末，于疟发前6～8小时，将药末填至脐中，外用膏药（胶布、伤湿止痛膏等均可）固定之，至疟发过后即除去。孕妇可改敷大椎穴。治疗一切疟疾。敷贴时间不宜过久，以免局部发炎起疱。

13.孙一民疟疾方：赤芍6g，白芍6g，柴胡9g，黄芩9g，知母9g，清半夏6g，常山9g，草果6g，槟榔9g，芦根15g，连翘15g，菊花9g，桑叶9g。水煎服。治疗疟疾初期。

14.陆渊雷陆氏主方：柴胡9g，黄芩6g，姜半夏12g，太子参

12g，鸡骨常山6g，草果6g，生何首乌12g，枳实炭6g，橘红4.5g，炙甘草2.4g，生姜9g，红枣4枚。水煎服。

15.余无言首乌故纸汤：制何首乌18g，补骨脂、云茯苓、土炒白术各12g，大熟地黄、熟附片、山茱萸各9g，炮姜炭6g，姜、枣为引。水煎服。

16.祁振华截疟方：柴胡6g，常山3g，草果15g，槟榔6g，栀子4.5g。感寒较重者，加生姜4.5g，青皮9g。

17.李聪甫治疟母基本方：制鳖甲15g，云茯苓10g，酒白芍10g，川楝子10g，生牡蛎10g，制香附7g，山楂炭7g，延胡索7g，山茱萸5g，广木香3g，北柴胡3g，甘草梢2g。

18.祝伯权基本方：柴胡10g，黄芪10g，槟榔炭10g，酒常山10g，川厚朴6g，山茱萸10g，陈皮10g，半夏曲10g，草果仁10g，生姜1片，大枣3枚，生甘草6g。

19.李继昌治疗疟疾基本方：生石膏15g，麦冬9g，沙参15g，生地黄15g，鲜蔗汁1杯，连翘9g，天花粉9g，五味子3g，鲜淡竹叶20片。

20.陆芷青主方：柴胡5～10g，知母5g，小草果5g，半夏10g，象贝母10g，醋炒常山10～15g，乌梅2枚。适用于间日疟。热多寒少者，去柴胡，加青蒿5～10g，于疟发前2小时顿服。若当日疟仍发作，次日依法再服。疟止后，原方继服2～3日，忌虾、蟹、鲤鱼类。

（二）外治法

1.山大蒜、番薯叶共捣烂，敷桡动脉。

2.桃叶10g，于疟未发前捣烂，敷寸口，约一炷香之久，男左女右。治疗恶性疟疾。

3.白胡椒1粒，捣碎，以针刺陶道穴，稍见血，用膏药贴之。

4.旱莲草（鲜）25g，樟脑2g，麝香少许，共捣如泥备用，应用前临时配制。穴位选择第一组为内关（双）、大椎；第二组为陶道、劳宫。一般情况下仅取第一组穴位即可，不愈者再用第二组穴。操作：于疟疾发作前3～4小时，取药量约一小指大一团，放于穴位上，用3cm×3cm的塑料布盖其上，外面再以胶布条固定。5小时后取下，对发作无规律者，可连贴24小时后再去药。敷贴药物后，局部除有轻度痒感外，无其他不适，连贴24小时也不会起疱。对1次贴药未愈者，可于下次发病前6小时再予贴敷，贴2次为1个疗程。

（三）针灸疗法

1.体针疗法 取大椎、间使、陶道、后溪为主，配足三里、至阳、脾俞、合谷等穴，采用强刺激留针20～30分钟，一般于发病前2小时针刺，每日1次，5天为1个疗程。或主穴取大椎，配穴取间使、后溪，头痛加太阳，进针后施提插手法，要求有强烈得气感，留针20～30分钟，每隔5分钟运针1次，3次为1个疗程。

2.针刺加艾灸疗法 发病前2小时针大椎、后溪，得气后用艾条雀啄法温灸大椎，以潮红为度，留针及温灸30分钟，期间不定时做捻转手法。

3.穴位注射疗法 选大椎、间使，发病前1小时各注射常山注射液0.5mL，隔日1次。

4.艾灸加穴位注射疗法 在疟疾发作前1～2小时内，用艾条灸大椎，灸至局部皮肤微有汗为止（需6～10分钟），再取双侧合谷，每穴注入柴胡注射液0.5mL，隔日1次。

5.刺血疗法 患者正坐背向术者，常规消毒后提捏身柱穴，用三棱针刺1分许，随即以一手小鱼际按于患者风府穴，另一手小鱼际按于尾骶部，两手同时用力推向针孔，如此反复推10次左右，推毕从针孔挤出3～5滴血，擦净。按上法治疗，多则2次，少则1次。

6.单穴针刺疗法 选疟门穴（手背面中指和无名指之间，赤白肉际处），令患者半握拳，进针后施提插捻转，或用电针，留针15～20分钟，每隔5分钟捻转1次。

（四）药膳

1.石膏粥：生石膏100～200g，捣碎入砂锅，煮30分钟去渣取清，入粳米100g，煮粥，候温服食，每日2～3次。

2.西瓜汁：新鲜好西瓜，去籽取瓤，取汁，代茶频服。

七、预防措施

1.控制传染源，健全疫情报告，根治疟疾现症患者及带疟原虫者。

2.切断传播途径，主要是消灭按蚊，防止被按蚊叮咬，清除按蚊幼虫孳生场所及使用杀虫药物，个人防护可应用驱蚊剂或蚊帐等，避免被蚊虫叮咬。

3.注意休息，当劳累身体抵抗力低时易发病。

4.饮食宜忌在雨季尤其重要，适当多吃葱、姜、蒜、辣椒、韭菜等助阳之品，少吃芒果等生湿之品，多吃菠萝、白萝卜、酸奶等化湿开胃之品。

5.注意保暖，随时加减衣服，注意适当活动，但不宜大量出汗，受凉和大量出汗都易伤阳气。忌贪凉饮冷、露天夜卧，应挂蚊帐，注意室内通风干燥，尤其是在雨季。

第五章　蠕虫病及性传染病中医证治

第一节　血吸虫病

一、概述

血吸虫病曾流行于76个热带和亚热带国家，是由血吸虫寄生于人体引起的一种严重危害人类健康、阻碍疫区社会经济发展的寄生虫病。目前全球约有2.07亿人受感染，感染人的血吸虫主要包括埃及血吸虫、曼氏血吸虫、日本血吸虫、湄公血吸虫、间插血吸虫和马来血吸虫6种。我国为日本血吸虫病流行区，主要流行于长江流域，血吸虫以钉螺为中间宿主，人多通过皮肤接触含尾蚴的疫水而感染，血吸虫寄生于人体静脉，以腹泻、肝脾肿大、肝硬化或血尿等为主要临床特征。

血吸虫病诊断方法主要有病原学诊断和免疫学诊断两类，我国血吸虫病防治实践中最常用的三种诊断方法为改良加藤厚涂片粪检法（Kato–Katz法）、间接红细胞凝集试验（IHA）和酶联免疫吸附试验（ELISA）。目前我国血吸虫病确诊的唯一途径和手段依然是病原学检查，即从宿主（人）的粪便中查见虫卵或毛蚴。

急性期患者进行及时有效的治疗多可痊愈；慢性早期患者抗病原治疗后绝大多数可长期维持健康状态；晚期患者虽经抗病原

治疗，但肝硬化难以恢复。病原治疗临床试验证明，吡喹酮对本病有良好疗效。急性血吸虫病总量以120mg/kg计算，6天分次服完，50%须在前2天服完，体重>60kg按60kg计算。慢性血吸虫病成人总量按60mg/kg计算，2天内分4次服完，儿童酌情减量。晚期血吸虫病患者肝功能代偿尚佳时，总量可按40～60mg/kg计算，2天分次服完，每天量分2～3次服。年老、体弱、有其他并发症者，可按总量60mg/kg计算，3天内分次服完。预防性用药接触疫水后15天口服蒿甲醚，6mg/kg，以后1次/15天，连服4～10次。对症治疗：①急性期血吸虫病：高热、中毒症状严重者，给予肾上腺皮质激素降温补液治疗。②慢性和晚期血吸虫病：改善体质，给予高蛋白及多种维生素，治疗并发症；巨脾、门脉高压、上消化道出血可选择适当时机手术治疗。

中医学没有血吸虫病的病名，古代文献称为“蛊”或“水蛊”，《诸病源候论·水蛊候》说，“此由水毒气结聚于内，令腹渐大，动摇有声，常欲饮水，皮肤黧黑，如似肿状，名水蛊”，“……初起时皮上正赤，如小豆黍粟，以手摩赤上，痛如刺……发病之初，乍冷乍热……不治乱下脓血，羸瘦……腹内如虫行，腹胀满如蟆虾”。《医林绳墨》云：“蛊胀之症……治当利其肠胃，去其恶积，则蛊自除，而胀可平矣。如承气汤加黄连、甘草、雄黄、槟榔之类。”临床实践证明，中医中药对血吸虫病各期治疗和症状改善有较好疗效。

二、中医病因病机

1.病因 中医学认为，本病多因夏秋季接触疫水而发。初期虫邪蛊毒经由皮毛侵入而首先犯及肺卫，由于肺与大肠相表里，蛊毒由脏入腑，可败坏肠膜脂膏。中期虫邪蛊毒裹于血中，随血而藏于肝，侵于脾，故肝脾受损最为常见。末期由于水裹气结血凝，肝脾郁滞日久，而结为痞块，若脾气虚衰，运化失司，则易发积水胀满。

隋代巢元方在《诸病源候论·水毒候》中指出："自三吴以东及南，诸山郡山县，有山谷溪源处，有水毒病，春秋辄得。"《诸病源候论·沙虱候》说："水间有沙虱，其蛊甚细，不可见，人入水浴及汲水澡浴，其虫着身……便钻入皮里。"又《诸病源候论·水蛊候》指出："此由水毒气结聚于内，令腹渐大，动摇有声，常欲饮水，皮肤黧黑，如似肿状，名水蛊。"《诸病源候论·蛊毒利候》曰："岁时寒暑不调，而有毒疠之气，小儿解脱，为其所伤，邪与血气相搏，入于肠胃，毒气蕴积，值大肠虚者，则变利血。其利状，血色蕴瘀如鸡鸭肝片，随利下。此是毒气盛热，食于人脏，状如中蛊，故谓之蛊毒利也。"

2.病机　虫邪蛊毒初犯肺卫，卫阳被郁，则发热恶寒、身困倦疼痛、发疹；肺失清肃，则咳嗽、胸痛、咳痰咳血；蛊热不解，由表入里，此即所谓"蛊疫"初得之病机。蛊毒由表入里，下迫大肠，传化失司，则腹痛、便秘或泄泻；蛊毒败坏肠膜脂膏，又可出现下痢脓血，形成所谓"肠蛊痢"。中期由于肺朝百脉，蛊毒虫邪随血脉流行，引起脏腑器官受损。因肝为藏血之脏，脾有统血之功，蛊毒虫邪裹于血中，藏于肝，侵于脾，最易致肝脾受损。蛊毒虫邪沉积于肝脾，使气机郁滞，经隧阻塞，久之，积聚痞块由此而生。末期由于肝脾郁滞日久，水裹气结血凝，气郁血瘀进一步结为痞块。倘使脾气不虚，能运化水谷津液，则血虽凝结而无水裹之虞；若脾气虚衰，运化失司，则形成血凝气结水裹的病机，于是发生积水而胀满。古人所谓“蛊胀”“水胀”或“水癥”等，都是此种病机演变的结果，名异而实同。气以行血，血以载气；气生于水，水化于气。故水愈停，则血愈凝、气愈滞；血愈凝，则气愈滞、水愈停，水停、气滞、血瘀三者恶性往复，互为因果。胁下痞块盘踞，腹中浊水停留，清阳不升，浊阴不降，三焦无以化行，则二便不利。浊水郁久，化生湿热，耗伤真阴。肝郁日久，遏郁生热，暗耗肝阴，致肝阳上亢；木不疏土，则脾气不展，使已为血瘀水停所困的脾胃更加困惫不堪。脾胃困惫，失于运化，水谷纳少，既不能“荣木”以养肝、“生金”以荣肺，又不能以后天养先天，充肾精而生气血。肾气虚，精不足，一则发育生长迟缓而成虚损；二则不能主水、司二便，浊水更加泛滥；三则不能温助脾阳，使脾胃愈虚。水谷生气血，气血长肌肉，脾胃虚极，水谷纳少，气血无源，以致大肉脱陷，羸削瘦极。如此终致五脏交亏，阴阳两虚，气血衰惫。不过阳易虚而易复，相对较易治疗。素禀阴虚、血虚者，则病偏肝肾，常表现为阴虚阳亢，加之浊水生湿热，故阴损更难治疗，可因痰热上泛心包，内闭外脱为终局。此外，也可因脉络瘀久生热，热伤血脉，致使血不循经；或脾气虚甚，不能统血，造成吐血、便血、衄血，以致气随血耗而告终。

三、中医辨证论治

本病急性期以杀虫、解蛊毒为主，辅以解表清里、滋养气阴为基本治则。力求灭虫彻底，以达到根治目的。本病慢性及晚期治疗较为复杂。大抵有兼症者，先治兼症，后治主症。有积水者，先除积水，后破癥块。虚证当补，实证当攻。虚证为主者，先补其虚，后务其实；实证为主者，先攻其实，后务其虚。或一补一攻，二补一攻，二攻一补，寓补于攻，寓攻于补。补有温补滋补、补阴补阳、补气补血，以及补不同脏腑之侧重；攻有峻下缓下、分消、通瘀、行气、软坚之各殊，务须权衡病位虚实、揆度邪正消长，才能审时度势，按生克，论制化，行攻补，将克制变为生化，从乘侮转为促进，方能药证相对。治疗过程中不忘杀虫、解蛊毒，以图其根本。此期的治疗步骤可概括为：消积水–攻痞块–扶正气–除虫毒。

1.急性期：表里受邪

【证候】发热恶寒或往来寒热，头身疼痛，胸胁苦满，无汗，发疹奇痒，时现时隐，咳嗽胸痛，或恶心呕吐，腹痛腹泻，苔白或黄，脉多浮数或弦数。病甚者，邪热传里，发热持续，汗出，口渴，便秘或腹泻便脓血，神志迟钝，谵妄，苔黄或黄燥，脉浮数或滑数。

【治法】杀虫，解蛊毒，和解表里。

【方药】柴胡桂枝汤。

柴胡12g，桂枝、黄芩、人参各5g，芍药10g，甘草3g，半夏10g，大枣6枚，生姜3g。

【加减】干咳胸闷者，加贝母、百部、地骨皮。痰中有血者，加白茅根、茜草。腹痛剧烈者，加木香、香附。

2.慢性及晚期：湿阻气滞

【证候】面色萎黄，神疲乏力，胁肋胀痛，里急后重，腹痛，腹泻，大便不爽或有脓血，腹部癥块，舌苔黄腻，脉弦细。

【治法】行气化湿，疏肝理脾。

【方药】芍药汤。

白芍20g，当归15g，黄芩、黄连各15g，大黄9g，肉桂5g，槟榔、木香各6g，炙甘草6g。

【加减】胁痛明显者，加柴胡、郁金。脘闷腹胀者，加木香、枳壳。

3.慢性及晚期：肝脾血瘀

【证候】面黄有血丝或蟹爪纹路，皮肤红丝赤缕，腹壁青筋，两胁肋胀痛，胁下坚块，呕血或便血如漆，鼻衄牙宣，心烦易怒，口燥便秘，舌质暗紫或有瘀点、瘀斑，脉弦涩。

【治法】活血化瘀，行气通络。

【方药】桃红饮。

桃仁12g，红花、威灵仙各8g，川芎、当归各10g。

【加减】胁痛明显者，加柴胡、姜黄。鼻衄牙宣者，加血余炭、大蓟、小蓟。呕血如黑漆者，加地榆、水牛角。大便干结者，加麻仁、杏仁。

4.晚期：肝肾阴虚

【证候】腹大胀满，面色憔悴，形体消瘦，潮热盗汗，手足心热，口干咽燥，烦热不安，便秘尿少，舌质红绛，少苔，脉弦细。

【治法】滋补肝肾，养阴清热。

【方药】一贯煎。

北沙参、麦冬、当归各9g，生地黄20g，枸杞子18g，川楝子5g。

【加减】口干者，加石斛、知母。盗汗者，加浮小麦、糯稻根。烦热易怒者，加龙骨、牡蛎。大便干结者，加大黄、番泻叶。午后潮热者，加地骨皮、鳖甲。

四、临床举要

黄氏等运用参苓白术散加减治疗慢性血吸虫病腹泻42例，取得满意效果。临床资料：有慢性血吸虫病史5～40年，慢性血吸虫病腹泻史0.5～10年。诊断标准：①有疫水接触史。②腹泻反复发作，3～10次/日，伴有腹痛、脓血便，肝脾肿大，嗜酸性粒细胞增多。③粪检有血吸虫卵或毛蚴，或直肠黏膜活检阳性。排除慢性病毒性肝炎、慢性痢疾、慢性结肠炎、肠结核等。治疗方法：在护肝基础上，以参苓白术散加减：党参、白术、茯苓、桔梗、莲子、山药、薏苡仁、砂仁、陈皮、广木香、葛根、黄连。腹中冷痛者，加炮姜、熟附子；伴脓血便者，加白头翁、地榆炭；肝脾肿大者，加鳖甲、桃仁。每日1剂，分3次煎服。15天为1个疗程。结果痊愈28例，好转11例，无效3例，总有效率为92.9%。

黄毅华，何中平.参苓白术散加减治疗慢性血吸虫病腹泻[J].湖北中医杂志，2005，27（11）：43.

方氏用自拟柴鳖牡丹汤治疗血吸虫病所致肝脾肿大120例，获得满意疗效。临床资料：120例均有血吸虫病感染史，经B超确诊。肝脾皆肿大者53例，伴有轻度腹水者30例。病程最长者15年，最短者5个月。治疗方法：自拟柴鳖牡丹汤。柴胡12g，醋炙鳖甲15g，生牡蛎30g，紫丹参12g，川楝子、郁金、制香附、青皮、陈皮、炒枳壳、桃仁、赤芍、焦山楂、焦神曲各10g，红花5g，炙甘草3g。水煎服，每日1剂，日服2次。伴腹水者，同时伍用己椒苈黄丸；伴黄疸者，加用茵陈10g，海金沙15g。服药最少者35剂，最多者82剂。结果：显效66例，好转50例，无效4例，有效率为96.7%。

方大年.自拟柴鳖牡丹汤治疗血吸虫病所致肝脾肿大120例[J].中医药临床杂志，2006，18（3）：220.

魏氏采用中药补脾益肾、活血利水和西药对症、支持等治疗因感染血吸虫所致的肝硬化腹水，收效良好。临床资料：55例患者均有疫水接触史及治疗史，临床上有血吸虫病肝硬化体征；大便沉卵或免疫学诊断阳性；实验室和B超检查均符合本病的诊断标准。治疗：以补脾益肾、活血利水为大法，方用一贯煎化裁。生地黄30g，北沙参50g，麦冬30g，枸杞50g，川楝子10g，郁金10g，山药30g，白芍15g，黄芪30g，泽泻30～60g，桂枝10g，鳖甲30g（先煎）。每日1剂，水煎服，早、中、晚各服100mL，30天为1个疗程。胁肋胀痛加香附，兼黄疸者加金钱草、赤芍，血瘀重加桃仁、红花、三棱，衄血加牡丹皮、仙鹤草，谷丙转氨酶明显升高加垂盆草、鸡骨草，不能进食者给予西药对症及支持等辅助治疗。结果：显效44例，好转6例，无效5例，总有效率91%。

魏运红.一贯煎化裁治疗血吸虫病肝硬化腹水55例[J].中国中医药杂志，2006，4（4）：106.

徐氏介绍其师鲁秀山治疗晚期血吸虫病肝硬化腹水经验：鲁秀山先生（1910—1979），《常山县志·人物传》载其“治疗晚期血吸虫病肝硬化腹水患者，常用十枣汤或甘遂末与当归补血汤交替服用，攻补兼施，获得良效”。基本方：自创秘制柴胡鳖甲散，配合胃苓汤、下瘀血汤。自制柴胡鳖甲散采用本地野生鳖鱼，取鲜鳖血浸渍柴胡，然后炒干碾末，剥下鳖甲后用木柴灰浸泡7天，去除腐肉，清水漂洗后晒干，醋炙研末，鳖甲与柴胡按5：1比例混合。每次6g，每天2～3次，吞服。黄疸加茵陈、郁金；腹水感染发热加半边莲、半枝莲、白花蛇舌草、虎杖；阳气虚弱出现畏寒怕冷、下肢水肿显著、舌质淡嫩、苔薄白、脉沉细弱者，加附片、大腹皮、干姜、砂仁；阴血亏虚，见舌红、口干、脉细数者，仿《金匮要略》猪苓汤意，去桂枝加阿胶、滑石，或参入滋阴行气的一贯煎方。临床所见，阳虚患者较阴虚患者预后好。晚期血吸虫病肝硬化腹水患者，由于失治或调摄不当，出现高度腹水，腹皮绷急光亮，甚则脐突，胀痛不已者，方用《金匮要略》十枣汤：甘遂、大戟、芫花三味峻下药须研成药末使用，若改汤剂，不但剂量难掌握，而且效果不好，首次剂量控制在1.5g，大枣10枚煎汤送服。不效次日加0.5g，再服，以泻下稀水为度。独味甘遂末，也具同样效果。泻后当予糜粥养胃气。正气能支者，可连服3天，然后服当归补血汤、香砂六君汤3天，交替使用2～3个疗程。若泻后神气困顿不能自持者，即止后服，急急以固本为要。疗程中当遵《内经》“大毒治病，十去其六”和“大积大聚，其可犯也，衰其大半而止”之旨，不能冀峻下而全退腹水，需得进一步调理脏腑功能，使水液代谢得以正常，腹水才能得到有效控制。

徐宝秋，徐复娟.鲁秀山治疗晚期血吸虫病肝硬化腹水经验[J].江西中医药，2008，5（5）：24–25.

五、医案精选

案一：慢性血吸虫病

余某，男，48岁，2004年10月初诊。

反复腹泻1年余。有血吸虫疫水接触史。大便常规检查示：少许黏液便，大便培养阴性；血吸虫ELISA（+）。结肠镜检查乙状结肠有黄色颗粒，充血水肿明显，有少许浅溃疡灶。诊为慢性血吸虫病。予以护肝驱虫治疗后，症状改善不明显。现见：大便3～8次/日，偶见血性黏液便，伴全身乏力，食欲减退，腹痛，形体消瘦。舌淡红，苔白腻，脉弦细。

以参苓白术散加减：党参、茯苓、扁豆、怀山药、莲子各15g，白术、陈皮各12g，甘草、砂仁、黄连、桔梗各6g，广木香10g，薏苡仁、葛根、黄芪各30g。15剂后，患者大便2～3次/日，乏力、纳差明显好转，继上方随症加减，再服30余剂后，大便恢复正常，每日1次。随访半年未复发。

按：慢性血吸虫病常有多次感染史，虽经数次系统治疗，但慢性腹泻的症状却迁延难愈。西医学认为，慢性血吸虫病病变部位以结肠，尤以直肠、乙状结肠、降结肠为主。早期结肠黏膜上形成的“嗜酸性脓肿”是腹泻发生的主要原因，后期可能与肠道、免疫功能下降有关。中医学认为，慢性血吸虫病腹泻属“泄泻”范畴，多由于脾胃功能失调，湿邪内盛所致。《素问·脏气法时论》曰：“脾病者……虚则腹满肠鸣飧泄食不化。”《素问·脉要精微论》亦谓：“胃脉实则胀，虚则泄。”《景岳全书·泄泻》更明确指出：“泄泻之本，无不由于脾胃。”本病总由脾胃虚弱，水谷不化，湿浊内生，混杂合污而下为发病的主要机理。参苓白术散为健脾渗湿主方，党参、山药、白术补脾益气，薏苡仁、茯苓健脾渗湿，扁豆、砂仁健脾化湿，陈皮、桔梗理气，莲子补脾止泻。诸药相用，共奏健脾益气、化湿止泻之效。验之临床，收效甚捷。

黄毅华，何中平.参苓白术散加减治疗慢性血吸虫病腹泻[J].湖北中医杂志，2005，27（11）：43.

六、简方治疗及其他疗法

（一）单方验方

1.中成药复方槟榔丸，成人每次10g，每日2次，饭前温开水吞服。杀虫、解蛊毒。20日为1个疗程，总量400g。

2.鸦胆子仁0.3g，装入胶囊吞服，每日3次，疗程1个月。

3.南瓜子粉（方药中等主编《实用中医内科学》）：南瓜子去壳、去油、研粉，成人每次80g，每日3次，连服4周。副作用有头晕、腹泻、食欲减退等，一般连续服药10日后，副作用可减轻或消失。

4.甘草粉（方药中等主编《实用中医内科学》）：甘草粉，每次

10g，每日3次。适用于急性期退热。热退后量减半再连续服1周。

5.半边莲（干品）30g，水煎服，30天左右为1个疗程。适用于晚期血吸虫病腹水。

6.马鞭草适量，研粉10g装入胶囊中内服。每日3次，每次3粒。适用于早、中期血吸虫病。

7.花椒适量，用温火微炒去汁，磨细过筛，取椒红粉末，装入胶囊，每粒含量为0.4g。成人每天5g，小儿酌减，分3次服，20～25天为1个疗程。

8.乌桕树叶6～30g，水煎服，早晚各1次。

9.鲜鸭跖草适量，洗净，每日150～240g，煎汤代茶饮。每日1剂，5～7日为1个疗程。适用于急性血吸虫病。

10.常山适量，用酒炒后研成细末，炼蜜为丸（蜂蜜二倍于常山）。每日3次，每服3g，7天为1个疗程，总剂量为63g。适用于早期血吸虫病。

11.竹叶60g（鲜者），水煎服，早、晚分两次服。

12.槟榔9g，研细末，空腹白开水送服3g，连服3天。

13.乌梅10个，水煎服，每日1剂。

14.鹅不食草9g，水煎加糖调服，每日1剂。

15.半边莲汤（胡熙明等《中国中医秘方》）：半边莲，每日6～48g（平常为36g），水煎，制成10%～20%煎剂服用。

（二）药膳

1.患病后，饮食宜以富有营养为原则，凡生冷、油炸、酸辣、烟酒、油腻之品，皆不宜食用。有腹水者还应忌盐。

2.苡仁赤小豆粥：薏苡仁、赤小豆各30g，粳米100g，共煮粥，白糖调味服用。适用于腹水消退后常服。

3.参芪糯米粉：党参、黄芪、白术各50g，研粉过筛；炒熟的糯米粉1000g，与药粉混匀。每次50g，加白糖适量，开水冲服，每日2次。适用于腹水消退后服用。

七、预防措施

1.粪便管理与保护水源：粪便须经无害化处理后才能使用，分隔粪池（二格三池）和沼气池可使粪便无害。急用粪时，可按100kg粪便加尿素250g或2%氨水500mL，均可于24小时内杀死虫卵。对动物宿主（如牛、羊等）的粪便亦应同时加以管理。在流行区，提倡将井水或河水贮存3天，必要时每担水加漂白粉1g或漂白粉精1片，15分钟后即可安全取用。

2.查螺、灭螺：在气候温和的春秋季节查清螺情，结合兴修水利和改造钉螺孳生环境，因地制宜选择垦种、养殖水淹、土埋、火烧等方法，或药物灭螺，常用药物为五氯酚钠和氯硝柳胺。五氯酚钠为我国使用最广泛的灭螺药，对成螺、幼螺、螺卵均有较好的杀灭作用。但其为一种接触杀螺剂，对农作物和鱼类均有毒性，对人也有一定毒性。氯硝柳胺仅对鱼有毒性，其杀螺效率大、持效长，作用缓慢，对螺卵、尾蚴也有杀灭作用，与五氯酚钠合用可提高药效。新研制的氯乙酰胺和乙二胺两种灭螺剂，对鱼类毒性较低。

3.个人防护：脂肪酸皂化后，加2%氯硝柳胺和10%松节油可制成防护用油脂防蚴笔，具有强大的杀灭尾蚴作用，接触疫水前涂于皮肤，具一定的防护作用，作用可维持8小时以上。穿着以1%氯硝柳胺碱性溶液浸渍的衣裤，亦可防御尾蚴感染。实验证明，连续使用半年，仍有防护作用。严禁在疫水中泅水游玩。若出现腹水首当忌盐。腹水消退后，出现低蛋白血症，可用黑鱼淡煮，加料酒、生姜、苏叶、蒜片，喝汤吃肉。恢复阶段，要戒恼怒，慎劳作，远房帏。若不节劳欲，必动肝气，损脾肾，伤元气而致复发。

第二节　蛔虫病

一、概述

蛔虫病是由似蚓蛔线虫寄生于人体小肠或其他器官所致的疾病。临床特点为病程早期幼虫在体内移行引起的呼吸道与过敏症状，以及成虫寄生于小肠引起的胃肠道功能紊乱。多数患者为无症状感染，少数可因虫体进入胆道、肝脏、胰腺管、阑尾等器官引起严重并发症。其流行分布于世界各地，主要在发展中国家，农村发病率尤高，是危害我国农民的主要寄生虫病之一。儿童较成人多见，尤其以学龄期与学龄前期儿童的感染率高。本病四季皆可发病，无明显季节性。蛔虫病以散发多见，但也有时集体感染。

根据临床特征，本病属中医学“虫积”“蛔虫病”等范畴，蛔虫寄生于小肠内，扰乱脾胃气机，吸食水谷精微而引起。由于蛔虫喜温恶寒怕热，性好窜动，善于钻孔，故当人体脾胃功能失调，或有全身发热时，蛔虫即易在肠中乱窜而引起多种病证。中医学称蛔虫为蛟、蛕、蚘、长虫等。

蛔虫病的治疗以驱虫为主，常用苯咪唑类药物：如肠虫清，可麻痹、排出虫体。对于贫血较重者，可于驱虫治疗前先给予富有营养的饮食、维生素和铁剂等，待全身状况好转后，再进行驱虫治疗。中医也有不少有效的驱蛔虫药物，如苦楝根皮、使君子仁、南瓜子等。中医药治疗对于安蛔止痛、健运脾胃有独到功效。

二、中医病因病机

1.病因 中医学认为，本病是由于吞食有蛔虫卵的不洁食物，或手指衣被等附着虫卵，不慎进入口内，直入胃肠，酿生湿热，孵化成虫，寄生肠道，食人气血，引起各种病证。不洁饮食是感染蛔虫的根本原因，而胃肠湿热遏郁是蛔虫生长繁殖的良好条件。

2.病机 蛔虫性动好窜，善钻孔窍，好团聚，喜温喜暖，恶寒怕热，是其妄动致病的原因。人体脏腑气实，功能不乱之时，则能制约蛔虫，以安其位；若脏腑气弱，功能紊乱，或因脾胃俱虚，寒从内生，或因肝失条达，郁而化热，蛔虫避寒就温，或畏热乱窜，引起种种病症。虫体缠结成团，堵塞肠道，则成“虫瘕”，致气血流通不利，引起腹痛；如阻塞太甚，以致腑气不通，升降悖逆，则发“关格”；如胃寒膈热，蛔虫避寒就温，上窜膈间，或随胃气上逆而吐蛔；或钻入胆腑，使胆气不降，导致“蛔厥”；如下窜阑门，钻进阑尾，使其气滞血瘀，化火化毒，肉腐成痈，形成“肠痈”。若蛔虫长期寄生于肠中，扰乱脾胃功能，吸食水谷精微，使人气血渐耗，日久可见面黄肌瘦、唇白毛竖、容颜不泽，渐致羸瘠，而成“疳证”。虫毒吸收，可致精神症状。

本病病理变化主要有二：一为虫毒移行至肺系，肺络受损，肃降无权，则致咳嗽咯血，或虫毒生风，发于肌肤而为风疹风团；二为脾胃不和，蛔虫得以繁殖并寄居肠道，使肠胃气机不利，化生湿热，蛔虫耗吸营养，日久脾胃受损，导致气血生化不足，脏腑虚弱。

三、中医辨证论治

蛔虫病之治疗，以驱虫、安蛔为主。病程较短，体质尚未虚者，以驱虫为主；病程较长，症状明显者，则宜先安蛔，再行驱虫；驱虫之后，仍腹痛者，乃因余虫未尽之故，也宜安蛔，不宜连续驱虫。蛔虫病腹痛发作，当分清寒证、热证及寒热错杂证，寒因中阳不足，热因肝胃热盛，寒热错杂乃因胃热肠寒所致；虫病日久，则表现为脾胃虚弱之证，当以健脾养胃为法；同时，还应注意并发症的治疗。

1.寒证虫痛

【证候】腹痛绵绵，喜温喜按，时觉恶心，口吐清涎，或吐虫，或便虫，手足不温，畏寒神怯，面色苍白，溲清便溏，舌淡脉细弱。

【治法】温中安蛔。

【方药】理中安蛔汤。

人参6g，白术10g，茯苓10g，干姜10g，乌梅10g，川椒5g。

【加减】腹痛者，加木香。蜷卧沉重，利不止者，加附子。呕吐者，去白术，加半夏、姜汁。

2.热证虫痛

【证候】腹痛时作，不欲饮食，食则吐蛔，身热或厥逆，面赤心烦，口渴欲饮，溲赤便秘，舌红，脉弦数。

【治疗】清热安蛔。

【方药】连梅安蛔汤。

乌梅10g，川椒5g，雷丸6g（研粉服），槟榔10g，胡黄连10g，黄柏10g。

【加减】咽痒者，加蝉蜕10g，射干10g，牛蒡子10g。喘息盛者，加地龙10g，桑白皮15g，旋覆花10g。咯血者，加白茅根30g，侧柏叶15g。阴虚明显者，加生地黄15g，玄参15g，麦冬15g。痰多质清稀者，加茯苓15g，泽泻15g。

3.寒热错杂

【证候】腹痛时作，喜温喜按，或腹部瘕聚，坐卧不安，四肢冷逆，心烦喜呕，或吐蛔虫，面色乍赤乍白，唇常红，或口渴欲饮，得食痛甚，或得食即呕，舌淡或黄，脉弦。

【治法】寒温并用。

【方药】乌梅丸。

乌梅10g，川椒5g，细辛3g，黄连10g，黄柏10g，桂枝10g，附子6g，干姜10g，人参6g，当归10g。

【加减】发热重有黄疸，去干姜、附子、桂枝，加茵陈10g，生大黄10g（后下），山栀10g。腹部剧痛，加延胡索10g，乌药10g；或可用陈米醋口服，每次20～30mL，每隔1小时服用1次，连服3～5次。

4.脾胃虚弱

【证候】腹部隐隐作痛，喜吃异物，有时腹泻，有时便秘，口吐清水，嘈杂，脐周阵发性隐痛，面色萎黄，肌肉瘦削，四肢乏力，纳食差，舌淡，苔白，脉沉细。

【治法】健脾养胃，安蛔驱虫。

【方药】香砂六君子汤合布袋丸加减。

广木香6g，砂仁6g，法半夏10g，陈皮10g，焦术10g，炙甘草6g，党参15g，榧子10g，使君子10g，槟榔10g，芜荑10g，炒山楂15g，炒麦芽、谷芽各15g，生百部10g。

【加减】面色萎黄，加当归10g，熟地黄10g。纳呆食少，加神曲10g，香谷芽10g。汗多，加牡蛎30g（先煎），浮小麦30g。

四、临床举要

刘氏运用槟榔治疗胆道蛔虫症，以阵发性右上腹痛及B超为标准。槟榔有强力杀虫及泻下功能。首剂大剂量经虫体吸收后，可破坏虫体细胞，达到止痛驱虫效果。治疗后，10名患者腹痛消失，B超平行光带消失，全部痊愈。结论：槟榔有良好的杀虫驱虫止痛效果。

刘建军.槟榔治疗胆道蛔虫症10例[J].吉林中医药，2005，25（2）：25.

王氏探讨驱蛔汤治疗胆道蛔虫症的疗效观察。古人认为“蛔得酸则静，得辛则伏，得苦则下”，故本方以乌梅之酸安蛔为君，以川椒、细辛之辛伏蛔，佐以槟榔、使君子、苦楝根皮杀虫导滞，使以木香行气止痛，玄明粉缓泻清热以助驱蛔，干姜暖中而温四肢。采用频服法。43例患者治疗后全部痊愈，随访4～16个月，均未复发。结论：驱蛔汤对治疗蛔虫病有良好的效果。

王宇明.驱蛔汤治疗胆道蛔虫症43例疗效观察[J].社区中医药，2008，10（198）：151.

何氏等运用生姜汁治疗蛔虫性腹痛，每次口服5～6mL，以温开水送服，第一天每30分钟1次，每日服2次；第二天每2小时服1次，共服2次；以后可每日3次，持续服用2天。患者2天内不宜常规进食，只给少许米汤。如有口渴，可给少量醋开水。生姜廉价易得，20名患者全部治愈。结论：生姜汁对于治疗蛔虫性腹痛有良好疗效。

何永葆，阎峰.生姜汁治疗蛔虫性腹痛20例[J].中国民间疗法，2005，13（4）：63.

俞氏等观察乌梅四逆散治疗胆道蛔虫病的疗效，以原方加金银花、连翘、黄芪、川郁金、茵陈蒿、金钱草、生大黄、半夏、黄连、茯苓、细辛、生姜等。26例患者中治愈22例，好转3例，无效1例。四逆散疏肝理脾，乌梅安蛔，辅以川楝子、延胡索行气止痛。现代药理实验证实，乌梅具有收缩胆囊、促进胆汁排泄作用。结论：乌梅四逆散治疗胆道蛔虫病，疗效确切满意。

俞细有，陈满潮.乌梅四逆散治疗胆道蛔虫病26例疗效观察[J].中医药临床杂志，2010，2（11）：24.

杨氏运用乌梅汤加减治疗胆道蛔虫病，加干姜、桂枝、细辛、附子、黄连、栀子等治疗寒热病症。本病发病与气候寒冷有密切关系。155例患者，149人痊愈，5人好转，1人无效。结论：乌梅汤加减，寒温互用，能安蛔解痉止痛，促使蛔虫退出胆道，对治疗胆道蛔虫病有良好的疗效。

杨新成.乌梅汤加减治疗胆道蛔虫病155例临床观察[J].社区中医药，2005，7（117）：62-63.

包氏运用小陷胸汤治疗胆道蛔虫症的疗效观察。半夏辛开，化痰抑饮；黄连苦寒，清热燥湿；瓜蒌甘寒润滑，有清热开结涤痰之功。结论：蛔虫病多为湿热内聚，故小陷胸汤有良好疗效。

包应有.小陷胸汤治疗胆道蛔虫症疗效观察[J].中医临床杂志，2008，20（5）：485.

五、医案精选

案一：脾胃虚寒，蛔虫上扰

吕某，男，34岁，工人。

胃脘痛已年余，两天来突然右上腹及剑突下疼痛，烦躁不安，恶心，呕吐清水，吐蛔虫2条。疼痛放射到肩胛及背部。检查：上腹部有压痛，上消化道钡剂检查正常。脉沉弦而紧，舌淡红，苔薄白。

证属：脾胃虚寒，蛔虫上扰。

治宜：温胃安蛔止痛。

处方：乌梅15g，黄柏9g，蜀椒、桂枝、附子、黄连各6g，细辛、干姜各3g。

二诊：连服2剂，1剂后止疼痛，2剂后未再痛，又服2剂，第5日清晨空腹下方驱蛔。

处方：槟榔24g，使君子、苦楝根皮、鹤虱、雷丸、二丑各15g，轻粉0.9g（冲服）。

服药后，腹泻3次，共排蛔虫13条，经3个月随访未再复发。

按：患者平素脾胃虚寒，饮食不节，致使蛔虫上扰于胃或胆道而发生剧痛，以乌梅丸方减党参、当归。方中以乌梅以制蛔，蜀椒、细辛杀虫止痛，黄连、黄柏清热杀虫，桂枝、附子、干姜温脏祛寒以安蛔。此方可标本兼顾，既可安蛔，亦能和胃，故止痛安蛔后，用槟榔、使君子、苦楝根皮、鹤虱、雷丸杀虫消积，二丑通泻大便，兼能杀虫，轻粉0.9g（冲服）加强杀虫效果，并通利二便。

刑锡波.刑锡波医案选[M].天津：天津科学技术出版社，1980.

六、简方治疗及其他疗法

（一）单方验方

1.热醋60g，加川椒少许，1次内服。适用于蛔厥引起的腹痛。

2.金龟莲，将其块根洗净切片，晒干研细，每次服0.3～0.5g。适用于蛔厥引起的腹痛。

3.“通便条”塞肛：细辛、皂角、蜂蜜各120g，取蜂蜜煎至滴水成珠为度，将药研细，加入搅匀，趁热制成长约5cm、直径1cm的栓剂。用玻璃纸或聚乙烯薄膜包装备用，每次用1～2条，塞入肛门，一般一次即可。适用于蛔虫阻滞肠道可能形成关格证者。

4.口服麻油或豆油30～60mL，1小时服1次，连续服3～4次。适用于蛔虫性肠梗阻。

5.蛔厥、虫瘕之腹痛，可服用食醋。3～6岁10mL，7～9岁20～40mL，10岁以上30～60mL，腹痛剧烈时服，必要时可连服2～3次。

6.虫瘕：先服50～100mL植物油，在患者腹部涂滑石粉，1小时后以右掌心贴住腹部皮肤，以脐为中心，顺时针方向按摩，30～40分钟蛔虫团可散开。

7.苦楝根皮30～40g，水煎，加红糖适量，早晨空腹顿服，儿童酌减。

8.使君子炒香，儿童每岁1g，成人每次10g，早晨空腹嚼服，连服3次。忌饮茶。

9.生紫苏子，4～10岁每次服20～50g，成人每次50～70g，每日2～3次，捣烂空腹服。

10.小麦秆200g，加水800mL，煎400mL，上午9时、下午4时各服200mL。

（二）外治法

腹部热敷法：食盐500g，加入食醋50～100mL，放锅内炒热，用两层纱布包好，令患者仰卧屈膝，放于腹部热敷，冷时加温，敷1小时左右。适用于蛔虫引起的关格证。

（三）针灸疗法

针刺迎香透四白、水沟或胆囊穴，以及足三里、中脘、天枢、内关等穴，可止痛。

七、预防措施

1.讲究卫生，饭前便后洗手，避免重复感染。

2.有并发症者，当注意卧床休息。

3.饮食宜清淡，忌油腻煎炸。

4.脾胃虚损者，宜予营养丰富饮食。

5.蛔虫病患者经杀虫治疗后，常有脾胃症状较重或气血不足者，可用香砂六君子汤或参苓白术散加减治疗。香砂六君子汤：木香、砂仁、陈皮、法半夏、党参、茯苓、白术、甘草。参苓白术散：党参、茯苓、白术、扁豆、陈皮、莲肉、山药、砂仁、薏苡仁、桔梗、甘草。

第三节　蛲虫病

一、概述

蛲虫病是以引起肛门、会阴部瘙痒为特点的一种肠道寄生虫病。其主要是由蛲虫产生的毒性物质和机械刺激所致，夜间尤甚，影响睡眠，小儿哭闹不安。由于奇痒抓破后造成肛门周围皮肤脱落、充血、皮疹、湿疹，甚而诱发化脓性感染。蛲虫钻入肠黏膜，以及在胃肠道内机械或化学性刺激，可引起食欲减退、恶心、呕吐、腹痛、腹泻等症状。偶有蛲虫侵入泌尿系统或女性的生殖系统，引起尿频、阴道、尿道炎等，也可侵入阑尾发生阑尾炎，甚至发生腹膜炎。世界各地流行极广，全世界感染人口300万~500万，我国南方、北方普遍流行，儿童感染率高于成人，尤其集体机构儿童感染率高。国内调查资料表明，儿童感染率达40%～70%。在卫生条件差的家庭往往多数成员同时患病。

中医将本病命名为蛲虫候、谷道虫。

蛲虫病的治疗无论中医、西医均以杀虫、驱虫为主。蛲虫是肠道线虫中最易被驱除者，常选用广谱驱线虫药，如苯唑类药物、扑蛲灵、噻嘧啶等。中医治疗除杀虫外，还可改善症状，调理脾胃。如将内治与外治相结合，疗效更佳。

二、中医病因病机

1.病因 患者是蛲虫唯一宿主，蛲虫感染者是蛲虫病唯一传染源。传染方式有自身及异体感染两种。自身感染系雌虫于夜间爬行肛门，在周围皮肤上产卵，引起奇痒，小儿用手指搔痒而沾染虫卵，在进食或吮吸时吞入虫孵。虫孵在胃及十二指肠开始孵化成幼虫，最后在小肠下段及大肠内发育为成虫。若虫孵在肛门口孵化，幼虫可爬进肛门，侵入大肠，引起逆行感染。这两种自身感染方式使感染加重，迁延不愈。异体感染是通过被污染虫卵的食物、玩具经口感染，也可经口鼻、吸入飞扬的虫卵再咽下而感染，是造成集体和家庭间传播的主要方式。

2.病机 虫卵直接或间接经口进入胃肠，影响脾胃运化，脾运失职，易生湿邪，湿邪阻滞脾胃，则见食少、恶心、呕吐、腹痛、腹泻等；日久水谷精微不能充养肌体，则见身体消瘦；下乘肠道、肛门，则见肛门奇痒、夜寐不安；爬行至前阴，则发生阴痒；湿热下注肛门、会阴，则见肛门、会阴糜烂，湿疹蔓延。

三、中医辨证论治

本病中医主要根据伴随症状区分是脾虚湿阻还是肝胆湿热，如伴食欲差、四肢乏力、腹泻等属脾虚湿阻，如伴口苦、心烦失眠等为肝胆湿热，并可适当运用外治法。

1.脾虚湿阻

【证候】腹痛，腹泻，食纳差，身体消瘦，四肢乏力，肛门发痒，夜间尤甚。

【治法】健脾祛湿，驱虫止痒。

【方药】六君子汤与布袋丸加减。

焦术、法半夏、陈皮各10g，茯神、党参各15g，使君子、生百部、芜荑各10g，榧子30g，雷丸15g，炙甘草5g。

【加减】食欲不振，舌苔白腻者，加鸡内金、炒薏苡仁。

2.肝胆湿热

【证候】腹痛，小腹不适，肛门痒甚，夜间尤甚，烦躁，情绪激动，夜惊失眠，小便黄。

【治法】清利肝胆，驱虫止痒。

【方药】龙胆泻肝汤合追虫丸加减。

柴胡、栀子、黄芩、车前子、百部、鹤虱、蛇床子各10g，龙胆草、槟榔各15g，木通6g。

【加减】伴湿疹蔓延者，加苍术、黄柏、苦参、地肤子等。尿频、尿急者，加泽泻、滑石等。

四、临床举要

张氏等研制苦连栓剂并观察蛲虫感染驱治的效果。苦连栓剂制备：苦参与黄连各700g，洗净后加5倍水，浸泡2小时后直火加热至沸腾，并持续微沸30分钟，用8层纱布过滤，药渣加3倍水，煎煮30分钟，过滤，收集滤液。将两次滤液合并，先直火浓缩，然后水浴浓缩干燥，与脂肪化栓剂混合铸模。苦连栓剂疗效与阿苯达唑疗效相近，且无明显不良反应，价格低廉，使用方便。结论：苦连栓剂对治疗蛲虫感染疗效显著。

张召，梅祥胜.苦连栓剂的研制及蛲虫感染驱治效果观察[J].中国病原生物学杂志，2009，4（11）：880.

孙氏等拟百楝汤保留灌肠治疗蛲虫病，用生百部30g，苦楝皮30g，白鲜皮30g，蛇床子30g，苦参30g，共入500mL凉水中浸泡30分钟，煎煮取汁150mL，待凉，每晚睡前保留灌肠1次。每次3岁以下者10mL，3～7岁者15～25mL，7岁以上者30mL，疗程10～15天，继发细菌感染者加服抗生素；肛门糜烂渗液者，用毛巾浸药液湿敷30分钟，每日2次，至干燥无渗液。结果：痊愈84例，因患儿不配合而自动停药4例，失访2例，治愈率93%。在积极治疗患儿的同时，教育其饭前便后洗手、勤剪指甲，纠正吮手、搔抓肛门等不良习惯，衣裤及被单勤换并用开水烫洗，以便杀死虫卵，切断传染途径。

孙守信，石淑慧.自拟百楝汤保留灌肠治疗蛲虫病90例[J].中国社区医师，2003，18（16）：38.

刘氏利用灭蛲液治疗蛲虫患儿，使君子300g，雷丸200g，百部100g，水煎半小时，澄清液1000mL，放入两个500mL的输液瓶内，封严后在沸水中煮20分钟，备用。将消毒棉做成黄豆大小棉球，用镊子夹住棉球浸药液，在儿童睡前放入肛门内，深度以使药棉不掉出为宜，药棉随大便排出体外，10天为1个疗程，并注意调护，以防再感染。本药液中药物有杀灭成虫和虫卵的效果，可以杀排卵的雌虫，又可灭虫卵。灭蛲液既可阻断传播途径，又可使患儿本身不再循环感染。本法简便易行，患儿容易接受，无任何毒副作用，治愈率高。

刘延君.灭蛲液治疗蛲虫病260例临床体会[J].河北中医药学报，1997，12（2）：21.

五、医案精选

案一：蛲虫淋

张某，女，6岁，1987年6月初诊。

家长代诉；小女尿急、尿痛伴阴痒3年，昼夜解尿数十次，多次赴医院诊治，除尿检蛋白微量、有少数红白细胞外，B超、静脉肾盂造影、验血等检查，皆无异常发现。女孩刚进门，急欲解尿，几分钟后又解。诊见体温正常，精神状态、心肺、腹部均无异常，肛周及外阴皮肤新旧抓痕重叠，当场发现肛门口有蛲虫骚动，明白尿痛、阴痒祸根是蛲虫。证属蛲虫淋。以清热通淋之八正散和驱蛔药物治之。

处方：车前草10g，滑石15g，木通6g，生大黄3g，牛膝10g，萹蓄15g，凤尾草10g，甘草6g，瞿麦10g，苦楝根皮15g，乌梅6g，青蒿20g。每日服1贴。

坚持每晚捉蛲虫，并用醋熏法驱虫、治痒，每晚1次。

治疗5天，共排出蛲虫两千余条，尿痛，阴痒，钝痛，15天后症状完全消失，患儿嬉笑如常。

按：蛲虫郁伏肛门，湿热壅滞，感染尿道等处，出现尿频、遗尿等症状。用八正散之车前草、滑石、木通、萹蓄、瞿麦、凤尾草、青蒿祛湿清热止淋，大黄引邪外出，牛膝引药下行又扶正，配合苦楝皮、乌梅杀虫止痒。诸药相合，共奏清热止淋杀虫之功效。

江苏省中医管理局.医海拾贝：江苏当代老中医经验选[M].南京：江苏科学技术出版社，1992.

六、简方治疗及其他疗法

（一）单方验方

1.槟榔煎剂：槟榔30g，水煎，每日1剂，分2次服。本方以大剂量、长疗程效果为优。

2.使君子煎剂：使君子肉炒熟研粉，每次口服1.5～2g，每日3次，连服15日为1个疗程。根据情况，隔1个月再服10日。本药服后可有轻度恶心和头晕感。

3.苦楝根皮煎剂：苦楝根皮9g，槟榔12g，鹤虱12g，水煎服，连服数天。

4.雷丸散剂：雷丸，选用较大的外皮深褐色者，研成细粉，每天服6～9g，连服3天为1个疗程，停药1周后，再服1个疗程，一般2～7天即有大量蛲虫排出。

（二）外治法

1.百部30g，乌梅15g，或单用百部60g，加水两碗，煎成一碗，每晚做保留灌肠，10天为1个疗程。

2.大蒜90g，捣碎，用冷开水浸24小时，过滤取汁，每晚用20～30mL做保留灌肠，7天为1个疗程。

3.每晚睡前用百部煎汤洗净肛门，将雄黄末撒在肛门深部及其周围，或用雄黄百部膏、10%鹤虱油等外涂。

以上三方均有杀虫止痒的作用。

七、预防措施

1.加强卫生宣教，让集体儿童机构与家长了解蛲虫病的传播方式与防治措施。

2.普查普治。在集体儿童机构或家庭内感染率超过50%时，可集体普治，7～10天后重复1次。既有治疗效果，又可控制流行。

3.切断传播途径，注意个人卫生，防止重新感染。饭前便后洗手，勤洗肛门，勤换衣裤被褥，保持手指清洁。儿童可穿满裆裤，嘱其不吸吮手指，避免重复感染。

4.不让孩子饮用生水，不吃生冷的蔬菜、肉类等。

5.衣服、玩具、食器定期消毒。可用0.05%碘溶液处理1小时，虫卵可全部杀死。这种低浓度的碘对人体皮肤没有刺激性，是有效而又简便的消毒剂。

6.营养不良者，注意加强饮食营养。蛲虫病患者经杀虫治疗后，常有脾胃症状较重或气血不足者，可用香砂六君子汤或参苓白术散加减。香砂六君子汤：木香、砂仁、陈皮、法半夏、党参、茯苓、白术、甘草。参苓白术散：党参、茯苓、白术、扁豆、陈皮、莲肉、山药、砂仁、薏苡仁、桔梗、甘草。

第四节 淋 病

一、概述

淋病是淋菌性尿道炎的简称，是一种古老而又常见的性病，多发生于青年男女。临床上男性急性淋病潜伏期为1～14天，常为2～5天，症状多为尿道口溢脓，脓液呈深黄色或黄绿色，出现尿频、尿急、尿痛、排尿困难、排尿终末时刺痛、行动不便、夜间阴茎常有痛性勃起。男性慢性淋病临床表现尿道常有痒感，排尿时有灼热感或轻度刺痛、尿流细、排尿无力、滴尿。多数患者于清晨尿道有少量浆液痂封口，若挤压阴部或阴茎根部常见稀薄黏液溢出。尿液基本清晰，但有淋丝。女性淋病多为尿频、尿急、尿痛，排尿时有烧灼感，按压尿道有脓性分泌物，有发热等全身症状，淋菌性阴道炎较少见，病程长者症状轻微，有些患者有腹部坠胀、腰背酸痛、白带较多，或有下腹痛和月经过多等。

淋病自古即有，《素问·宣明五气》载："膀胱不利为癃"。张仲景在《金匮要略》中这样描述："小便如浆状，小腹弦急，痛引脐中。"隋代巢元方在《诸病源候论》中把淋病分为石淋、气淋、膏淋、痨淋、热淋、血淋、寒淋等"七淋"，其中"膏淋"相当于急性淋病，"痨淋"相当于慢性淋病。

西医治疗淋病，主要是以抗生素对症治疗。中医治疗淋病，继承和发展了古代淋病治疗方法，在控制症状、提高疗效、缩短疗程方面有较大优势。

二、中医病因病机

1.病因 淋病的主要传播形式是不洁性交，这也是成人淋病的主要原因。不洁性交导致湿热之邪伤及下焦，损及阴器，湿热壅盛，热盛肉腐，因腐成脓；或由于摄生不慎，感受毒邪，幼女、妇女多为此因。一般由于共用患者衣裤、被褥等物品，感受毒邪或湿热虫毒之邪，伤及任、带二脉，因成本病。

2.病机 淋病病机主要有三种：①房事不洁，触染邪毒，湿热淋毒聚结下窍，膀胱气化不利，清浊不分，形成湿热毒蕴证。②肝郁气滞，触染淋毒或湿热淋毒久蕴下焦，影响气血运行，败血浊瘀壅阻尿路精道，形成气滞血瘀证。③失治误治，久治不愈，余毒不解，耗气伤津，肝肾阴虚，形成正虚毒恋证。

三、中医辨证论治

本病病因主要是湿和热，治疗当祛湿与清热并用，兼顾滋阴、活血、补虚。本病常见分泌物多、瘙痒等症状，因其为湿热所致，故治疗唯有清热解毒、祛湿燥湿，方可使症状好转，切不可滥用辛温发散之品。

1.湿热下注

【证候】男性多表现为尿频，尿急，尿痛，尿道口红肿、有脓性分泌物，严重者龟头及包皮呈炎性水肿、溃烂外翻；女性多表现为带下量多呈脓性，或伴外阴瘙痒，小便频数、淋沥刺痛，或阴部生疮、红肿热痛。舌质红，苔黄或黄腻，脉弦数或滑数。

【治法】清热解毒，燥湿杀虫，利尿通淋。

【方药】解毒通淋汤。

黄连10g，黄柏10g，马齿苋15g，石韦15g，白花蛇舌草15g，川乌15g，石菖蒲15g，苦参15g，土茯苓15g，怀牛膝15g，甘草10g。

【加减】湿热重加茯苓、泽泻；热重加滑石、黄芩。

2.湿热蕴结兼肾阴亏虚

【证候】尿频、尿急、尿痛症状轻微，每遇房劳、饮酒加重，分泌物稀薄，兼见头晕耳鸣、失眠多梦、腰膝酸软，舌质红，苔黄，脉弦细。

【治法】清热利湿，滋阴补肾，解毒杀虫。

【方药】解毒通淋汤合六味地黄汤。

土茯苓15g，怀牛膝15g，石韦15g，白花蛇舌草15g，马齿苋15g，生地黄15g，山药12g，山萸肉12g，甘草10g，知母10g，车前子10g，黄柏10g。

【加减】热重加黄芩、栀子；阴虚加生地黄、玄参。

3.湿浊结聚伴脾肾两虚

【证候】小便浑浊如膏脂，余沥不尽，晨起阴茎有稀薄分泌物，伴头晕乏力、少腹下坠不适、腰膝酸软，舌质淡、边有齿痕，脉沉细。

【治法】分清别浊，补益脾肾，解毒杀虫。

【方药】分清饮合补中益气汤。

川萆薢12g，苍术12g，石菖蒲12g，黄柏10g，升麻6g，甘草6g，白花蛇舌草5g，土茯苓5g，黄芪5g，菟丝子5g，生山药5g，虎杖5g。

【加减】脾虚加太子参、茯苓；肾虚加山药、补骨脂。

4.湿热蕴结伴气滞血瘀

【证候】男子：始尿困难，少腹胀满，尿流较细，终末滴尿；女子：平时少腹疼痛，经来加剧，经色暗红，夹有血块。舌暗红，舌下系带充血，苔白黄，脉弦涩。

【治法】男子：活血化瘀，软坚散结，清解余毒，利尿通淋；女子：清热除湿，活血化瘀，解毒杀虫。

【方药】男子：桃核承气汤合萆薢分清饮。黄柏10g，路路通10g，大黄10g，桃仁10g，红花10g，昆布12g，皂角刺12g，石菖蒲12g，萆薢15g，石韦15g，益母草15g，丹参15g，虎杖15g。

女子：清热调血汤。川楝子12g，当归12g，赤芍10g，桃仁10g，红花10g，延胡索10g，路路通10g，黄连10g，香附10g，虎杖15g，益母草15g，刘寄奴15g。

【加减】气滞加柴胡、枳实。散结加牡蛎，热重加黄芩。

四、临床举要

赵氏以酢浆克淋汤［酢浆草30～45g，金丝草、败酱草各20～30g，白芷12～30g，炒穿山甲、木通各10g，车前子15g（布包），蒲公英30g，甘草3g］为基本方加减内服，另以鲜车前草、马齿苋、酢浆草各适量，水煎，浸洗外阴，每天治疗1～2次。治疗200例，7天为1个疗程。结果：1～2个疗程治愈151例，占75.5%；好转40例，占20%；总有效率95.5%。

赵伟强.酢浆克淋汤治疗淋病200例[J].新中医，1993（3）：40-41.

刘氏以解毒消淋汤（金银花30g，连翘15g，蒲公英15g，黄芩

6g，知母10g，云茯苓15g，泽泻10g，玉米须15g，车前子10g）加味治疗15例淋病患者，治愈10例，好转2例。

刘秀英.解毒清淋汤治疗淋病15例[J].国医论坛，1993（3）：25.

高氏等认为淋病多因湿热而起，以五淋散治疗淋病，赤茯苓、赤芍各30g，甘草、茵陈、滑石各12g，竹叶9g为基本方辨证加减治疗20例淋病患者。全部病例服8～15剂后症状完全解除，尿道分泌物查不到淋菌。

高峻泰，高远超.五淋散加味治疗淋病[J].四川中医，1993（10）：34.

杨氏拟“扶正祛毒汤”（黄芪15g，党参15g，茯苓30g，白术15g，金银花25g，山萸肉15g，土茯苓30g，黄柏15g，白茅根30g，滑石30g，川牛膝25g，甘草6g）随症加减加味治疗慢性淋病22例。一般服药5天后症状减轻，15天后症状消失，续服25天后基本痊愈。结果19例治愈，3例好转。慢性淋病属于中医的膏淋、劳淋、淋浊范畴，为邪毒存于体内，耗伤人体正气，“或肾虚而膀胱热”或“中气下陷及命门不固”，形成虚实夹杂证，而扶正祛邪毒，通过补脾益肾，加强机体免疫力，再佐以祛湿通淋解毒之药，补其不足，去其有余，从而病愈。

匡亦璜.近年来中医药治疗淋病概况[J].南京中医药大学学报，1995（5）：58-59.

五、医案精选

案一：血淋

苏某，女，65岁，农民。初诊日期：1975年3月21日。

发病于1974年9月，初起突然高烧头痛、腰痛、小便淋沥带血。某医院诊断为“肾盂肾炎”，住院治疗20余天，症状缓解出院。出院两周后前病复发。因患者愿意在家治疗，所以未再住院。由于久治不愈，体质虚弱，抵抗力降低，故反复发作。而且发作距离越来越短，症状越来越剧，如此已半年。经医多人，除常规用西药外，服中药已达百余剂。

现症见：头痛时晕，四肢酸软无力，精神倦怠，心烦多怒，夜寐不安，脘腹胀闷，不思饮食，口苦恶心，腰痛，小便急迫疼痛有血丝，舌苔黄，边尖红，脉弦细而数。验尿：红细胞（++++），蛋白（+），脓细胞（++）（因条件所限未做尿培养）。

中医诊断：血淋。此证迁延日久，正气已伤，邪气尚盛，扶正无益。拟白茅根汤合二妙散（朱丹溪方），清热凉血、解毒通淋为主以祛邪；保和丸开胃消食辅之，借谷气以养正气。

处方：鲜白茅根60g，蒲公英30g，滑石20g，苍术10g，黄柏10g，竹茹10g，甘草6g，保和丸10g（用药液调服）。5剂，水煎服，日1剂。

3月27日二诊：头痛、头晕、尿急、尿痛明显好转，恶心已愈，饮食增加，苔脉如前。仍守原意，上方略增减。

处方：鲜白茅根60g，蒲公英30g，滑石20g，苍术6g，黄柏10g，甘草6g，保和丸10g（用法如上）。

嘱：如无其他情况，照方服20剂，服10剂后改为两日服1剂（后来因保和丸成药货缺，改用连翘10g，山楂、麦芽各15g合上药同煎代之）。

4月20日三诊：自觉症状消失。验尿已正常，能从事家务劳动。1978年12月6日第3次回访，停药3年多未复发。

按：西医学肾盂肾炎、尿道炎、膀胱炎均属中医学淋病范围。若久治不愈，反复发作，正气必伤，往往呈现“正虚邪实”的复杂局面，颇为难治。古人治淋有忌补的说法，如《证治汇补》说：“气得补而愈胀，血得补而愈涩，热得补而愈盛。”推崇此论，凡实邪未尽者，均以祛邪药主之。虽兼正虚，亦从不轻用补益之品，经验多例从未发生“虚虚之害”。苏氏患病半年，年过六旬，正虚可知，然在治疗中并未用一味扶正之品，服药20余剂病愈正复。

于世良.淋病医案三则[J].河北中医，1980（2）：35-37.

六、简方治疗及其他疗法

（一）单方验方

1.马齿苋150g（鲜者加倍），每天1剂，水煎早晚分服，连服10天为1个疗程。

2.败酱草50g，加水2000mL，煎30分钟，去渣，分4次内服，每6小时1次。另取败酱草100g，加水1000mL，煎30分钟，去渣，待凉，分2次冲洗前阴，每天1剂。

3.生山楂100g，每日1剂，水煎分2次服用，连服7天为1个疗程。

4.川楝子20g，砸碎，水煎2次，两煎药液调匀，早晚分服。

5.凤眼草30g，用开水浸泡后饮服，每天3次。

6.珍珠草全草洗净阴干，每日取30～60g水煎服，另加大枣6

枚，头煎空腹顿服，二煎代茶。

7.每日取新鲜车前草10～20棵煎水，大量饮服，半个月为1个疗程。

8.栀黄车前汤：栀子、黄柏各10g，白花蛇舌草30g，车前子、金银花、连翘、石韦、冬葵子、当归各10g，琥珀粉3g，甘草6g。水煎服，每日2次，每日1剂，药渣再煎水外洗局部。适用于湿热下注型淋病。

9.加味八正散：滑石、车前子、栀子、地肤子各15g，瞿麦10g，蒲公英、土茯苓各30g，大黄8g，木通6g，甘草4g。水煎服，每日2次，每日1剂。适用于湿热下注型淋病。

10.清淋汤：虎杖、土茯苓、贯众、连翘、蒲公英、黄连、半枝莲、木通、瞿麦、黄芪、茯苓、丹参、赤芍各适量。水煎服，轻者每日1剂，重者每日2剂。适用于湿热瘀阻及毒热型淋病。

11.补肾通淋汤：土茯苓、生薏苡仁、怀山药、茵陈、白茅根各30g，熟地黄20g，泽泻、山萸肉各15g，车前子12g，桑螵蛸、生甘草、生益母草各9g，麦饭石颗粒50g。水煎服，每日1剂，7日为1个疗程。适用于肾虚型淋病。

（二）外治法

1.单味苦参煎汤外洗。

2.苦参、金银花、黄柏、蛇床子，水煎汤外洗，每日2次。

3.苦参、生大黄、黄柏，水煎汤外洗，每日2～3次。

（三）针灸疗法

1.取照海（泻）、中极（补、温针灸）、太冲（泻）为主穴，湿热型配膀胱俞（泻）、阴陵泉（泻），阴虚型配肾俞（轻补）、阴谷（轻泻），阳虚型配命门（补）、三阴交（补，温针灸）。

2.膀胱俞、中极、气海、阴陵泉、三阴交、行间、太溪、足三里、肾俞，交替使用，先泻后补。

七、预防措施

1.防止传染 现实生活中，一定避免使用他人的内衣、泳装及浴盆；在公共浴池不洗盆塘，提倡淋浴，沐浴后不直接坐在浴池上；在公共厕所尽量使用蹲式马桶；上厕所前用肥皂洗手；不在密度大、消毒不严格的游泳池游泳。

2.杜绝性乱 通过临床统计，发现有60%的患者是通过性接触染病。家庭中一方从社会上染病，又通过性生活传染配偶，还有可能通过密切的生活接触传给家中其他人，既带来了生理上的痛苦，又造成家庭不和，背负精神压力。因此，提高性道德，不发生婚外性行为是预防淋病的重要方面。

3.注意个人卫生 个人生理卫生对于预防淋病有重要的作用。每日清洗外阴、换洗内裤，个人内裤单独清洗，家庭成员间也应该做到一人一盆、毛巾分用。

第五节 梅 毒

一、概述

梅毒是由梅毒螺旋体感染所引起的一种全身性慢性性传染疾病。人体感染后，苍白螺旋体很快播散到全身，几乎可侵犯全身各器官，并产生多种多样的症状和体征，也可多年无症状而呈潜伏状态。

梅毒曾在世界广泛流行，其来源仍有争论，较为信服的观点是来源于美洲。据记载哥伦布第一次探险后，1949年回到欧洲，其水手带去的梅毒在欧洲流行，1498年传到印度，1510年传入日本，随后蔓延全世界。16世纪以前，中国尚无梅毒的明确记载。1505年梅毒传到中国后，成为最主要的性病，发病率居首位，资料显示，新中国成立前，汉族的发病率达2%～5%，少数民族达5%～20%。1964年，我国基本消灭了性病，主要标志是梅毒。目前，梅毒的发病率较低，发病率为0.66/10万～1/10万，且主要是男性，以20～39岁年龄组最高，其中早期梅毒占97%左右。

梅毒主要通过皮肤黏膜直接接触传染，约占获得性梅毒的95%，性接触直接传染又占其中的95%～98%，性交、性吻、性触摸等性接触时，双方皮肤黏膜有微伤口或微擦伤，螺旋体极易通过局部破伤传染。而非性接触直接传染（如普通接吻、触摸、握手等）占皮肤黏膜直接接触传染的2%～5%。另外，梅毒尚可通过间接接触传染，如接触带苍白螺旋体的衣裤、毛巾、针头、玩具等，占获得性梅毒的2.5%。由于输入有传染性梅毒患者血液而致传染及孕母血螺旋体通过胎毒传染给胎儿是梅毒传染的另外途径。

梅毒螺旋体进入人体后，即在入侵处的组织中繁殖，引起局部初疮反应；旋即随淋巴液沿淋巴管进入淋巴结，也很快进入血液循环，使身体多处器官组织受感染，引起二期梅毒反应；经2～4年，梅毒螺旋体只集中在少许器官组织内生存、繁殖和致病，即三期梅毒反应。胎传梅毒没有一期硬下疳梅毒，出生即相当于二期梅毒。

中医学对本病早有认识，称之为梅毒、霉疮、杨霉疮、广疮等。《疮疡经验全书》有关于霉疮的记述。我国第一部有关梅毒的专著《霉疮秘录》，指出本病的传播方式有性交传染、非性交传染及体内传染，提出了解毒、清热、杀虫治法，首创用雄黄、丹砂等含砷药物治疗梅毒。

二、中医病因病机

1.病因 中医学认为，梅毒是感受淫秽邪毒，蕴热化火，毒气内伤脏腑，外攻肌肤而致。早期梅毒以实证表现为主，晚期以虚证为主。梅毒患者，其淫秽邪毒，多因房事不洁而感受，但也可因其他途径而感受。

（1）精化染毒 指不洁性交传染，阴器直接感受淫秽邪毒而致病。肝脉绕阴器循行，肾开窍于二阴。不洁性交，淫秽邪毒入侵，肝肾二脉直接受邪，并伤及冲、督脉。外则毒发皮毛，伤及阴器，疮重大而硬实；内则毒入骨髓、关窍，侵及脏腑。随处可生，发无定处，证候复杂。

（2）气化染毒 指非性交传染，如接触患者，接吻、授乳、同厕、同寝、共食等而感受梅疮毒气。病位主要在脾肺二经受毒，疮轻细小而干，毒气少入侵骨髓、关窍、脏腑。

（3）胎传遗毒 系父母患梅毒，遗毒于胎儿所致。既有父母先患梅毒而后结胎，称之禀受，多病重；又有先结胎，父母后患梅毒，毒气由母而传于胎儿，称之为染受，多病轻。

2.病机 本病的形成在于感染梅毒疫疠之气，内伤肺脾、肝肾，化火生热，夹湿夹痰，外攻肌肤、孔窍，内溃脏腑、骨髓为病。若外发肌肤则见杨梅圕疮、杨梅疹、杨梅斑；留着关节，则见骨节酸痛、关节不利；侵于阴器，则生疳疮；流于经脉，则生横痃；蚀于口鼻咽喉，则致喉烂、鼻缺、唇裂、齿脱；内攻脏腑，则造成肝、肾、脾、肺及心脑俱伤，危及生命。

三、中医辨证论治

本病病机以淫毒内侵，湿热下注，耗败气血，损伤五脏为关键，其发生有先后，部位有深浅，表现不同，可结合各证之特点辨证论治。

1.肺脾蕴毒

【证候】多见于气化染毒者。疳疮多见于手指、乳房、口唇等处，杨梅疮亦好发于躯体上部，疮小而干，兼见纳呆脘闷、胸痞，舌质淡红，苔薄白或薄黄，脉滑或濡。

【治法】清泄肺脾，祛风解毒。

【方药】杨梅一剂散加减。

麻黄6g，大黄10g，威灵仙10g，金银花15g，羌活6g，白芷6g，蝉蜕10g，皂角刺10g，穿山甲4g，防风6g。

【加减】湿热盛者，加黄芩、栀子。体虚汗出者，去麻黄，加黄芪。咽红者，加牛蒡子、马勃。杨梅疮色淡，时隐时现者，加生黄芪、玄参。

2.肝经湿热

【证候】多见于精化染毒的疳疮及杨梅疮者。病损生于男子阴茎、女子外阴及阴道，疳疮质硬而润，或伴有横痃，杨梅疮多在下肢、腹部、阴部，兼见口苦口干，小便黄赤，大便秘结，舌质红，苔黄腻，脉弦滑。

【治法】清热利湿，解毒驱梅。

【方药】龙胆泻肝汤加减。

龙胆草6g，栀子10g，黄芩10g，通草6g，泽泻15g，车前子10g，柴胡6g，甘草10g，当归10g，生地黄15g，土茯苓30g，虎杖15g，茵陈10g，郁金10g。

【加减】下疳溃烂明显者，加车前子10g。伴横痃肿大者，加夏枯草15g。

3.血热蕴毒

【证候】多见于精化染毒的二期霉疮。周身起杨梅疮，色如玫瑰，不痛不痒，或有丘疹、脓疱、鳞屑，兼见口干咽燥，口舌生疮，大便秘结，舌质红绛，苔薄黄或少苔，脉细滑或细数。

【治法】凉血解毒，泄热散瘀。

【方药】清营汤合桃红四物汤加减。

水牛角30g，生地黄15g，金银花15g，连翘10g，玄参15g，黄连5g，淡竹叶6g，丹参15g，麦冬15g，桃仁10g，红花6g，当归10g，夏枯草10g，虎杖15g，大青叶10g。

【加减】疹色暗红者，加赤芍、紫草。伴扁平湿疣者，加土茯苓。

4.毒结筋骨

【证候】见于杨梅结毒。患病日久，在四肢、头面、鼻咽部出现树胶肿，伴关节、骨骼作痛，行走不便，肌肉消瘦，疼痛夜甚，舌质暗，苔薄白或灰或黄，脉沉细涩。

【治法】活血解毒，通络止痛。

【方药】五虎汤加减。

酒大黄6g，穿山甲10g，当归尾15g，僵蚕10g，蜈蚣3条。

【加减】瘀阻盛者，酌加乳香、没药、桂枝。兼有热象者，可加入大量土茯苓。病甚者，加羌活、独活、田三七、川牛膝。树胶肿发于头面者，加桔梗、海藻；发于下肢者，加土茯苓、牛膝。

5.肝肾亏损

【证候】见于梅毒晚期脊髓痨者。患病可达数十年之久，逐渐两足瘫痪或痿弱不行，肌肤麻木或虫行作痒，筋骨窜痛，腰膝酸软，小便困难，舌质淡，苔薄白，脉沉细弱。

【治法】滋补肝肾，填髓息风。

【方药】地黄饮子加减。

熟地黄10g，巴戟天10g，山萸肉10g，肉苁蓉10g，附子10g（先煎），肉桂10g，五味子10g，茯苓20g，麦冬10g，石斛10g，石菖蒲20g，远志10g，鹿角胶10g，枸杞子10g，锁阳10g，淫羊藿10g，首乌10g，天麻10g。

【加减】大便干结，数日一行者，加酒大黄（后下）。大便溏，小便失禁者，加山药、芡实。头晕者，加钩藤、川芎。有闪电样疼痛者，加威灵仙、红花、木瓜、川牛膝、独活、羌活等。

6.心肾亏虚

【证候】见于心血管梅毒患者。心慌气短，神疲乏力，下肢浮肿，唇甲青紫，腰膝酸软，动则气喘，舌质淡有齿痕，苔薄白而润，脉沉弱或结代。

【治法】养心补肾，祛瘀通阳。

【方药】苓桂术甘汤加减。

茯苓20g，桂枝10g，白术10g，炙甘草6g，制附子10g（先煎），薤白10g，桔梗10g，丹参20g。

【加减】心悸重者，加茯神、煅龙骨、煅牡蛎。胸闷者，加枳壳、桃仁。心阴虚者，加太子参、玄参、五味子。

四、临床举要

陈氏等探讨了中医辨证治疗梅毒血清抵抗的临床价值。50例患者根据病机和临床特征不同，分为毒热深伏和肝脾两虚、余毒未清两型，分别服用土茯苓汤[土茯苓36g，薏苡仁18g，生槐花18g，泽泻9g，金银花18g，露蜂房7.5g，大黄6g，赤芍药9g，黄芩7.5g，生地黄12g，牡丹皮6g，雄黄粉（冲）0.3g]和扶正解毒汤[太子参18g，苍耳子6g，何首乌9g，全蝎3g，桑寄生12g，黄芩6g，白芍药9g，茯苓6g，生槐花9g，白术9g，白鲜皮9g，露蜂房6g，雄黄0.3g（冲）]。结果：6个疗程后14例（28.0%）患者血清抗体滴度为1∶1阴转，9个疗程后为32例（64.0%），11个疗程后其余4例（8.0%）亦阴转。所有患者经12个月随访观察，血清试验检测均无阳性反应。所以应用中医辨证治疗发生血清抵抗的梅毒具有较好的效果，在临床上具有一定价值。

陈勇飞，卢万清，黄捷，等.中医辨证治疗梅毒血清抵抗50例分析[J].中医临床研究，2012（14）：15-16.

梅毒早期以实证为主，晚期以虚证为主，故治疗上早期当以祛邪为主、晚期攻补兼施。姜氏等将本病分为5型治疗：①疳疮期：清血解毒，利水泻火。龙胆泻肝汤加减：龙胆草15g，土茯苓30g，金银花15g，生地黄15g，栀子15g，黄芩15g，赤芍12g，滑石20g，泽泻15g，甘草10g。②横痃：清热解毒，泻火散结。土茯苓合剂加减：土茯苓30g，金银花20g，白鲜皮15g，生甘草10g，生牡蛎30g，山慈菇10g，栀子10g，浙贝母12g，玄参5g，当归10g。③杨梅疮：凉血解毒，祛风消斑。黄连解毒汤合犀角地黄汤加减：黄连10g，黄芩5g，黄柏15g，水牛角40g（先煎），赤芍12g，牡丹皮12g，生地黄12g，蒲公英15g，土茯苓30g，防风10g，蝉蜕10g，甘草10g。④杨梅结毒：解毒化瘀，扶正固本。化毒散（由大黄、穿山甲、当归尾、僵蚕、蜈蚣、酒组方）配服至宝丹。实者可多服；体虚者宜少服，可用八珍汤，以攻补兼施。⑤小儿遗毒：清热解毒，滋补肝肾。六味地黄汤配合太乙紫金锭（山慈菇、五倍子各60g，千金子霜30g，红芽大戟4.5g，朱砂、雄黄、麝香各9g，制成锭剂），每服3g，病重者6g。

姜杰，闫力.梅毒的辨证施治与施护[J].长春中医学院学报，2002（2）：40.

五、医案精选

案一：高血压

张某，男，57岁，北京市海淀区温泉向阳中学工友。1967年1月18日初诊。

自诉：23岁患梅毒，曾用青霉素驱霉治疗不愈。经常头晕，甚则晕倒。发现高血压数年，血压常波动于（210～260）/

（70～178）mmHg。胸部主动脉浊音域增宽，左侧第2肋间、胸骨左缘外3cm左右，主动脉第二听诊区有Ⅱ～Ⅲ级收缩及舒张期杂音。1967年1月29日，查血康氏反应（++++），瓦氏反应（+++）。诊为：梅毒性心脏病，主动脉瓣闭锁不全兼狭窄，高血压。

处方：土茯苓45g，白鲜皮30g，威灵仙15g，忍冬藤12g，菊花18g，黄芩12g，牛膝15g，杜仲9g，生龙骨30g，生牡蛎30g。每日煎服1剂。

1967年10月14日，上方加减共服61剂，头晕时好时坏，查血康氏反应（+++），瓦氏反应（+++）。至1968年2月9日又服上方90剂，复查康氏反应（–），瓦氏反应（–），仍有失眠头晕。舌苔薄白，脉弦。血压200/80mmHg，转治高血压。

按：本方以土茯苓为主，佐以威灵仙进行治疗，通过本例实践来看，确有疗效。本例方中佐以白鲜皮、忍冬藤、黄芩，增强清热解毒之力；牛膝引血下行；杜仲、生龙骨、生牡蛎补肾潜阳降压。组方名为“土白煎剂”（土茯苓、白鲜皮、威灵仙、忍冬藤），随症加减。实验室研究证明，土茯苓对回归热螺旋体有抑制作用。

王占玺.临床验集[M].北京：科学技术文献出版社，1981.

案二：杨梅疮，湿热下注

胡某，女，32岁。

该患者于1周前发现肛门处有一硬结，未予注意，现见腹股沟淋巴结肿大，遂来诊治。现症：肛门处见一硬结，不痛，四周焮肿，伴有心烦易怒，两胁满闷胀痛，不思饮食，厌油腻，口干口苦，小便短赤涩痛，大便不爽而灼肛，舌红苔黄腻，脉弦数。查体：肛门处见一单发红色炎性硬结，呈圆形或椭圆形，局部肿胀，直径1cm左右，表面呈表浅溃疡改变，边缘整齐，隆起，腹股沟处淋巴结肿大、硬，但不痛。追问病史有不洁性交史。血清梅毒螺旋体及梅毒螺旋体抗原检测为阳性。

西医诊断：梅毒，Ⅰ期。中医诊断：杨梅疮，湿热下注。

治法：泻肝胆实火，清下焦湿热。

处方：龙胆泻肝汤加味。龙胆草20g，木通10g，柴胡15g，车前子20g（单包），生地黄15g，栀子15g，黄芩7.5g，当归10g，土茯苓40g，泽泻15g，茯苓15g，甘草5g，大黄5g。

上方连服10剂，同时应用青霉素（每次80万U，1次/日，静点，连续10日，总量为800万U）后，患者肛门处硬结缩小约0.5cm，周围无红肿，腹股沟处淋巴结肿大消失，伴有心烦易怒，两胁胀痛，食欲差，小便短赤，大便正常，舌红微黄腻，脉弦略数。血清梅毒螺旋体及梅毒螺旋体抗原检测为弱阳性。

处方：龙胆草20g，黄连5g，黄芩5g，栀子15g，柴胡15g，车前子15g（单包），生地黄15g，郁金15g，川楝子10g，土茯苓30g，泽泻10g，茯苓15g，甘草5g，大黄3g。

服用此方5剂后，患者肛门处硬结消失，自觉两胁仍时有胀痛，小便略黄，余无明显不适，舌红苔薄，脉略弦。血清梅毒螺旋体及梅毒螺旋体抗原检测为阴性。上方去黄连、茯苓、泽泻，再服用5剂，以巩固治疗。追踪1年未复发。

按：该患者为中年女性，有不洁性交史，加上其生活环境和条件所致，平素忽视阴部卫生而致感染湿热毒邪；患者平素易怒，而致湿热邪毒伏于肝经，蕴结于下焦。治以泻肝胆实火，清下焦湿热。本例以肝经湿热下注为主，故始终以泻肝胆实火、清下焦湿热法治之，收到了很好的疗效。

马宽玉，朱国平，李治牢.早期梅毒30例临床报导[J].陕西中医学院学报，1991（2）：33.

案三：杨梅疮，湿热郁遏

张某，女，48岁。

该患者于1个月前出现外阴瘙痒，1周后局部皮肤溃破，于当地以外阴炎治疗无效。3天前，全身皮肤由少至多出现丘疹，故前来我科诊治。现症：全身皮肤均见黄豆和小米粒大小的玫瑰红斑丘疹，颈、胸及腹部显著，背及四肢散在稀发，伴身体沉重，腹胀纳呆、口中黏苦不渴，身热不扬，发痒，小便色黄不利，大便不实，舌红苔黄腻，脉濡数。查体：两侧大阴唇、会阴体及肛周有湿润性丘疹，腹股沟处有玫瑰色鳞屑性斑丘疹，双侧阴唇处数个边界清楚、突出皮肤、中心凹陷、表面溃烂渗出、无触痛、直径约0.4cm的扁平样丘疹，局部淋巴结肿大。梅毒螺旋体血凝试验检测为阳性。

西医诊断：梅毒，Ⅱ期。中医诊断：杨梅疮，湿热郁遏。

治法：清热解毒，祛湿消斑。

处方：土茯苓合剂加味。土茯苓100g，金银花20g，白鲜皮15g，紫草15g，蒲公英20g，甘草5g，苍耳子10g，野菊花10g，大黄5g。

上方连服7剂，皮肤丘疹明显消退，外阴痒减，破溃处结痂，身体沉重、腹胀纳呆均明显减轻，二便正常。上方加乳香10g，没药10g，土茯苓改为40g。

此方服用10剂后，患者全身皮肤丘疹消失，外阴痒止，溃破愈合。梅毒螺旋体血凝试验为弱阳性。继服上方5剂后，患者无明显异常，梅毒螺旋体血凝试验为阴性。随访至今未复发。

按：该患为老年女性，肾虚、气血不足，邪毒乘虚而入，复感染湿热毒邪，蕴积于下，伏于肝经（肝经循阴器），与气血相搏，郁结于皮肤而发斑，湿邪黏腻重浊，故可见身体沉重，腹胀纳呆，口中黏苦不渴，身热不扬，发痒，小便色黄不利，大便不实，舌红苔黄腻，脉濡数。治以清热解毒，祛湿消斑。本例以湿热郁遏毒聚为主，故始终以清热利湿解毒法治之，收到满意的效果。

杨素兰，汪锡尧.中医药治疗梅毒16例[J].辽宁中医杂志，2002（12）：737.

六、简方治疗及其他疗法

（一）单方验方

1.大枫子，捣烂外敷或研末去油，以麻油调敷，能祛风燥湿、攻毒杀虫。适用于晚期梅毒。

2.杨梅疮试验方：全蝎、蜈蚣各10g，金银花、生大黄各120g，煎水频服。适用于痰热毒盛者。

3.解毒紫金丹：醋龟板60g，石决明、朱砂各18g，共研细面，炼蜜为丸，每丸9g，每日早晚以土茯苓60g煎汤送服1丸。适用于热盛阴伤，心神不宁者。

4.土茯苓马齿苋合剂：马齿苋、土茯苓各30g，金银花、蒲公英各15g，生甘草6g。每日1剂，水煎内服。专供梅毒孕妇服用。

5.加味遗粮汤：当归、川芎、防风、薏苡仁、木瓜、金银花、木通、白鲜皮、苍术、威灵仙各3g，生甘草1.5g，皂角子5枚，土茯苓60g。水煎服，每日1剂。适用于湿热郁遏者。

6.七神散：黄柏、僵蚕、儿茶、乳香、没药、冰片、人中白等份为末，吹喉内。治三期梅毒结毒在喉有效。

7.搜风解毒汤：土茯苓50g，薏苡仁、金银花、防风、木瓜、白鲜皮各1.5g，皂荚子1.2g。每日1剂，水煎服。适用于毒热风痰者。

8.荆芥解毒汤：土茯苓15g，当归、黄芩、川芎、地黄各9g，荆芥6g，芍药、甘草各1.5g。每日1剂，水煎服。适用于毒热正虚者。

9.驱梅汤：土茯苓、马齿苋各60g，忍冬藤、半枝莲、黄柏、滑石各30g，萆薢、苦参各15g，生甘草6g，水煎服，每日1剂。适用于湿热毒盛者。

10.黄升丹丸：黄升丹、雄黄、白矾混合研成细粉，将大米蒸熟待凉，然后搅成软泥状，再将3味药加入米饭中拌匀，搓成蚕豆大小的药丸，晾干备用。每次20粒，每日2次。适用于毒瘀证者。

11.杨梅一剂散：炙麻黄、威灵仙、白芷、蝉蜕、防风、羌活、金银花、皂角刺、穿山甲、大黄、羊肉各适量，水煎内服，日1剂。适用于湿热毒瘀者。

（二）外治法

1.疳疮选用鹅黄散，由石膏、黄柏、轻粉组成，具清热解毒之功，用于疳疮溃烂成片、脓秽较多者，每日干掺患处2～3次。

2.疾病初起用冲和膏外敷，以消肿散结止痛；已成脓肿，则以五五丹掺入或药线引流，提脓祛腐；收口宜用生肌散消肿、解毒、敛疮、生肌。

3.土茯苓、蛇床子、川椒、蒲公英、莱菔子、白鲜皮，煎汤外洗，每日1次。

4.结毒溃前，用葱汁或陈酒调敷冲和膏；结毒渍后，腐肉难脱，脓水不尽者，以五五丹提脓祛腐；结毒溃后，脓水将尽，用生肌散收口；毒结咽喉，用七神散吹喉治之。

（三）针灸疗法

体针疗法　曲池、足三里、环跳、委中、大椎等穴，对神经梅毒有一定疗效。

七、预防措施

1.追踪患者的性伴侣，查找患者所有性接触者，进行预防检查，追踪观察并进行必要的治疗，未治愈前禁止性行为。

2.对可疑患者均应进行预防检查，做梅毒血清试验，以便早期发现患者并及时治疗。

3.对患梅毒的孕妇，应及时给予有效治疗，以防止将梅毒感染给胎儿。未婚的感染梅毒者，最好治愈后再结婚。

4.如需献血，要去正规采血点，在献血前需做全面的血液检查，预防感染。如需输血，需要输血单位出示所输血液的检查证明，防止不必要的麻烦发生。

5.梅毒患者应注意劳逸结合，进行必要的功能锻炼，保持良好的心态，以利康复。

6.注意生活细节，防止传染他人：早期梅毒患者有较强的传染性，晚期梅毒虽然传染性逐渐减弱，但也要小心进行防护。自己的内裤、毛巾及时单独清洗，煮沸消毒，不与他人同盆而浴。发生硬下疳或外阴、肛周扁平湿疣时，可以使用清热解毒、除湿杀虫的中草药煎水熏洗坐浴。

7.梅毒患者在未治愈前应禁止性行为，如有发生则必须使用安全套。

第六节　尖锐湿疣

一、概述

尖锐湿疣又称生殖器疣、性病疣，是由人类乳头瘤病毒所引起的一种良性赘生物，以皮肤黏膜交界处，尤其是外阴、肛周出现淡红色或污秽色表皮赘生物为临床特征。本病主要通过性接触传染，也可通过接触污秽的内裤、浴巾、浴盆等方式间接传染。少数尖锐湿疣有一定的自限性，部分病例治愈后复发，有癌变的可能。潜伏期在3个月左右，短者3周，长者8个月以上，平均为3个月。男女均可罹患，主要是性活跃人群，以20～30岁为发病高峰，发病很大程度上取决于接种的病毒数量和机体特异性免疫力，临床上表现为尖刺状，表面潮湿，故而得名。

本病的诊断：①流行病学资料：多见于性活跃的中青年人，以20～40岁发病率最高。有非婚性行为史或配偶感染史或间接感染史。②临床资料：皮损好发于外生殖器、肛周、会阴、宫颈、阴道等处。基本损害为淡红色或污秽色、柔软的表皮赘生物。赘生物大小不一，单个或群集分布，表面分叶或呈棘刺状，湿润，基底较窄或有蒂，但在阴茎体部可出现基底较宽的“无蒂疣”。由于皮损排列分布不同，外观上常表现为点状、线状、重叠状、乳头瘤状、鸡冠状、菜花状、蕈状等不同形态。本病常无自觉症状，部分患者可出现局部疼痛或瘙痒。疣体易擦烂出血，若继发感染，分泌物增多，可伴恶臭。巨大的尖锐湿疣多见于男性，且好发于阴茎和肛门附近，女性则常见于外阴部。偶尔可转化为鳞状细胞癌。③实验室资料：组织病理学改变：表皮呈乳头瘤样增生，棘层肥厚；表面有轻度角化亢进及角化不全；空泡化细胞是尖锐湿疣的特征性所见。醋白试验阳性，典型的尖锐湿疣损害将呈现白色丘疹或疣赘状物，而亚临床感染则表现为白色的斑片或斑点。细胞学检查：确定有否HPV感染，需用特异性抗HPV抗体做组织化学染色，或采用原位杂交技术；聚合酶链反应（PCR）敏感性高，特异性强。

中医学认为，尖锐湿疣属于“疣”的范畴，最早见于《五十二病方》，其中记载了用针灸法治疣。《灵枢·经脉》称“疣目”，亦可称为“枯筋箭”。瘊为疣之小者，“千日疮”为之别称。又因其生长在下身阴部，其味腥臭，有的方书称“臊瘊”或“瘙瘊”。《诸病源候论》称此病为“湿涡疮”。

西医对尖锐湿疣主要以局部治疗为主，祛除疣体，改善症状和体征，然而却不能有效杀灭HPV及有效降低高复发率。中医药对机体全身有调整功能和抗病毒作用，结合外治，对其进行综合治疗，以提高治愈率和减少复发率，是目前临床研究的重点。

二、中医病因病机

1.病因

（1）性交不洁，感染淫毒　本病属中医学“下疳”范畴，由性交不洁、滥交，感染淫毒，凝集局部肌肤而赘生所致。

（2）湿热内蕴，外染邪毒　由于素喜肥甘厚味，湿热内生，下注皮肤黏膜，使外阴局部潮湿，蕴久成毒，发为尖锐湿疣。

（3）纵欲房劳，正虚感邪　由于正气虚弱，不能鼓邪外出，邪气搏结于皮肤，发为疣赘。《灵枢·经脉》谓“虚则生疣”，正虚邪恋，故缠绵难愈，反复发作。《诸病源候论·燥疮候》强调：“肤腠虚，风湿搏于血气，则生涡疮。”《医部全录·外科瘿瘤疣痣门》认为：“盖肝热水涸，肾气不荣，故精亡而筋挛也。”

2.病机　中医学认为，本病病机主要是气血失和，腠理失密，加之房事不清，感受湿热淫毒和秽浊之邪，毒入营血，复感外邪，内外相搏，又兼湿热，蕴伏血络，久之蕴结肌肤，风热湿毒入侵肌肤，阻滞于前后二阴，与气血搏结，湿热郁阻，气血不通，血凝气滞，经络不通而形成新生物。

《薛己医案》曰：“疣属肝胆少阳经，风热血燥，或怒动肝火，或肝客淫气所致。”故后世大多医家认为本病属肝胆少阳经。前后二阴为肾开窍之所在，肝经循行之分解，故风热血燥，或怒动肝火，或肝客邪气，正气不足，肝肾亏虚，均可感染秽浊湿邪，下注二阴，凝结于肌肤，生成赘物。亦有学者认为，忧郁伤肝，肝失所养，以致筋气外发。

三、中医辨证论治

中医学认为，尖锐湿疣的治疗要点在于“湿”“毒”“瘀”，湿邪为阴邪，其性黏滞，缠绵难去，容易耗伤正气，正虚邪恋而容易复发，故难以根治。治疗本病以解毒散结除湿、化瘀祛疣为总则，适当辅以益气扶正。内服多以利湿化浊、清热解毒、健脾益气、滋养肝肾为主，外治多用清热解毒、祛湿散结、活血化瘀、杀虫蚀赘的中药浸洗或点涂。

1.湿热下注型

【证候】肛周皮损潮湿红润，或包皮过长，或白带过多或其他皮肤病，常伴口苦、口黏、口渴不喜饮水，大便黏滞不畅，小便黄，舌红，苔黄腻，脉弦数。

【治法】清利湿热，解毒消疣。

【方药】二妙散加味。

苍术10g，黄柏10g，生薏苡仁30g，土茯苓30g，牡丹皮10g，通草10g，泽泻10g，马齿苋30g。

【加减】湿热重者，加龙胆草10g。大便不通者，加芦荟10g。

2.外染毒邪型

【证候】常见疣体增大迅速，或合并梅毒、淋病，有明确的不洁性交史，自觉症状常较轻或无，舌脉亦可正常。

【治法】清热解毒，燥湿散结。

【方药】去疣三号方加减。

马齿苋60g，败酱草15g，紫草15g，大青叶15g，木贼草15g。

【加减】皮损灰暗，或病程较长者，酌加蜂房10g，丹参15g，红花10g等活血化瘀之品。

3.气血瘀滞型

【证候】皮损暗红或暗褐色，增长缓慢，经久不消，或有疼痛，舌暗淡，苔薄白，脉细涩。

【治法】理气活血，化瘀散结。

【方药】桃红四物汤加减。

桃仁10g，红花10g，川芎10g，当归10g，白芍10g，丹参10g，蜂房10g，柴胡10g，夏枯草30g。

【加减】气虚者，加生黄芪30g。疣体坚硬者，加生龙骨、牡蛎各30g。

四、临床举要

党氏等用拔毒祛疣方（白芥子15g，鸦胆子15g，大风子15g，生薏苡仁20g，板蓝根30g，雄黄6g等数味制成散剂）拔毒燥湿，祛腐除疣，外敷治疗尖锐湿疣83例，临床全部治愈，随访1年未复发。

党炳林，赵新安，赵嘉欣，等.拔毒祛疣方外敷治疗尖锐湿疣的经验体会[J].现代中医药，2003，23（6）：40-41.

刘氏认为，以益气养血、扶正祛邪，辅以化瘀行滞法，治疗尖锐湿疣疗效佳。药用：黄芪30g，白术20g，当归10g，川楝子12g，丹参20g，莪术12g，牛膝12g，薏苡仁20g，土茯苓20g，露蜂房15g，板蓝根15g，甘草6g。1周为1个疗程，结果治疗63例，总有效率为90.7%。

刘源.中药治疗复发性尖锐湿疣63例[J].湖北中医杂志，1996，18（6）：291.

夏氏采用微波多功能治疗机，配合湿疣平方（苍术、大青叶、土茯苓、马齿苋、三棱、莪术、苏木、紫草）煎汤内服，苦参、蛇床子、马齿苋、明矾、桃红、苍术外用熏洗治疗尖锐湿疣138例。3日内疣体全部脱落38例，7日内全部脱落40例，10日内全部脱落50例，14日内全部脱落10例，138例全部治愈。

夏美义.中西医结合治疗尖锐湿疣138例[J].四川中医，1997，15（7）：47.

五、医案精选

案一：尖锐湿疣

患者，男，52岁。

因外伤头部，导致左侧肢体偏瘫两年，于2008年9月5日就诊。经针灸、中药治疗后，右侧肢体肌力恢复至2～3级。治疗过程中发现其外生殖器有白色疣状物，尿常规隐血（+），经某院确诊为尖锐湿疣，予手术除疣。两个月后又复发，患者家属拒绝再次手术，遂予下方外用：补骨脂35g，红花15g，浸泡于75%乙醇100mL中2周，然后用棉签蘸浸出液压于疣表面，每次压迫1分钟，每日4次。遵医嘱如上法治疗月余，尖锐湿疣消失，期间停药两个月，又复发1次，复又使用上述外用方而愈。

按：现代研究表明，补骨脂有抑菌和抗病毒作用，为该例患者外用起效的关键。如加用以清利下焦湿热为主的中药内服配合治疗，则疗效更佳。

李铭，刘自力.中医疑难病验案举隅[J].现代中西医结合杂志，2010，19（16）：2030.

案二：尖锐湿疣

黄先生，35岁。

患者由于非正常性生活，而致肛周赘生物3年。3年来，反复使用激光、微波、电切、冷冻、手术等方法治疗多次，但病情时好时坏，反复发作，十分苦恼而就诊。症见肛门周围暗褐色赘生物，伴有疼痛，舌暗淡，苔薄白，脉细涩。诊断：尖锐湿疣，属气血瘀滞证。治拟理气活血，化瘀散结。

处方：桃仁15g，红花10g，当归10g，川芎8g，丹参10g，柴胡10g，夏枯草15g，磁石30g，神曲10g，黄芪30g。

上方随症加减，共服40天后，疣体彻底消失。随访3年未复发。

按：气血瘀滞型常见于湿疣日久，疣体灰暗的患者，皮损暗红或暗褐色，增长缓慢，经久不消。这是由于毒邪结聚日久，阻滞气机，气血瘀阻所致。方中桃仁、红花、当归、川芎、丹参活血化瘀；柴胡疏肝理气，引药直达病所；夏枯草清热解毒，软坚散结。气虚加黄芪30g，补气解毒，提高机体免疫力：疣体坚硬者，可加入磁石30g，以软坚散结。

朱红英.中医辨证治疗尖锐湿疣体会[J].世界卫生文摘，2006，3（11）：163-164.

案三：尖锐湿疣

杜某，女，32岁，2008年1月14日初诊。

皮损位于外阴、阴道口、肛门周围，呈草莓样增生物，突出皮肤，大小不一，大者如红枣，小者如粟粒，表面呈灰白色，秽浊，部分附着脓痂，腐臭气味熏人，基底多有红晕，皮损间或有正常皮肤。病理检查示：尖锐湿疣。曾经两次激光治疗，烙去疣体，不久又发。治疗：平疣散。

硼砂60g，苍术60g，黄柏60g，大黄60g，红花15g，冰片9g，鸦胆子30g，青黛9g，板蓝根30g，大青叶30g，香附15g，木贼15g。上方或为散剂，用沸水1000mL冲开；或直接煎汤后加入冰片、硼砂、大黄，不去药渣，冷却后洗涤患处。每天3～5次，多洗不限，每次20～30分钟，1天1剂。

使用21剂后复诊，患处疣体全部消除，无遗留瘢痕，患者担心复发，要求再用药几日，继用10剂停药。3个月后复诊，未见复发。

按：张师认为，应用中医治疗本病，既应审因论治，又要亟去其标。湿热是病之因，结聚成疣是病之标。湿热邪毒不去，病必滋生；疣体不除，则邪毒巢穴仍在，必反复为害。故应清热解毒、辟秽除湿以治病之因，散结消肿、克削除疣以治病之标。病在体表，脏腑功能多不受很大影响，故以外治之法即可根除。因此，张师提出了清热解毒、辟秽除湿、散结消肿、克削除疣的整体思路。标本兼治，创制出平疣散方。张师用方，或为散，或直接煎汤，均从患者实际方便和经济着想，体现出一代大师体恤人情之苦心。张师用方细微之处亦见功夫，譬如他强调，此方要凉后洗，病因既属湿热，以凉浴之，岂不正合“热者寒之”之理!张师还强调，用药期间要戒辛辣刺激食物，以免助湿生热；调节好生活起居，以节能保本，提高抗病能力。上述都对治疗起关键作用，实是经验之谈。

张玉镇.张东岳教授中药外洗法治疗尖锐湿疣经验[J].中医外治杂志，2009，18（1）：59-60.

六、简方治疗及其他疗法

（一）单方验方

1.清疣散 雄黄、冰片、狼毒、硫黄各15g，上药共研极细面，将独头紫皮大蒜3颗捣成蒜泥，再用少许香油与药面调成糊状，装入瓶中封好备用。临床上将尖锐湿疣分为3期：1期（湿疣初起，疣体较小），用清疣散抹擦疣体及局部，每日3次，7天为1个疗程，1～2个疗程疣体自行脱落痊愈。2期（疣体较大，如鸡冠花或菜花样），先用75%酒精消毒疣体及局部，针刺疣的根部，轻度捻转1分钟左右，每日1次，见血最好，然后把清疣散敷于疣体上，每日换药2次，10天为1个疗程，1～2个疗程疣体枯萎而自行脱落。3期（疣块逐渐增大，反复发作易引起局部恶变），用75%酒精消毒疣体后，针刺疣的根部和体部，每日1次，中度捻转1～2分钟，用备好的无菌刀或剪刀割破疣的头部，以见血为度，然后把清疣散敷于疣体上，每日换药3次。配合内服清疣解毒汤：夏枯草、丹参、土茯苓、蒲公英各30g，赤芍、海藻、昆布、黄柏各15g，苦参、牡蛎（兑煎）各20g。水煎，每日2次分服，10～15天为1个疗程。

 2.消疣汤Ⅰ方 马齿苋30g，败酱草、芒硝、土茯苓、板蓝根、萹蓄各20g。将上药煎汁500mL，倒入干净盆中，擦洗患处，然后再坐浴10分钟。早晚各1次，1周为1个疗程。清热利湿，消瘀散结。

3.根叶煎剂 板蓝根、大青叶各30g，金钱草、大黄各12g。以上诸药水浸数小时后，慢火煎熬半小时。取其汤液一半口服，另一半和药渣用以熏洗或温热敷患处，可反复加温应用2～3次。1日1剂。对疣体较大者，为加速治愈可用激光或手术刀切刮疣体，然后用“根叶煎剂”治疗，7天为1个疗程。清热解毒，凉血消肿。

（二）外治法

1.熏洗法

（1）板蓝根、山豆根、木贼草、香附各30g；或白矾、皂矾各120g，侧柏叶250g，生薏苡仁50g，孩儿茶15g。煎水先熏后洗，每天1～2次。

（2）明矾、白鲜皮、黄芩、板蓝根各30g，蛇床子、川椒、地肤子、芙蓉花各15g，药用纱布包，加水煎至2000mL，滤渣，降温至40℃，坐浴。适用于尖锐湿疣范围广泛者。

（3）解毒疣汤：板蓝根、苦参、重楼、大黄各30g，马齿苋45g，木贼草、苍耳子、赤芍、紫草、白矾各20g，莪术、皂角刺各15g，冰片5g。上药加水煎成50mL药液，趁热熏洗，并用棉签擦疣体至变色，约30分钟。每日1剂，早晚各1次，连续使用2周为1个疗程。

2.点涂法

（1）水晶膏点涂疣体，适用于疣体小而少者。水晶膏是以生石灰和糯米调成的膏药，可点灼疣体。取水晶膏直接涂于患处，每日1次，连用3～5天。

（2）鸦胆子仁捣烂涂敷或鸦胆子油点涂患处，包扎，3～5天换药1次，应注意保护周围正常皮肤。或用鸦胆子仁1份，花生油3份，浸泡半个月后，涂于患处。适用于疣体小而少者。

（3）西胡椒30g，薄荷水5g，五倍子20g，共研细末，过100目筛备用。用时取少许药粉敷患处，用手揉搓片刻，一般15～60分钟。

（4）消疣糊剂：金钱草150g，木贼草100g，三棱60g，败酱草80g，加水1500mL，煎取滤液250mL，药渣再加水1500mL，煎取滤液200mL，将2次滤液浓缩至200mL，加熟糯米粉20g，食用碱30mL，苯酚1mL，95%酒精200mL，浸7日成糊状即得。每日2～3次涂擦患处，7天为1个疗程。

（三）针灸疗法

1.以6号多头火针烧灼至针体通红时，迅速而准确地从疣体中心刺入后立即出针，在同一点上反复3次直刺入疣体基底部，不留针。再用针在疣体周围散刺，每针间隔1cm，每周治疗1次，共3次。

2.取肝炎灵注射液，在双侧曲泉穴各注射2mL，每2日1次，共10次。

七、预防措施

1.控制性病，发现和治疗患者及其性伴侣。

2.进行卫生宣教和性行为的控制。

3.阴茎套具有预防HPV感染的作用，目前尚无有效疫苗。

4.尖锐湿疣治疗后的最初3个月，应嘱咐患者每2周随诊1次。如有特殊情况（如发现有新发皮损或创面出血等）应随时就诊，以便及时得到恰当的临床处理，同时应告知患者注意皮损好发部位，仔细观察有无复发。复发多在最初的3个月，3个月后，可根据患者的具体情况，适当延长随访间隔期，直至末次治疗后6个月。尖锐湿疣的判愈标准为治疗后疣体消失，目前多数学者认为，治疗后6个月无复发者，则复发机会减少。

5.尖锐湿疣饮食宜忌：

（1）坚持服用蜂蜜或蜂王浆，增强自身抵抗力和免疫力。尖锐湿疣往往是在抵抗力低下时复发，可以食用香菇，含有大量多糖类物质，可有效提高患者的细胞免疫功能，从而降低尖锐湿疣复发率；多吃蛋白质含量高的食品，并同时进行体育锻炼。

（2）在去掉尖锐湿疣疣体后，应戒烟、酒。每支香烟能使人体损失3～5mg的维生素C，而维生素C是增强免疫力的重要物质。少吃海鲜类食品。

第七节　艾滋病

一、概述

艾滋病，即获得性免疫缺陷综合征（acquired immunodeficiency syndrome，AIDS），是指由人类免疫缺陷病毒（human immunodeficiency virus，HIV）引起的一种以CD4 T淋巴细胞减少为

特征的进行性免疫功能缺陷，继发各种机会性感染、恶性肿瘤和中枢神经系统病变的综合性疾患。艾滋病是一种严重威胁人类健康的慢性传染性疾病，HIV通过性接触和体液传播。自1981年发现第1例艾滋病以来，全球已经有7000万人感染HIV，约3000万人因艾滋病而死亡。近年来，随着相关研究的深入，尤其是AIDS抗病毒治疗的不断进步，AIDS已由一种“不治”之症转变为一种“可治”之症，从一种被称为“超级癌症”、死亡率最高的疾病变成了一种可治疗的慢性病。许多HIV感染患者在接受抗病毒治疗后，其体内病毒复制受到抑制，免疫系统获得重建，机会性感染发生率下降，生存质量和生存期提高。

艾滋病的诊断主要根据流行病学、临床症状及实验室检查。其中HIV感染后必须以实验室检查为基础，特别要以检测HIV感染者血清中的特异性抗体作为感染的依据。流行病学危险因素包括患者是否有冶游史（同性恋或异性恋者）、静脉注射药物依赖史、输血和使用血液制品史。根据WHO标准，艾滋病的临床分期按其自然史分为4期。急性感染期多出现在感染HIV4～6周后，主要临床症状为全身乏力、发热和淋巴结肿大等；所有患者急性感染后，均经历数月到数年的无症状持续带毒期；一般成人在持续1～8年后，进入艾滋病相关综合征阶段（AIDS-related complex，ARC），除持续淋巴结肿外，有发热、乏力、盗汗、体重减轻等临床症状；最终进入艾滋病期，出现严重机会感染、HIV脑病和（或）恶性肿瘤。

 根据我国成人艾滋病诊断标准：受检血液经初筛试验（如酶

联免疫吸附试验或间接免疫荧光试验等方法）检查阳性，再经过确证试验（如蛋白印迹试验法）复核确诊者，又符合下述任何一项，可以考虑诊断为艾滋病：近期内体重减轻20%以上，且持续1个月发热（38℃左右）；近期内体重减轻20%以上，且慢性腹泻（每日至少3～5次）1个月；卡氏肺孢子虫感染（PCP）；卡波济肉瘤（KS）；真菌或其他条件致病菌感染（口腔或内脏有白色念珠菌感染，新型隐球菌脑膜炎或隐球菌肺炎，青霉菌感染，活动性结核病或非分枝杆菌病，反复发生的细菌感染）。在艾滋病治疗方面，西药抗病毒治疗（美沙酮维持治疗）是目前艾滋病的主流疗法。

艾滋病作为一种新发传染病，中医学没有相关的文献记载，根据其临床表现和发病特点，可归属于"瘟疫""伏气温病""虚劳""癥瘕"等范畴，当代学者或称其为"艾毒""艾邪"。患者因毒邪入侵人体后，伏于筋骨，累及脏腑，从而出现一系列脏腑功能失调的病理变化。艾滋病在原发感染期，以急性HIV感染综合征和持续性全身淋巴腺病为主，主要临床表现为发热、痰核瘰疬、咽痛、皮疹、腹泻、口干溲黄、舌红、苔厚腻等或无临床症状，呈现一派温毒或湿热秽浊之邪的致病特点，与瘟疫相似。随着病情发展，进入HIV感染中期，机体免疫系统与HIV病毒处于相持阶段，患者的免疫功能逐步降低但尚未严重缺损，伴有部分感染性和非感染性疾病的临床表现，呈现由里及表的特点，出现全身疲乏、进行性消瘦、自汗、盗汗、频繁感冒、舌淡嫩、脉虚软或沉弱等，当属伏气温病。病情进一步发展，进入HIV感染晚期，艾滋病期为感染HIV后疾病进展的最终阶段，患者因免疫系统严重缺损，出现各种艾滋病的指征性疾病，包括严重的HIV消耗综合征、严重的机会性感染、HIV相关性肿瘤和中枢神经系统病变等病症，命元精气虚衰，呈现正虚邪恋、痰瘀结聚、阴阳虚实、寒热错杂，病情异常复杂，是一种正邪相恋、虚实错杂的复杂病变，常见的继发病症，如咳喘、肺痨、口糜或鹅口疮、泄泻、胁痛、瘕积、血证、痰核瘰疬、赘瘤、鹅掌风、蛇串疮、斑丘疹，以及头痛、头晕、痴呆、肢体麻木震颤、痉厥和耳鼻喉眼部病变等，当属中医慢性虚损性改变，为虚劳。《金匮要略》“虚劳”篇中“面色白”“喘悸”“短气”“酸削不能行”“目眩发落”“汗出”“小腹弦急”“腹满，甚则腹泻，食不化”“精自出”等所描述的症状与艾滋病相关综合征期的临床症状颇为相似。艾滋病相关性痒疹，指艾滋病患者同时伴发皮肤瘙痒，泛发皮疹、丘疹、丘疱疹、结节、抓痕等皮肤炎性表现，类似于中医的粟疮、马疥，如《诸病源候论·疥候》云：“马疥者，皮肉隐嶙，起作根墌，搔之不知痛。”艾滋病发热也是其并发症之一，但与其他疾病发热特点有所不同，为长期、反复发热，并可见多种热型或不规则发热，伴有各种全身症状；晚期易并发多种机会性感染，造成持续高热，病情难以控制。

国内学者近年来探索了中医药在HIV感染治疗中的作用，发现中医药对调节患者的免疫功能有一定疗效。有研究表明，中医药可以缓解HIV感染者或艾滋病患者潜在的症状，能降低病毒载量，增加HIV感染者或艾滋病患者的$CD4^{+}$细胞载量，并且在提高HIV感染者或艾滋病患者的生存质量方面有独特优势。

二、中医病因病机

1.病因 艾滋病病毒为一种“伏气”“疫疠”之邪，具有湿、热、毒、疠等特点。疫毒侵袭是本病的致病因素。内因诸如禀赋不足、房劳过度、血虚体弱、毒品损伤、情志所伤等，均可导致精气不足、元气亏虚，而成为由HIV感染发展为AIDS（艾滋病期）的重要因素。病毒之邪侵入人体是否发病，不仅取决于病毒之邪，更主要取决于机体的免疫功能。人体免疫功能概括在元气当中，元气根于肾，并经三焦而敷布周身，激发和推动人体各个脏腑组织的功能活动。元阴元阳具有对机体阴阳进行调整的作用，在艾滋病的虚损脏腑中，以肾阴肾阳的虚损为主。因此，艾滋病的发生发展是由于感受疫毒、温毒湿热之邪，稽留三焦或内伏营血，一旦正不胜邪，则潜伏的疫毒萌动鸱张，由里而发，流溢三焦，累及卫气营血，损伤三焦脏腑与命门元气（元阴元阳），造成慢性全身性虚损，进而导致痰浊瘀血等病理产物的形成和各种邪毒的内陷留恋，从而形成恶性循环的病理过程。故正虚与邪实同时存在是本病的一大特征。

2.病机 艾滋病具有伏而后发、发病急、病变广泛而深重的特点，疫毒侵入人体直至发病，不仅取决于病邪的致病强度，还取决于人体元气或精气的盛衰，临床表现为本虚标实、寒热错杂之候；病位涉及心、肝、脾、肺、肾，以肝、脾、肾三脏为主。《素问·金匮真言论》曰：“夫精者身之本也，故藏于精者，春不病温。”《素问·刺法论》又云：“五疫之至，皆相染易……

不相染者，正气存内，邪不可干。”相反，《素问·玉机真脏论》云：“邪气盛者，精气衰也。”明代吴有性在讨论温疫发病时也指出：“本气充满，邪不易入，本气适逢亏欠，呼吸之间，外邪因而乘之……其感之深者，中而即发，感之浅者，邪不胜正，未能顿发，或遇饥饱劳碌，忧思气怒，正气被伤，邪气始得张溢。”（《温疫论·原病》）温疫毒邪因具阳热之性，而最易伤阴耗液。不仅如此，温疫毒邪又能损耗元气，所谓“壮火食气”。其病机主要为：①在正邪抗争过程中，疫毒对元气的消耗性损耗。②热盛伤阴，进而阴伤及气。③热邪逼迫，汗出过多，可致气随汗泄。④病变过程中，呕吐泻痢、血热妄行皆可导致阴液外脱、气无所附，甚至阴竭阳脱。

三、中医辨证论治

艾滋病病位可及五脏六腑、上中下三焦，病性寒热虚实皆见，致使临床症状纷繁复杂。临床多根据患者出现的不适症状辨证治疗，辨证分型及辨证标准并不统一且非常复杂。一般来讲，艾滋病初起多为实，继而疫毒伤脏以虚为主，当出现病理产物时则又为虚实夹杂。在潜伏期和早期，部分患者可以虚实同时出现；中期和晚期常见气虚和虚热证，尤其是津液亏损之阴虚证更为突出。正虚在艾滋病病机中始终居于主导地位，其虚当辨清气血阴阳脏腑，其实也当辨清寒热燥湿、属痰属瘀。艾滋病的病情趋势随着各种机会性感染的不断侵袭，病势逐渐加重，从肺到脾再到肾，可出现几脏俱病，病情多变，慢性迁延，转归多凶险难测。

由于艾滋病的不同阶段病情差别很大，具体治则、方药离不开辨证论治，明确病位、病性，辨别主次、标本、缓急，才能收到良好的疗效。治疗应以扶正为主，调动机体抗病能力，提高机体的免疫功能，尤其是调补脾、肾、肺三脏更具有重要意义；但又要抑制或消除致病因子、排除病理产物。其原则是辨证论治和辨病论治相结合。

1.脾肾阳虚[类似西医HIV感染（AC）]

【证候】饮食减少，体虚乏力，气短懒言，面色萎黄或苍白，精神倦怠，小便清长，大便稀溏，疮疡不敛，妇女崩漏，舌淡苔薄白，脉细弱或虚大无力。

【治法】补益脾肾，补血填精。

【方药】十全大补汤加减。

西洋参10g，黄芪40g，炒白术20g，茯苓15g，当归15g，熟地黄30g，枸杞15g，鹿角胶12g（烊化冲服），淫羊藿15g，冬虫夏草3g（烘干研末冲服），丹参20g，甘草6g，大枣3枚。

【加减】脾虚气滞者，加砂仁、陈皮等。

2.肺肾阴虚（类似西医AIDS肺型）

【证候】咳嗽气喘，咽喉燥痛，午后潮热，头晕目眩，腰膝酸软，形体消瘦，舌红少苔，脉细数。

【治法】滋阴降火，益肾保肺。

【方药】百合固金汤加减。

百合15g，生地黄10g，熟地黄10g，麦冬15g，沙参10g，百部10g，青蒿10g，蝉蜕9g，玄参10g，浙贝母10g，山慈菇15g，鱼腥草20g，桔梗10g，陈皮10g，甘草6g。

【加减】兼阴虚而火旺盛者，加知母、黄柏。咳吐浓痰或痰中带血者，加白茅根、侧柏炭。

3.热陷营血（类似西医AIDS中枢神经系统型）

【证候】高热，皮肤黏膜出血、衄血、咯血、便血，皮肤紫斑，心烦，时有谵语，舌红绛，苔黄，脉细数或弦数。

【治法】清营凉血，息风开窍。

【方药】清营汤加减。

水牛角粉15g（冲服），生地黄20g，牡丹皮12g，赤芍15g，紫草10g，知母12g，石膏40g，僵蚕10g，蝉蜕12g，金银花30g，黄连10g，升麻10g，甘草6g。

【加减】高热神昏较重者，服用安宫牛黄丸1粒，每日1次。

4.脾胃虚损（类似西医AIDS胃肠型）

【证候】厌食纳差，胸腹胀满，形瘦乏力，便清，恶心呕吐，面色萎黄，短气自汗，舌淡苔白，脉虚缓。

【治法】健脾养胃，补中益气。

【方药】补中益气汤加减。

人参10g，黄芪40g，白术20g，茯苓15g，山药20g，升麻10g，柴胡9g，当归15g，薏苡仁30g，砂仁10g，肉豆蔻5g，甘草6g。

【加减】兼腹中痛者，加白芍以柔肝止痛；兼气滞者，加木香、枳壳以理气解郁。咳嗽者，加五味子、麦冬以敛肺止咳；头痛者，加蔓荆子、川芎；头顶痛者，加藁本、细辛以疏风止痛。

5.气阴两虚（类似西医AIDS不明原因发热型）

【证候】低热盗汗，咽干口燥，神疲乏力，心烦喜呕，目眩，手足心发热，消瘦，自汗，动则加重，舌质淡或红，苔白，脉细弱。

【治法】益气养阴。

【方药】生脉饮合小柴胡汤加减。

西洋参10g，麦冬15g，五味子15g，柴胡12g，黄芩12g，青蒿15g，鳖甲20g，黄芪30g，知母12g，地骨皮12g，牡丹皮10g，甘草6g。

【加减】兼心下悸，小便不利者，宜去黄芩，加茯苓以淡渗利水；胁下痞硬者，加牡蛎以软坚散结；渴者，加天花粉以生津止渴。

四、临床举要

赵氏等用中医方法治疗艾滋病皮肤瘙痒取得良好效果。30例患者，年龄18～60岁，男17例，女13例。治疗前HIV抗体确认阳性，出现皮肤瘙痒半年以上，未接受过任何与艾滋病有关的中医药治疗及皮肤外用药治疗。

治疗方法：养血祛风，清热除湿，扶正固本。基本方组成：黄芪25g，当归15g，生地黄20g，牡丹皮15g，沙参15g，防风15g，黄芩10g，地肤子10g，白芍20g，柴胡10g，土茯苓30g，甘草10g，水煎服，每日1剂，分3次服。7天为1个疗程，随症加减。如咳嗽加川贝母、杏仁；失眠加枣仁、远志；瘀血加桃仁、红花；烦渴加知母、黄柏。配合外用荷芩止痒搽剂，1日3次，每次适量，外搽皮肤患处。

治疗结果：临床治愈（瘙痒完全消失，皮损基本消退）7例；显效（瘙痒明显减轻，皮损消退大于或等于70%）14例；有效（瘙痒减轻，皮损消退大于或等于30%）6例；无效（瘙痒改善不明显，皮损消退小于30%）3例。总有效率90%。

赵霞，李钦.中医治疗艾滋病皮肤瘙痒30例临床观察[J].云南中医中药杂志，2015，36（4）：107-108.

赵氏等分析康爱保生中药制剂治疗HIV/AIDS的临床疗效，效果明显。该中药制剂由紫花地丁、黄芩、紫草、旱莲草、桑白皮、人参等组成，具有解毒清热、活血祛湿、养阴益气功效，用于辅助治疗艾滋病发病期，证属邪毒炽盛、瘀血湿浊壅遏、肝脾肾俱虚者。分析治疗前后的临床症状体征评分、卡洛夫斯基评分、CD4计数、HIV-RNA载量、血常规、肝肾功能等指标。临床症状体征评分：总积分治疗后各时点均较治疗前下降，发热、咳嗽、乏力、纳呆、腹泻、呕吐、气短胸闷、自汗、盗汗、恶心、脱发、头疼、腹疼、关节疼、腰疼、皮肤瘙痒、月经失常（女性）、皮疹等单项症状评分均下降。卡洛夫斯基评分：治疗后各时点均较治疗前上升。CD4计数均朝好转方向变化。病毒载量：第2次检测值与第1次相比上升。安全性指标：血小板计数轻微下降，其余指标治疗前后差异均无统计学意义。结论：康爱保生制剂能改善艾滋病临床症状和生存质量，对CD4计数水平偏低者有一定稳定和提高免疫功能的作用，但CD4计数偏高者仍有下降。

赵竞，王莉.康爱保生中药制剂治疗艾滋病临床疗效分析[J].云南中医学院学报，2014，37（6）：32-35.

五、医案精选

案一：气虚邪陷营分

李某，男，39岁，AIDS合并结核性脑膜炎。

患者因“发热2月余”于2007年3月17日收入院。体温波动在38℃～39℃之间已20余日，入院3天脑脊液涂片：抗酸菌涂片阳性。症见：神疲肢倦，头晕纳差，白天嗜睡，夜间烦躁不眠，二便尚可，舌尖红，苔根部黄腻，脉数。辨证为气虚邪陷营分。治以益气托邪，清营凉血。予犀角地黄汤合补中益气汤加石菖蒲、郁金、羚羊角、钩藤等，3剂后体温恢复正常，精神体力均见好转。但因故停中药2天后发热又起，症状如前。予青蒿鳖甲汤合七味白术散加五味子、黄芪、地骨皮等1剂热退。遂予原方减量续进，症状稳定。

按：本病第1方，全仗大剂量黄芪建立中流砥柱；第2方凭五味子收敛正气，方能抗邪有力。本病用补法涩法，此为与一般外感病治疗不同之处。

张苗苗，孙世辉.以外感为经、杂病为纬辨治艾滋病[J].广州中医药大学学报，2008，25（5）：385-388.

案二：伏邪疫毒

车某，女，38岁，云南腾冲人，农民。

感染艾滋病5年，体型干瘦，皮肤瘙痒1年余。瘙痒始于双臂部，后见胸背和下肢等处，痒处经搔抓后出现散在表皮脱落，皮肤颜色片状变红。舌红，苔黄腻，脉弦细，口苦咽干，大便干，小便黄，夜寐差，纳可，易疲乏。治疗以养血祛风、清热除湿、扶正固本为主。

处方：黄芪25g，当归15g，生地黄20g，牡丹皮15g，沙参15g，防风15g，黄芩10g，地肤子10g，白芍20g，柴胡10g，土茯苓30g，火麻仁30g，龙胆草10g，枣仁30g，甘草10g。水煎服，每日1剂，分3次服。7天为1个疗程。配合外用荷苓止痒搽剂，每日3次，每次适量，外搽皮肤患处。

1周后复诊，明显好转，瘙痒减轻，皮损面积缩小，小便正常，大便通畅。继按上方去火麻仁、龙胆草服用，并配合荷苓止痒搽剂外用。1个月后复查时，瘙痒完全消失，皮损基本消退，精神佳，舌淡红，苔薄白，纳眠可，二便正常。

按：本证是由于感染湿邪淫毒，损伤机体，致正气受损，日久“伏邪疫毒”伏于血络，耗伤正气，表卫不固，再受邪侵，风邪、湿毒聚结于皮肤，并因气血两亏，血虚则肌肤失养，化燥生风，气虚风邪易袭，皮肤干燥，故发为瘙痒。属“本虚标实”之证，以气血亏虚为本，湿热瘀阻为标。治以养血祛风、清热除湿兼扶正固本为原则，以达“治风先治血，血行风自灭”、扶正祛邪的整体治疗目标。方中黄芪、当归以补气养血活血，生地黄、白芍滋阴润燥、养血祛风，地肤子、黄芩清热利湿，防风、柴胡祛风解表，牡丹皮清热凉血，沙参养阴润燥，土茯苓除湿通络，甘草调和诸药而解百毒。全方扶正祛邪并举，标本同治，不仅能明显改善皮肤瘙痒症状，而且补益气血，同时配以外用药荷苓止痒搽剂加强局部解毒之力，共奏清热利湿、祛风止痒之功。

赵霞，李钦.中医治疗艾滋病皮肤瘙痒30例临床观察[J].云南中医中药杂志，2015，36（4）：107-108.

六、简方治疗及其他疗法

（一）单方验方

1.六味地黄丸：滋阴补肾，补益肝脾，为“三阴并治之剂”，5～10g，每日2～3次，具有增强T细胞功能、诱生α干扰素、清除病毒的作用。适用于肾阴不足证。

2.右归丸：温补肾阳，5～10g，每日2～3次，可使胸腺及脾脏的淋巴细胞增多。适于肾阳不足证。

3.四君子汤：甘温益气，健脾养胃，常规煎服，可增加胸腺及外周血T细胞。适用于脾胃气虚证。

4.补中益气汤（丸）：补中气，解虚热，常规内服，能提高免疫细胞功能，增加T细胞数量，抗病毒，诱生干扰素，有扶正祛邪作用。适用于中气不足证。

5.十全大补膏：温补气血，每日2～3次，每次15mL。适用于艾滋病气血两亏，见面色萎黄、神疲乏力、贫血、失眠等。

6.人参健脾丸：补气健脾渗湿，每日3次，每次5g。适用于艾滋病脾胃虚弱，见面色萎黄、神疲乏力、食少腹胀、消化不良、贫血等。

7.冰硼散：清热解毒，消肿止痛，冰片、硼砂，吹敷患处，每次少许，每日数次。适用于艾滋病各期有黏膜溃疡者等。

8.黄芪、党参、五味子、甘草、茯苓、陈皮、当归、地黄、枸杞子、菟丝子、麦冬、女贞子、灵芝、刺五加等适量，水煎服，具有健脾益气、调补肝肾、平衡阴阳、扶正解毒、增强免疫力等功能，可配合应用于艾滋病各期。

（二）针灸疗法

1.体针疗法　针对本病卫气虚而固益卫气，可选足三里、合谷、曲池、列缺、大椎等穴。根据阴虚、血虚、血滞等证型与涉及各脏腑经络见症多少辨证选穴，肺为主者取中府、列缺、太渊、肺俞，脾胃为主者取太白、三阴交、足三里、脾俞、胃俞，心为主取神门、内关，肾为主者取肾俞、太溪，肝为主者取太冲、血海、肝俞。本病虚损突出，手法以补法为主，留针时间不宜过长，一般不超过20分钟。

2.耳针疗法　取交感、神门、肺、肝、肾，留针时间不宜过长（20分钟以内），补法为主，每周2次。

（三）气功疗法

艾滋病患者可根据自己的体力和精神情况，选择1～2种功法锻炼。适合艾滋病患者的功法，一般要求以坐式或卧式为主，体力允许可采取站式，以静功为主，或兼以动功，如瑜伽、太极拳、内养功等。目的是调整情绪、增强身体抵抗力。

七、预防措施

1.顺应自然，培补正气。加强锻炼，养性调神；平衡膳食，固护脾胃；劳逸有度，护肾保精；摒弃陋俗，养成良习。

2.学习有关艾滋病的基本知识。艾滋病是一种传染病，主要经性接触、输血、血液制品及母婴传播，应了解艾滋病的主要临床表现及预防措施。防止与艾滋患者发生性接触，包括同性间及异性间的性接触，特别是同性恋者的肛门性交。

3.密切接触患者的医务人员及实验室工作者应注意：防止被患

者使用过的针头刺伤；避免直接接触患者的血液及体液，可戴手套、穿隔离衣；操作污染物品时，更应避免破损伤口直接感染；偶然被患者血液或其他体液污染时，应立即彻底清洗和消毒。

4.高危人群不能献血，争取逐步做到供血者进行HIV抗体检测，抗体阳性者应禁用其血、血浆、器官、其他组织及精液。

5.不共用针头及注射器，在进行各种治疗及预防注射时，必须做到一人一针头、一注射器，有条件的单位应尽量使用一次性注射器。

6.不共用牙刷、剃须刀或其他可能被污染的物品。

7.患艾滋病的妇女应避免妊娠，以防经胎盘传给胎儿。